Jürgen Gießing

HIT-FITNESS

Bibliografische Information der Deutschen Nationalbibliothek:
Die Deutsche Nationalbibliothek verzeichnet diese Publikation in der Deutschen National-
bibliografie; detaillierte bibliografische Daten sind im Internet über http://d-nb.de abrufbar.

Für Fragen und Anregungen:
juergengiessing@rivaverlag.de

2. Auflage 2011
© 2010 by riva Verlag, ein Imprint der
FinanzBuch Verlag GmbH
Nymphenburger Straße 86
D-80636 München
Tel.: 089 651285-0
Fax: 089 652096

Projektbetreuung und Redaktion:
Birgit Dauenhauer
Fotografien in den Übungsteilen:
Nicolas Olonetzky
Sportmodels: Nina Rodrian, Peter Kumm
Umschlaggestaltung: Sabine Krohberger
Umschlagabbildung: Mauritius Images
Layout: Ruth Botzenhardt
Satz: satz & repro Grieb, München
Druck: Firmengruppe Appl, aprinta Druck,
Wemding
Printed in Germany

ISBN 978-3-86883-022-4

Wichtiger Hinweis
Sämtliche Inhalte dieses Buches wurden – auf
Basis von Quellen, die der Autor und der
Verlag für vertrauenswürdig erachten – nach
bestem Wissen und Gewissen recherchiert
und sorgfältig geprüft. Trotzdem stellt dieses
Buch keinen Ersatz für eine individuelle
Fitnessberatung und medizinische Beratung
dar. Wenn Sie medizinischen Rat einholen
wollen, konsultieren Sie bitte einen qualifizier-
ten Arzt. Der Verlag und der Autor haften für
keine nachteiligen Auswirkungen, die in
einem direkten oder indirekten Zusammenhang mit den Informationen stehen, die in
diesem Buch enthalten sind.

Weitere Informationen zum Thema finden Sie unter

www.rivaverlag.de

Gerne übersenden wir Ihnen unser aktuelles Verlagsprogramm.

Jürgen Gießing

HIT-FITNESS

HochIntensitätsTraining
Maximaler Muskelaufbau in kürzester Zeit
Nur 2 x pro Woche 45 Minuten trainieren

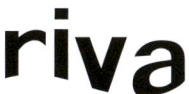

INHALT

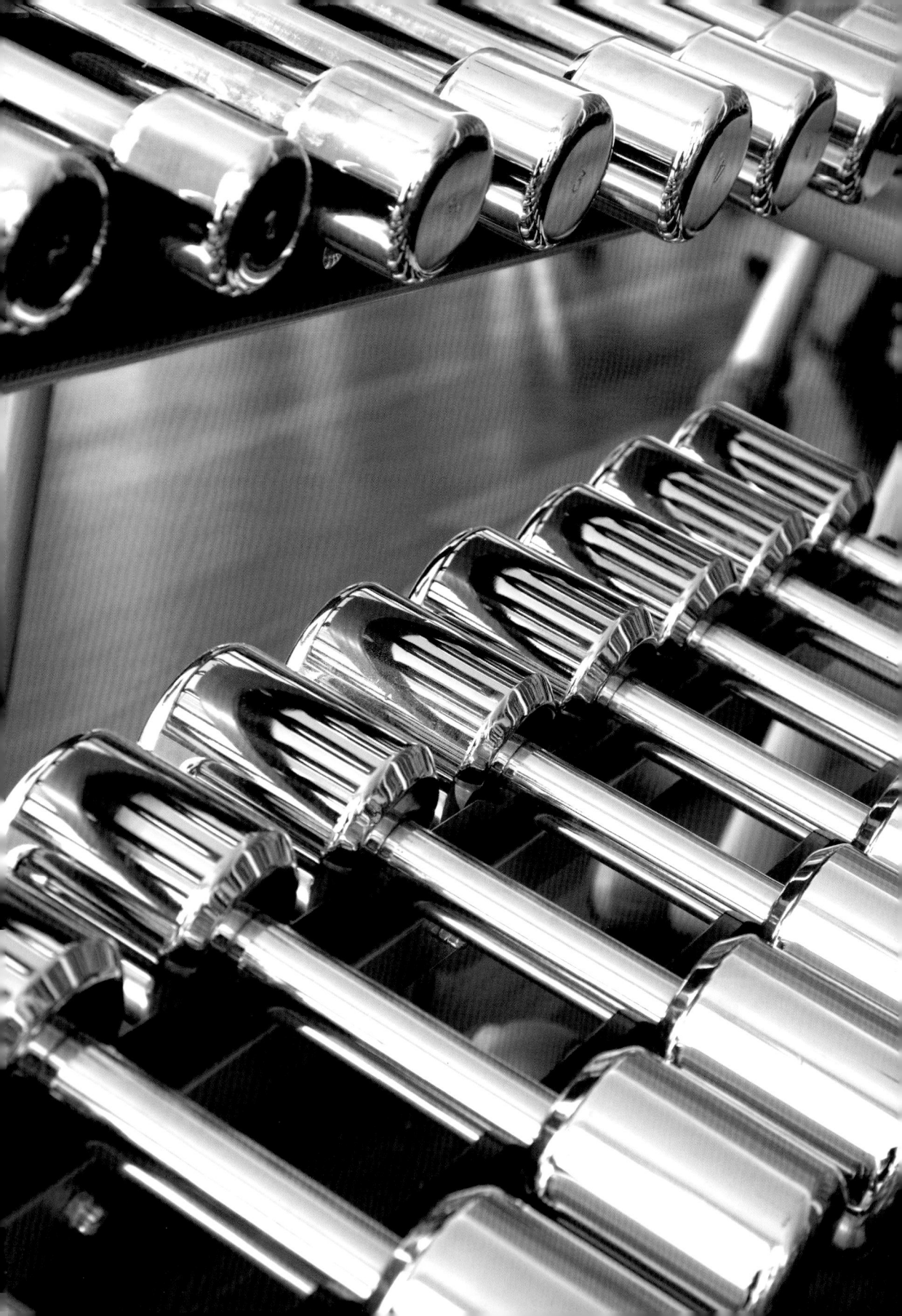

Vorwort

Vielleicht kommen Ihnen einige der folgenden Sätze bekannt vor: »Meine Zeit erlaubt es nicht, jeden Tag Sport zu treiben, selbst zwei- oder dreimal pro Woche zu trainieren, ist bei meinem Arbeitspensum nicht drin.« »Mein Trainer hat gesagt: ›Du musst schon mindestens drei- bis viermal pro Woche trainieren. Das ist das absolute Minimum. Wenn du das nicht hinbekommst, kannst du es auch gleich ganz bleiben lassen.‹« – »Ich würde gern wieder ein bisschen Sport treiben, etwas für meine Fitness und Gesundheit tun, aber im Moment geht das einfach nicht. Vielleicht habe ich in ein paar Jahren wieder die Zeit dazu. Dann fange ich wieder an, etwas für mich zu tun.«

An guten Vorsätzen mangelt es in der Regel nicht, auch nicht an der Erkenntnis, dass es besser wäre, ein bisschen Sport zu treiben. Meist fehlt aber etwas ganz Entscheidendes: die erforderliche Zeit für ein umfangreiches Sportprogramm.

Auch aus Umfragen und Studien zum Thema Arbeitsbelastung und Freizeitgestaltung ist bekannt, dass viele Menschen gern mehr für ihre Fitness und Gesundheit tun würden, aber eben nicht regelmäßig die Zeit dafür aufbringen können. Von denjenigen, die ein Trainingsprogramm beginnen, hören mehr als zwei Drittel nach kurzer Zeit wieder auf. Der Hauptgrund hierfür: Zeitmangel. Dabei ist inzwischen längst erwiesen, dass es weitaus weniger Zeitaufwand erfordert, fit zu werden und zu bleiben, als früher angenommen. Diese Tatsache ist aber noch immer kaum bekannt. Ganz im Gegenteil, denn in der Praxis kursieren sogar weiterhin Empfehlungen, denen zufolge man unbedingt täglich trainieren soll. Dabei hat die Trainingsforschung inzwischen eindeutig belegt, dass sich selbst bei nur zwei Trainingseinheiten pro Woche mit einem angemessenen Trainingsprogramm eindeutig nachweisbare Verbesserungen der körperlichen Fitness realisieren lassen. Bereits zwei kurze, aber intensive Trainingseinheiten pro Woche reichen aus, um die körperliche Fitness messbar zu verbessern, Muskeln aufzubauen und gleichzeitig Körperfett zu reduzieren.

Natürlich spricht nichts dagegen, dass jemand täglich trainiert, aber die Annahme, dass ein Trainingsprogramm »nichts bringt«, wenn es nur zweimal pro Woche durchgeführt wird, und man es deswegen auch gleich bleiben lassen könne, ist inzwischen klar widerlegt. Mehr dazu erfahren Sie anhand einer aktuellen Studie zu diesem Thema in Kapitel 1 ab Seite 37.

Stellen Sie sich doch einmal selbst folgende Frage: Warum sollte ich, wenn ich etwas für meine Fitness tun möchte, ein Programm absolvieren, für das ich unter realistischen Bedingungen dauerhaft gar nicht die Zeit aufbringen kann?

Früher ging man davon aus, dass wenige Trainingseinheiten pro Woche für Anfänger noch okay seien, aber mit zunehmender Leistungsfähigkeit dann zwangsläufig auch das Trainingsvolumen und die Trainingshäufigkeit gesteigert werden müssten – bis hin zum Spitzenathleten, der mehrmals am Tag trainiert.

Dabei liegt die vollkommen zutreffende Überlegung zugrunde, dass Training progressiv sein muss, um dauerhaft Erfolg zu bewirken, das heißt, da der Körper sich an die Trainingsbelastungen anpasst, indem er seine Leistungsfähigkeit erhöht, muss man die Anforderungen im Training progressiv steigern, damit man sich immer weiter verbessern kann. Übersehen wurde dabei jedoch sehr häufig, dass man diese erforderliche Progression nicht nur durch eine Erhöhung der Trainings*dauer*, des Trainings*umfangs* und der Trainings*häufigkeit* herstellen kann, sondern auch durch eine Erhöhung

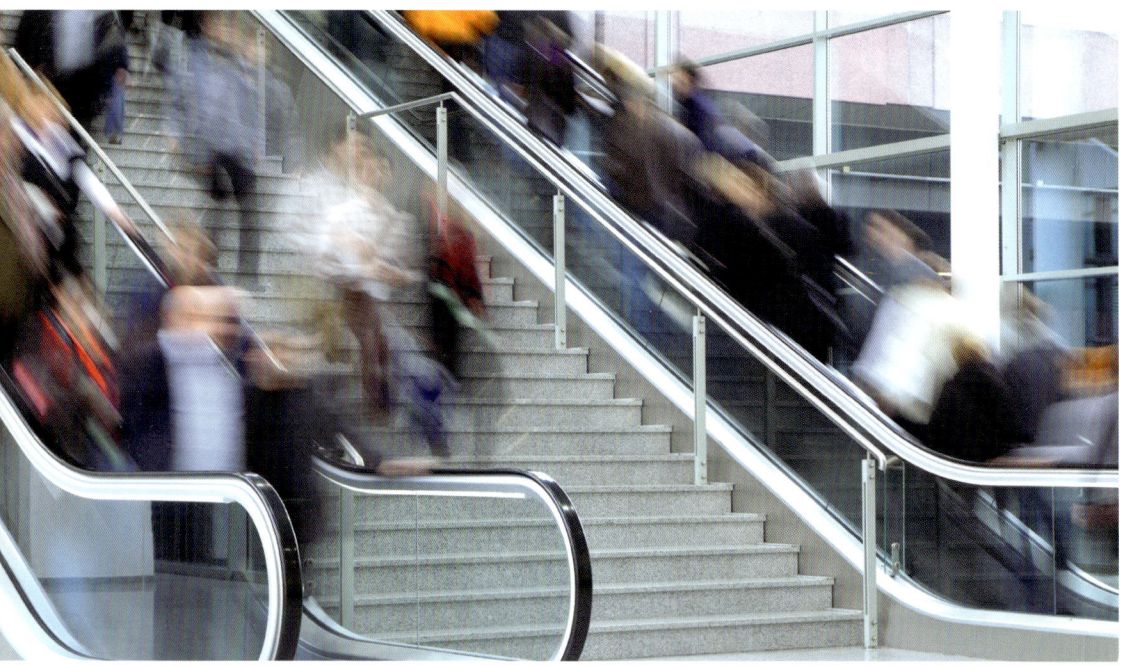

Durch immer höhere Anforderungen in Beruf und Alltag vernachlässigen wir oft unseren Körper, der diesen Belastungen täglich ausgesetzt wird. Ist unser Körper fit, ist auch unser Geist wachsam und aufnahmefähig.

der Trainings*intensität*. Mit anderen Worten: Anstatt immer mehr und immer öfter zu trainieren, kann man die Anforderungen auch innerhalb der Trainingseinheit erhöhen, indem man intensiver trainiert.

Zu einer umfassenden Fitness gehört neben einem Training des Herz-Kreislauf-Systems unbedingt auch ein gezieltes Training der Muskulatur. Durch Ausdauersport wie Joggen trainiert man die aerobe Fitness, also das Herz-Kreislauf-System, die Muskulatur, insbesondere am Oberkörper, profitiert davon aber nur wenig. Früher ging man davon aus, dass man für ein Muskeltraining mehrere Stunden pro Woche einplanen muss. Glücklicherweise bietet das HIT (Hochintensitätstraining) die Möglichkeit, mit sehr begrenztem Zeitaufwand die Muskulatur sehr effektiv zu trainieren.

Das HIT, das im Leistungssport seit einiger Zeit immer häufiger Verwendung findet, bietet auch für Fitness- und Freizeitsportler die Möglichkeit, bei begrenzten zeitlichen Kapazitäten das Optimale aus dem eigenen Training herauszuholen. Und dieses Training ist für Männer und Frauen gleichermaßen geeignet. Für Frauen ist das Programm jedoch auf ihre Bedürfnisse zugeschnitten und sowohl im Basisprogramm als auch bei den Trainingsplänen (➜ Kapitel 3, ab Seite 108) unterscheiden sich die Übungen ein wenig von denen für die Männer.

Mit einem HIT-Fitnesstraining kann man den entscheidenden Vorteil dieser Methode ausnutzen: Sie erfordert nur einen sehr geringen Zeitaufwand und kann deshalb auch langfristig durchgehalten werden. Langfristige Regelmäßigkeit ist eine der wichtigsten Voraussetzungen für Trainingserfolg. Und genau dies lässt sich mit einem HIT-Fitnesstraining umsetzen: Zwei kurze, aber intensive Trainingseinheiten pro Woche sind in der Regel auch über Jahre hinweg in einem prall gefüllten Terminkalender unterzubringen.

Wenn Sie normalerweise gern häufiger trainieren, können Sie das HIT gezielt nutzen in Phasen, in denen Ihnen weniger Zeit zur Verfügung steht als sonst.

In jedem Fall ist das HIT-Fitnesstraining eine zeitkomprimierte Alternative zu bestehenden Trainingsarten und damit eine bereichernde Erweiterung des sportlichen Methodenspektrums. Probieren Sie es aus!

Ihr
Jürgen Gießing

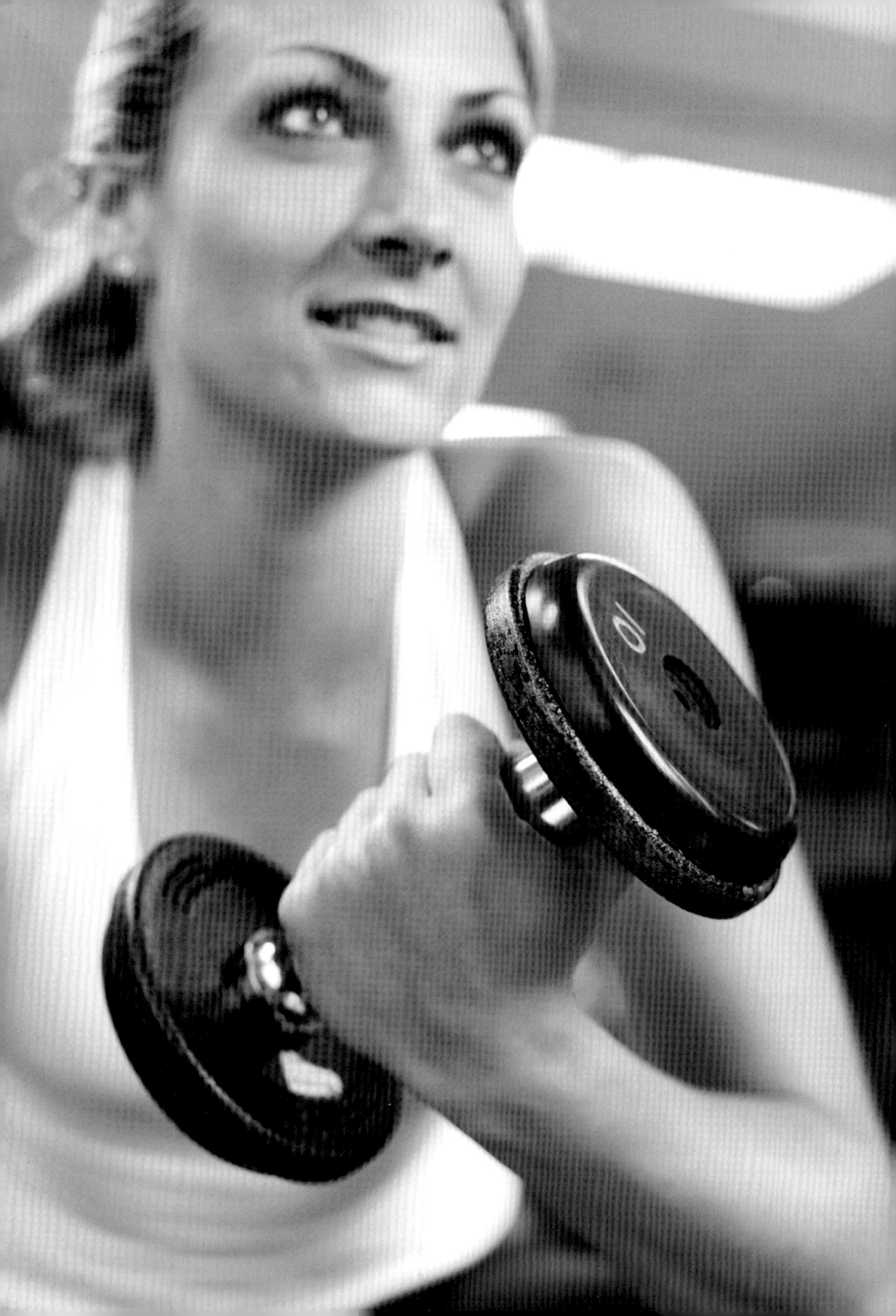

EINFÜHRUNG IN DAS HIT-FITNESS-TRAINING

1

In einer modernen und schnelllebigen Gesellschaft ist es wichtiger denn je, sich körperlich fit zu halten und so langfristig etwas für seine Gesundheit zu tun. Zum einen werden unser Immunsystem und unsere Abwehrkräfte gestärkt, und wir sind den alltäglichen Anforderungen und der ständig steigenden Arbeitsbelastung besser gewachsen. Zum anderen unterstützt es unser allgemeines Wohlbefinden.

Körperliche Fitness: entscheidend für Gesundheit und Wohlbefinden

Auch wenn es keine neue Erkenntnis ist, dass wir mit einem regelmäßigen Fitnesstraining unserem Körper etwas Gutes tun, sollte man sich diese Tatsache von Zeit zu Zeit immer mal wieder vor Augen halten. Die provokative Aussage »treib Sport oder bleib gesund« lässt sich längst nicht mehr aufrechterhalten. Trotz der Tatsache, dass Sport auch mit einem gewissen Verletzungsrisiko verbunden sein kann, überwiegen die positiven Auswirkungen doch bei Weitem. Dies verdeutlicht zum Beispiel die Tatsache, dass Krankenkassen – aus betriebswirtschaftlichen Gründen wohlgemerkt – ihren Mitgliedern finanzielle Anreize zum regelmäßigen Sporttreiben bieten, auch wenn den Kassen dadurch Kosten entstehen, die sich sogar noch erhöhen, wenn sich ein Sportler verletzt.

Langfristig betrachtet überwiegen jedoch die gesundheitlichen Vorteile sportlicher Aktivität. So lässt sich etwa das Risiko, an sogenannten Zivilisationskrankheiten wie Diabetes, Übergewicht oder Bluthochdruck zu erkranken, durch regelmäßige sportliche Aktivität deutlich reduzieren. Übrigens: Auch der ehemalige britische Premierminister Winston Churchill, der so oft mit der Aussage »No sports, please« zitiert wird und oft als »Kronzeuge« für Sportverweigerer herhalten muss, war in Wahrheit bis ins hohe Alter körperlich aktiv. Noch mit über 70 Jahren unternahm Churchill ausgedehnte Bergwanderungen und nahm an Fuchsjagden teil. In seiner Jugend war er in mehreren Sportarten aktiv. Es ist umstritten, ob die Aussage »No sports, please« überhaupt von Churchill stammt. Unbestritten belegt hingegen sind nicht nur mehrere sportliche Erfolge im Kricket und im Schwimmen, sondern auch seine Aussage: »Keine Stunde, die man mit Sport verbringt, ist verloren.«

Das A und O: Herz-Kreislauf-Training und Muskelaufbau

Wer regelmäßig trainiert, profitiert davon auf vielfältige Weise. Sportlich aktive Menschen haben durchschnittlich ein wesentlich geringeres Risiko, einen Herzinfarkt oder Schlaganfall zu erleiden. Der Cholesterinspiegel im Blut wird gesenkt, der Anteil des »schlechten« Cholesterins (LDL) geht zurück, der Anteil des »guten« Cholesterins (HDL) wird erhöht.

Cholesterin ist eine lebenswichtige Art von Fett, das sich zum größten Teil in unseren Körperzellen befindet. Man unterscheidet verschiedene Formen von Cholesterin, wobei das LDL (Low

Density Lipoprotein) und das HDL (High Density Lipoprotein) die wichtigsten sind. Das LDL-Cholesterin ist verantwortlich für den Transport des im Körper selbst gebildeten Cholesterins von der Leber bis hin zu den Geweben und zirkuliert im Blut. Verschiedene Studien deuten darauf hin, dass ein hoher Spiegel von LDL-Cholesterin im Blut die Entstehung von Arteriosklerose oder Herzkrankheiten begünstigt. Ein zu hoher LDL-Spiegel ist demnach eher ungünstig und vor allem auf eine Ernährung mit zu viel tierischen Fetten zurückzuführen.

Das HDL-Cholesterin hingegen wird oft als gutes Cholesterin bezeichnet, da es genau die umgekehrte Funktion hat, nämlich überschüssiges Cholesterin aus dem Gewebe zurück zur Leber zu transportieren. Cholesterinwerte sind jedoch auch abhängig von Alter und Geschlecht, denn mit zunehmendem Alter steigt der Cholesterinspiegel unabhängig von der Ernährung.

Des Weiteren sinkt das Risiko, an Diabetes mellitus Typ II, der sogenannten Zuckerkrankheit, zu erkranken, dramatisch. All diese gesundheitlichen Vorteile sind bestens bekannt, umfassend erforscht und belegt.

Aus diesem Grund wird völlig zu Recht dazu geraten, sich regelmäßig sportlich zu betätigen. Empfohlen werden meist jene Sportarten, die die Ausdauer verbessern, wie Laufen, Radfahren, Inlineskaten oder Schwimmen. Ein

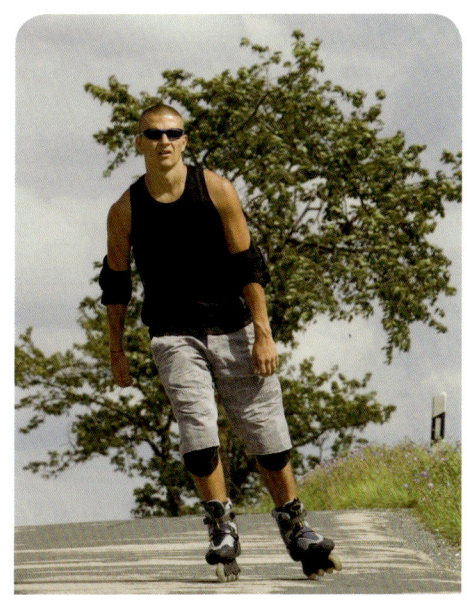

Inlineskaten macht nicht nur Spaß, sondern hält auch das Herz-Kreislauf-System in Schwung.

solches Herz-Kreislauf-Training ist auf jeden Fall sinnvoll, weil es die **aerobe Fitness** verbessert, also das Herz-Kreislauf-System und damit die Ausdauer trainiert. »Aerobe Ausdauer« bedeutet demnach, dass die Energie, die wir beispielsweise beim Laufen benötigen, ausschließlich über den Sauerstoff der Atmung bereitgestellt wird. Je öfter und regelmäßiger wir also trainieren, desto mehr Sauerstoff können wir aufnehmen, da durch das Training unser Herz stärker und leistungsfähiger geworden ist. Dies hat zur Folge, dass pro Herzschlag mehr Blut durch unser Herz gepumpt und somit auch mehr Sauerstoff transportiert wird, der wiederum unsere Muskeln versorgt.

Beim **anaeroben Training** ist genau das Gegenteil der Fall: Zu Beginn einer Belastung benötigt unser Körper mehr Sauerstoff, als er durch die Atmung aufnehmen kann. Diese zusätzliche Energie wird während der normalen Stoffwechselvorgänge in unserem Körper den Zellen selbst entzogen, dabei wird in den Muskeln Milchsäure produziert. Die Konsequenz: Die Muskulatur wird »sauer« und ermüdet. Der Muskel lernt nach und nach, mit dieser Ermüdung umzugehen. Das heißt daher nicht, dass anaerobes Training etwas Schlechtes oder Negatives ist. Im Gegenteil: Manche Trainingsformen wie der klassische 100-Meter-Sprint oder das Rudern erfordern eine so hohe Intensität, dass sie nur anaerob möglich sind. Dazu gehört auch das Muskelaufbautraining.

Damit wir also in den Genuss aller gesundheitlichen Vorzüge des Trainings kommen, bedarf es nicht nur eines trainierten Herz-Kreislauf-Systems, sondern auch einer entsprechenden **metabolischen Fitness**. Ein hohes Maß an metabolischer Fitness, also einen leistungsfähigen Stoffwechsel, erreicht man, indem man systematisch die Muskulatur trainiert.

Mit Muskelkraft gegen Diabetes

Die Vorteile einer gut entwickelten und leistungsfähigen Muskulatur gehen weit über gutes Aussehen und Wohlbefinden hinaus. Eine ausgeprägte Muskelmasse leistet unter anderem – wie bereits erwähnt – einen ganz entscheidenden Beitrag zur Vorbeugung gegen Diabetes mellitus Typ II, der sogenannten Zuckerkrankheit. Beim

INFO

Warum Insulin so wichtig ist

Insulin ist ein lebensnotwendiges Hormon, das in der Bauchspeicheldrüse gebildet wird. Immer dann, wenn wir Kohlenhydrate über die Nahrung zu uns nehmen, kommt es zu einem Anstieg der Blutzuckerkonzentration. Aus der Bauchspeicheldrüse wird dann Insulin ausgeschüttet, um den Blutzuckerspiegel wieder zu senken und den im Blut befindlichen Zucker, die Glukose, in die Körperzellen einzuschleu-sen. Unser Körper hat zwei Speichermedien für Glukose: zum einen die Leber und zum anderen die Körpermuskulatur. Aus diesem Grund wirkt eine Vergrößerung der Muskelmasse vorbeugend gegen Diabetes Typ II, den sogenannten Altersdiabetes. Je mehr Muskelzellen vorhanden sind, um Glukose aus dem Blutstrom aufzunehmen, desto effizienter kann das Insulin arbeiten. Es ist außerdem der einzige Stoff, der den Blutzuckerspiegel senken kann.

Diabetes Typ II ist das körpereigene Hormon Insulin damit überfordert, den nach einer Mahlzeit im Blut zirkulierenden Zucker, die Glukose, in die Zellen einzuschleusen und so den Blutzuckerspiegel wieder zu reduzieren. Je weniger Muskelmasse man hat, desto weniger Zellen stehen zur Verfügung, in die der Blutzucker eingeschleust werden könnte. Dadurch verbleibt mehr Glukose für längere Zeit im Blut und muss durch Insulinausschüttung abgebaut werden.

Im Umkehrschluss gilt daher auch der umgekehrte Effekt: Je mehr Muskelmasse unser Körper hat, desto mehr Blutzucker lässt sich in die Zellen einschleusen, dort vorübergehend speichern und schließlich verbrennen. Dadurch steigt der Blutzuckerspiegel nach einer vergleichbaren Mahlzeit bei muskulösen Menschen sehr viel weniger als bei Menschen mit einer weniger stark ausgeprägten Muskulatur. Eine gut entwickelte Muskulatur ist daher neben ausgewogener Ernährung die bestmögliche Prävention vor einer Diabeteserkrankung.

Eine gut ausgebildete Muskulatur verbrennt mehr Kalorien

Bei jeder einzelnen Bewegung verbrauchen unsere Muskelzellen Energie. Je muskulöser jemand ist, desto höher ist sein Energiebedarf während

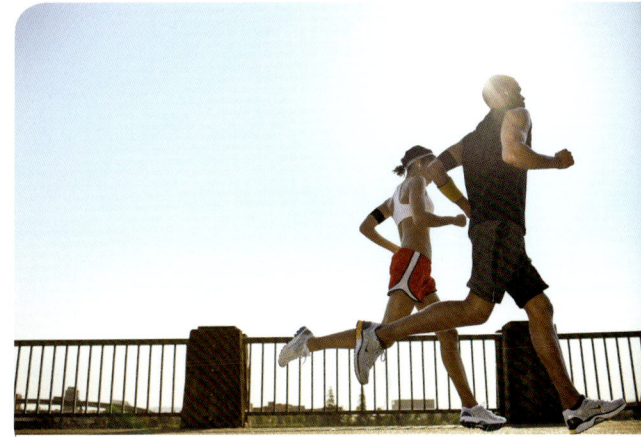

Neben Nordic Walking oder Radfahren ist Joggen die beliebteste Ausdauersportart.

der Belastung. Wenn zwei Sportler gemeinsam Joggen gehen, nebeneinanderher laufen und sich dabei unterhalten, haben sie bei Beendigung ihres Laufs dieselbe Strecke in derselben Zeit zurückgelegt. Man könnte daher annehmen, dass sie auch die gleiche Menge an Energie verbraucht haben. Das trifft aber nur dann zu, wenn sie beide auch gleich viel Muskelmasse haben. Ist das nicht der Fall, wird derjenige, der mehr Muskeln hat, auch deutlich mehr Kalorien während des Laufs verbrennen als sein Trainingspartner, der exakt dieselbe Trainingseinheit absolviert hat.

Da die Muskulatur während der Bewegung aktiv ist und diese Aktivität Energie verbraucht, ist dieser Zusammenhang logisch und wenig überraschend. Übersehen wird jedoch manchmal ein Aspekt, der nicht weniger bedeutsam

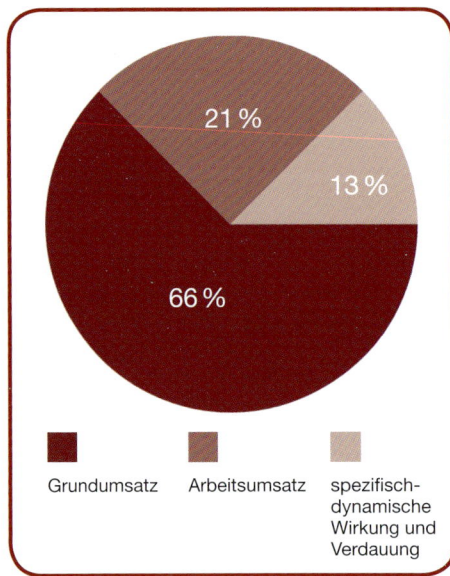

21 %

13 %

66 %

Grundumsatz Arbeitsumsatz spezifisch-
dynamische
Wirkung und
Verdauung

*Durchschnittlicher Energieverbrauch eines
Erwachsenen ohne Sport*

ist: Eine gut entwickelte Muskulatur ist die optimale Voraussetzung dafür, schlank zu werden und es dauerhaft zu bleiben. Und dies gilt nicht nur mit Blick auf die Kalorien, die *während* der Bewegung verbrannt werden. Denn: Je mehr Muskelsubstanz wir haben, desto mehr Kalorien verbrauchen wir auch in Ruhe, wenn wir uns überhaupt nicht bewegen. Unsere Muskulatur verbrennt 24 Stunden am Tag Energie, also auch während wir auf der Couch liegen und fernsehen. Gut trainierte, muskulöse Menschen haben also 24 Stunden am Tag einen deutlich erhöhten Energieverbrauch. Es kann ohne Weiteres sein, dass eine gut trainierte und muskulöse Person an einem trai-

ningsfreien Tag ohne große körperliche Anstrengungen mehr Kalorien verbrennt als jemand, der an diesem Tag drei Kilometer Joggen war, aber unterdurchschnittlich muskulös ist.

Was auf den ersten Blick unglaublich erscheint, wird schnell plausibel, wenn wir uns ansehen, woraus sich der Energiebedarf des Menschen zusammensetzt. Es werden dabei die folgenden vier Bestandteile unterschieden:

1 Grundumsatz
2 Arbeitsumsatz
3 spezifisch-dynamische Wirkung
  (➜ Info Seite 17) und
4 Verdauungsverlust (➜ Info Seite 17)

Der **Grundumsatz** ist der Energiebedarf eines Tages in Ruhe, also ohne jegliche Bewegung, Verdauung usw. Er beträgt ungefähr eine Kilokalorie pro Kilogramm Körpergewicht und Stunde. Bei einem Körpergewicht von beispielsweise 75 Kilogramm beträgt der Grundumsatz also 1800 Kilokalorien pro Tag. Gelingt es nun im Laufe der Zeit, zehn Kilogramm Muskeln aufzubauen, steigt der Grundumsatz auf 2040 Kilokalorien. Dies hat zur Folge, dass die betreffende Person dann jeden Tag fast 250 Kilokalorien mehr verbrennt, ohne sich dabei zu bewegen oder in irgendeiner Weise anzustrengen, das heißt, die Person kann jeden Tag 250 Kilokalorien zusätzlich zu sich nehmen, ohne zuzunehmen.

Hinzu kommt außerdem noch, dass nun durch das höhere Muskelgewicht auch während der Bewegung deutlich mehr Energie verbrannt wird. Kurzum: Je muskulöser ein Mensch ist, desto weniger Training benötigt er, um eine bestimmte Menge an Energie zu verbrennen.

Ein intensives Training wie das HIT erhöht unseren Energieverbrauch also gleich in mehrfacher Hinsicht ganz besonders effektiv:

- Erstens ist bei einem intensiven Training der **Arbeitsumsatz**, also der zusätzliche Energieverbrauch durch die sportliche Anstrengung, pro Stunde wesentlich höher als bei einem Training mit niedriger Intensität, wie das etwa beim Drei-Satz-Training der Fall ist.

- Zweitens kommt es durch das intensive Muskeltraining zum Aufbau von Muskeln, was wiederum den bereits angesprochenen Grundumsatz erhöht und den Energieverbrauch steigert.

- Drittens erhöht ein intensives Training den Eiweißbedarf des Körpers (weil aus diesem Eiweiß Muskeln aufgebaut werden, → Kapitel 4 ab Seite 206). Die erhöhte Eiweißzufuhr führt zusätzlich zum **Verdauungsverlust** und dann über die **spezifisch-dynamische Wirkung** zu einem weiteren Anstieg des Energieverbrauchs.

Ein HIT-Fitnessprogramm ist daher gleich aus drei Gründen besonders geeignet, den Körperfettanteil dauerhaft niedrig zu halten.

INFO

Die spezifisch-dynamische Wirkung und der Verdauungsverlust

Bei der Verstoffwechselung der Nahrung, also der Zerlegung der Nahrung in ihre Bestandteile, kommt es nicht nur zu einem ungefähr 10%igen Verdauungsverlust, sondern auch zu einer Erhöhung der Sauerstoffaufnahme und des Energieverbrauchs nach der Nahrungsaufnahme. Dabei hängt diese sogenannte spezifisch-dynamische Wirkung entscheidend davon ab, was wir essen. Je nachdem, ob wir Eiweiß, Kohlenhydrate oder Fette zu uns nehmen, fällt die spezifisch-dynamische Wirkung sehr unterschiedlich aus. Bei der Aufnahme von Fetten beträgt die spezifisch-dynamische Wirkung nur rund drei Prozent, bei Kohlenhydraten sind es ungefähr sechs Prozent und bei der Aufnahme von Eiweiß sogar 16 bis 20 Prozent des Brennwertes, der bei der Verstoffwechselung gleich wieder verbraucht wird.

Den Jo-Jo-Effekt durch-
brechen: So reduzieren Sie
dauerhaft Körperfett

Vielen Menschen, die sich einer radi-
kalen Diät unterzogen haben, geht es
ähnlich: Sie nehmen innerhalb kürzester Zeit wieder dasselbe oder noch
mehr an Gewicht zu. Das nennt man
den Jo-Jo-Effekt. Aber warum ist das
so? Beginnen wir mit einer simplen
Aussage: Wenn man Körperfett reduzieren will, muss man mehr Energie
verbrauchen, als man aufnimmt. Gewicht zu reduzieren, ist also gar nicht
so schwer. Das Entscheidende daran ist

vielmehr, Energiezufuhr und Energieverbrauch so aufeinander abzustim-
men, dass die Körperfettreduktion auch
von Dauer ist. Nach der üblichen Diät
kommt es daher unweigerlich zum
Jo-Jo-Effekt, das heißt, man nimmt
hinterher wieder zu und wird dabei
noch dicker als vorher. Das liegt aber
keineswegs daran, dass die Betreffenden zu willensschwach sind und nach
der Diät wieder hemmungslos futtern.
Der Jo-Jo-Effekt ist vielmehr ein
wahrscheinlich Tausende von Jahren
altes Phänomen, das das Überleben
des Menschen in Zeiten knapper Nahrung sicherstellen sollte. Wenn – wie

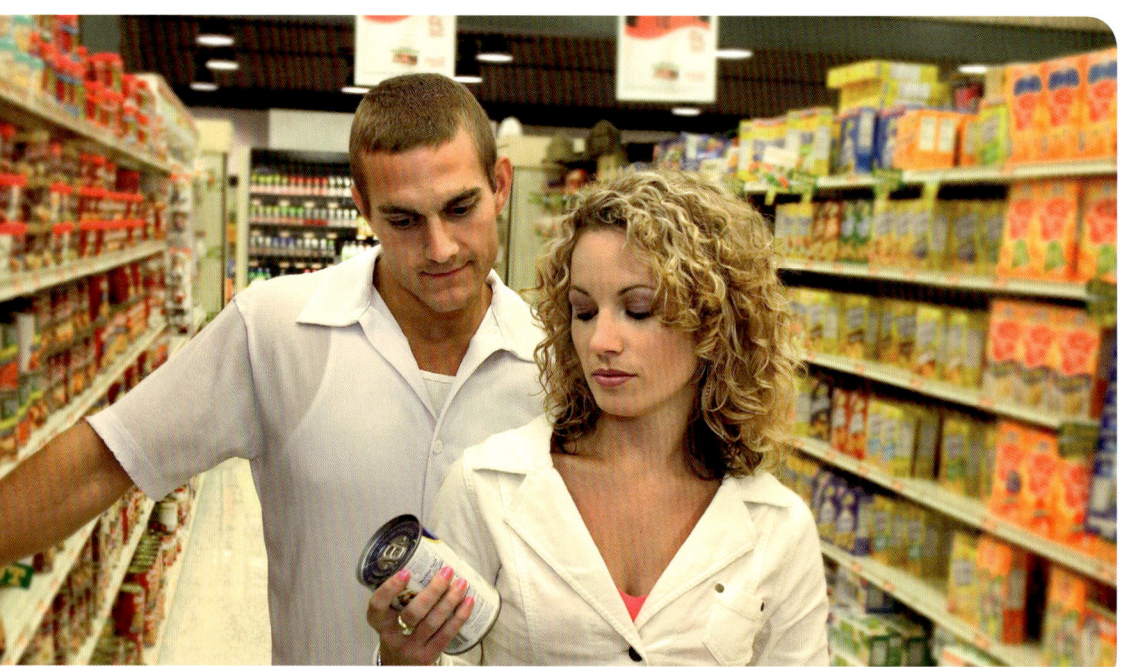

Damit man sich nicht versteckte Fette, zu viel Zucker oder Kohlenhydrate auf den Speiseplan holt, sollte man die Nährwertangaben von verpackten Lebensmitteln schon beim Kauf genau unter die Lupe nehmen.

bei einer Diät – weniger Energie zugeführt wird als zur Aufrechterhaltung des aktuellen Gewichts notwendig wäre, interpretiert der Körper das als eine bedrohliche Situation. Und zwar zu Recht, denn über Tausende von Jahren war es in der Tat so, dass eine Einschränkung der Nahrungszufuhr das Überleben des Menschen bedrohte. Der Körper reagiert also, indem er seinen Energieverbrauch drosselt, um so mit weniger Energie auszukommen.

Vorsicht mit Diäten

Hinzu kommt jedoch noch ein weiterer Umstand, der die Muskeln betrifft. Wenn eine Gewichtsabnahme durch Kalorieneinschränkung ohne Sport erreicht wird, besteht ein großer Teil des Gewichtsverlustes aus Muskeln! Je schneller also Gewicht abgebaut wird, desto höher ist der Muskelanteil. Bei sogenannten Crash-Diäten – hoher Gewichtsverlust innerhalb kurzer Zeit – muss man davon ausgehen, dass mehr als die Hälfte des Gewichtsverlustes aus Muskelsubstanz besteht und weniger als die Hälfte aus Fett. Nun könnte man meinen, dies sei nicht schlimm, solange man keine sportlichen Ambitionen hat. Und früher wurde ein Muskelschwund bei Diäten durchaus in Kauf genommen. Heute weiß man jedoch, wie kontraproduktiv und langfristig schädlich der Verlust von Muskelsubstanz ist. Zum einen beraubt man sich auf diese Weise der vielen gesundheitlichen Vor-

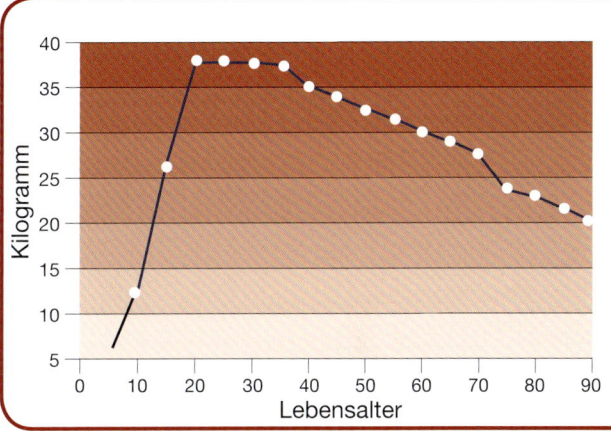

Die Grafik zeigt, wie viel Muskelmasse ein nicht sportlich aktiver Mensch im Laufe seines Lebens verliert.

teile, die mit einer ausreichenden Muskelmasse einhergehen, zum anderen ist es auch im Hinblick auf den langfristigen Erfolg einer Diät unabdingbar, die Muskelsubstanz zu erhalten.

- Muskeln sind die Motoren einer jeden Bewegung. Ohne Muskeln kann keine Bewegung stattfinden.
- Je größer ein Muskel ist, desto kräftiger ist er auch. Dies gibt uns Kraft für sportliche Aktivitäten und Alltagshandlungen wie Kistenschleppen, Treppensteigen usw.
- Je mehr Muskeln wir haben, desto mehr Zucker kann aus der Blutbahn in die Muskelzellen eingelagert werden, und dies schützt uns wiederum vor Übergewicht und Diabetes.
- Eine gut ausgebildete Muskulatur erlaubt es uns aber auch, mehr Nahrungsenergie aufzunehmen, ohne

dass wir zunehmen, und schützt uns vor dem Jo-Jo-Effekt nach einer Diät.

- Mit einem regelmäßigen Training wirken Sie außerdem dem altersbedingten Muskelabbau entgegen und bleiben fit und leistungsfähig bis ins hohe Alter.

Anhand eines Beispiels kann dies leicht verdeutlicht werden: Eine Person wiegt 78 Kilogramm und nimmt dann durch eine kalorienreduzierte Diät ohne Sport in kurzer Zeit sieben Kilogramm ab. Sie wiegt anschließend nur noch 71 Kilogramm. Man könnte nun meinen, die Diät sei sehr erfolgreich gewesen. Das stimmt in den meisten Fällen jedoch nicht. Unter Umständen hat sich der Körperfettanteil nämlich gar nicht reduziert. Wenn drei von diesen sieben Kilogramm Fett waren und vier Kilogramm Muskeln, hat sich das Verhältnis von fettfreier Masse (nämlich im Wesentlichen Muskeln) zu Fettmasse sogar verschlechtert. Und was in Bezug auf die angestrebte Reduzierung des Körperfettanteils besonders ungünstig ist: Der Jo-Jo-Effekt ist nach einer solchen Diät nicht mehr aufzuhalten, es sei denn, die betreffende Person ist bereit, von nun an ihr ganzes Leben lang weniger zu essen, oder beginnt damit, Sport zu treiben. Die Reduzierung der Muskelmasse um vier Kilogramm entspricht einer Reduzierung des täglichen Energieverbrauchs um mindestens 100 Kilokalorien, da nun der

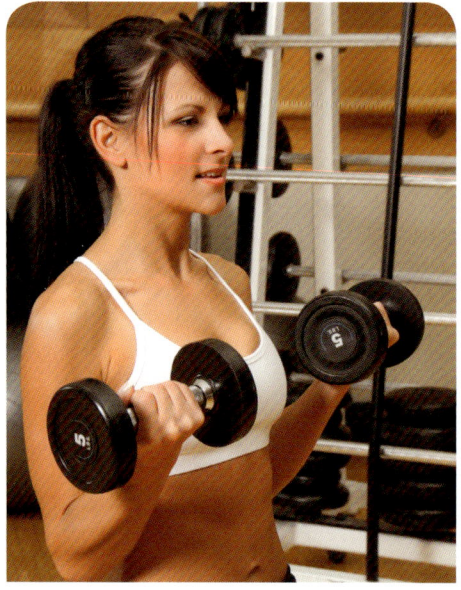

Regelmäßiges Krafttraining hält nicht nur fit, sondern reduziert auch nachweislich Körperfett.

Grundumsatz herabgesetzt ist und auch bei körperlicher Anstrengung und Bewegung weniger Energie verbraucht wird. Selbst wenn diese Person dann nur noch eine Nahrungsmenge zu sich nimmt, die vor der Diät angemessen war, um das Körpergewicht konstant zu halten, ist nun ein Kalorienüberschuss von mindestens 3000 Kilokalorien pro Monat zu verzeichnen, was rein rechnerisch einer Gewichtszunahme von etwa vier Kilogramm pro Jahr entspricht.

Der Nachbrenneffekt

Wählt man hingegen den umgekehrten Ansatz und vergrößert seine Muskelsubstanz, steigt der Energiebedarf des Körpers und man baut bei unveränderter Nahrungszufuhr Fett ab – und das ohne Diät!

Ein weiterer Vorteil des hochintensiven Trainings im Hinblick auf eine effektive Fettverbrennung ist der sogenannte Nachbrenneffekt. Als Nachbrenneffekt bezeichnet man den erhöhten Energieverbrauch *nach* einer sportlichen Anstrengung. Wenn man gerade Sport getrieben hat, fällt der Energieverbrauch nach der Trainingseinheit nicht gleich auf den Ruhewert zurück, sondern bleibt noch für mehrere Stunden erhöht. Je intensiver die vorangegangene Trainingseinheit war, desto größer ist auch der anschließende Nachbrenneffekt.

In einer Studie von Forschern der Universität von Wisconsin aus dem Jahr 2002 konnte nachgewiesen werden, dass nach einem intensiven Muskeltraining der Stoffwechsel der Versuchspersonen zwei Tage lang erhöht blieb. Die Versuchsteilnehmer verbrannten also noch 48 Stunden nach der Trainingseinheit auch an trainingsfreien Tagen mehr Energie als sonst.

Fit bis ins hohe Alter – nur mit Training!

Ein verbreiteter Vorbehalt gegen eine aktive Lebensweise lautet sinngemäß etwa so: »Wenn ich keinen Sport treibe, dann sterbe ich eben etwas früher, führe dafür aber bis dahin ein zufriedenes Leben, ohne mich mit Sport quälen zu müssen.« Diese Argumentation mag überzeugend klingen, unterliegt aber einem entscheidenden Trugschluss und geht daher so nicht auf.

INFO

Veränderung der Muskelmasse bei Senioren

In einer amerikanischen Studie wurden die Auswirkungen eines Muskeltrainingsprogramms bei Senioren zwischen 87 und 96 Jahren erforscht. Nach acht Wochen Training hatte die Muskelmasse an den Oberschenkeln um zehn Prozent zugenommen, und beim Beinstrecken verbesserten sie sich zum Teil auf das Dreifache der Ausgangswerte. In einer Untersuchung der amerikanischen Autoren Wilmore und Costill zeigte sich, dass die Maximalkraft der Oberschenkelstrecker eines trainierten 70-Jährigen im Durchschnitt höher ist als die eines untrainierten 20-Jährigen! Selbst mit 80 Jahren erreichten die trainierten Senioren noch die gleichen Durchschnittswerte wie die untrainierten 20-Jährigen. Diese Ergebnisse verdeutlichen, wie lange man sich die muskuläre Leistungsfähigkeit junger Jahre erhalten kann.

Wenn man Bewegungen und körperliche Betätigung meidet, kann man selbstverständlich sehr alt werden und glücklich dabei sein. Wovon man in der Regel aber nicht ausgehen kann, ist, unter diesen Umständen 70 Jahre lang so fit und leistungsfähig zu sein wie jemand, der seinen Körper systematisch sportlich fordert und damit fördert. Das Szenario, bei dem man sich lebenslang schont und trotzdem bis zum letzten Atemzug fit und leistungsfähig ist und dann plötzlich tot umfällt, dürfte in der Regel eher eine Wunschvorstellung sein. Sehr viel wahrscheinlicher ist es, dass sich bereits im mittleren Lebensalter Beschwerden und körperliche Veränderungen einstellen, denen mit einem Fitnessprogramm leicht hätte vorgebeugt werden können.

Eine groß angelegte Studie aus dem Jahr 2003 (erschienen in der Fachzeitschrift *Annals of Internal Medicine*) mit mehr als 600 Probanden hat gezeigt, dass körperliche Beeinträchtigungen im Laufe des Lebens bei sportlich Aktiven im Schnitt 12,8 Jahre später auftraten als bei Nichtsportlern.

Unser Körper funktioniert nach dem Prinzip »use it or lose it« (benutze es oder du verlierst es). Muskeln, die nicht beansprucht werden, bilden sich zurück. Dies gilt für das Herz in gleicher Weise wie für die Skelettmuskulatur. Mit zunehmender Bewegungsarmut verliert unser Körper daher langfristig auch zwangsläufig an Leistungsfähigkeit und Fitness.

Eine naheliegende Überlegung in diesem Zusammenhang ist die folgende: »Sport bietet mir zwar eine Reihe gesundheitlicher Vorteile, aber wenn ich keinen Sport treibe, komme ich zwar nicht in den Genuss dieser Vorteile, habe andererseits aber auch keine Nachteile, das heißt, mir entgeht nichts, mein Zustand bleibt dann eben so, wie er ist, und damit bin ich ganz zufrieden.« Diese Überlegung klingt zwar einleuchtend, übersieht aber, dass unsere Körperfunktionen dynamisch sind, sie passen sich also ständig an die vorherrschenden Umstände an. Und wenn Bewegungsmangel einer dieser Umstände ist, dann passt sich der Körper in einer Weise an, die wenig erstrebenswert ist: Man wird nach und nach immer schwächer.

Bereits im frühen Erwachsenenalter, wenn der Körper am leistungsfähigsten ist, gibt es große Unterschiede zwischen trainierten und untrainierten Personen. Dieser Effekt verstärkt sich mit zunehmendem Lebensalter.

Wir müssen davon ausgehen, dass der Mensch spätestens ab dem 30. Lebensjahr, oft schon früher, ein Prozent seiner Muskelmasse verliert, wenn er sich nicht sportlich betätigt – und zwar ein Prozent Muskelschwund pro Jahr! Ab dem 60. Lebensjahr verlieren die meisten Menschen jedes Jahr sogar anderthalb bis zwei Prozent Muskelmasse.

Durch diesen Verlust an aktiver Körpermasse sinkt auch der Energieverbrauch entsprechend. Bleiben dabei die Ernährungsgewohnheiten unverändert, so steigt nach und nach der Körperfettanteil, ohne dass sich dies auf der Waage niederschlagen muss. Auch wenn jemand 40 Jahre lang sein Gewicht konstant hält – ohne Sport verändert sich die Körperzusammensetzung dramatisch! Aber keine Angst. Es gibt auch zwei ausgesprochen positive Umstände:

- Jeder kann diese Prozesse durch Training umkehren.
- Es gibt keine Altersgrenze. Selbst 80-Jährige können Trainingserfolge erzielen und Muskeln aufbauen.

Für die Ausdauer gilt das Gleiche. Auch die Leistungsfähigkeit des Herz-Kreislauf-Systems lässt sich bis ins hohe Alter aufrechterhalten oder sogar verbessern. Man kann daher ohne Übertreibung sagen: Mit regelmäßigem Training kann man 40 Jahre lang so leistungsfähig sein wie mit 20!

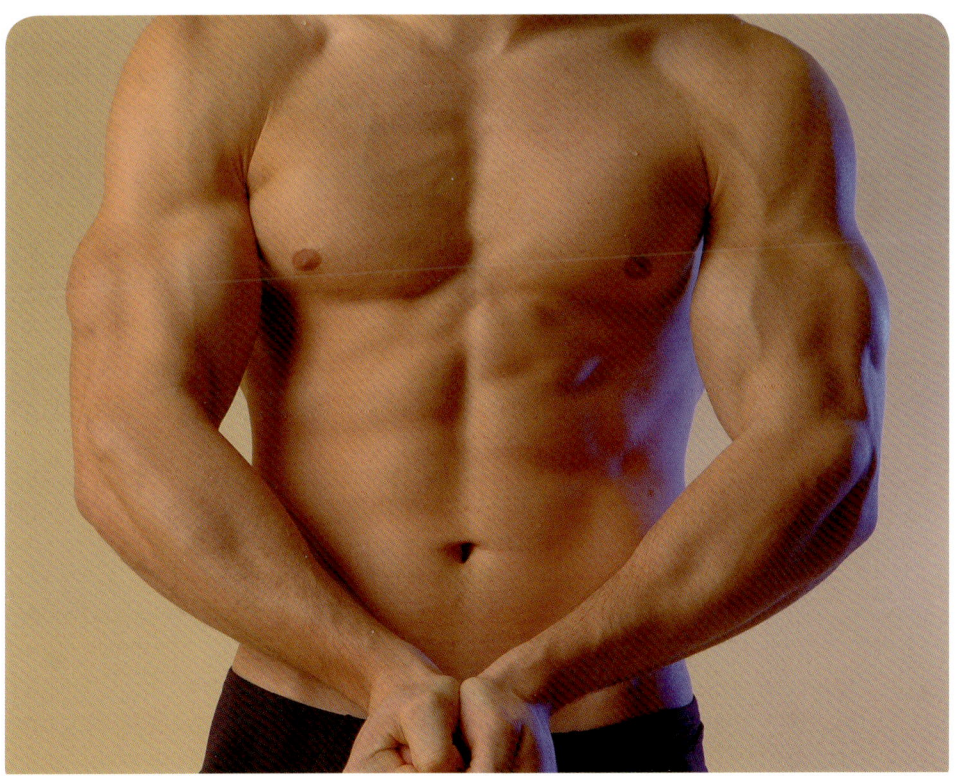

Schon zwei kurze Trainingseinheiten pro Woche genügen, um dem altersbedingten Muskelabbau entgegenzuwirken und den Körper in Form zu halten.

Wissenschaftliche Erkenntnisse früher und heute

Die vielen Vorteile, die ein Fitnesstraining mit sich bringt, ein veränderter Arbeitsalltag und neueste wissenschaftliche Erkenntnisse bewegen heute immer mehr Menschen dazu, etwas für den Erhalt und Aufbau ihrer Muskulatur zu tun. Dies kann man auch ablesen an den Mitgliederzahlen der Fitnessstudios, die zwischen fünf und sechs Millionen allein in Deutschland liegen und noch immer steigen.

Eine große Nachfrage nach Trainingsprogrammen für den Muskelaufbau kam erstmals mit dem sogenannten Fitness-Boom Ende der 1980er-Jahre auf. Tausende von Menschen suchten Fitnessstudios auf, um ihre vernachlässigte Muskulatur aufzubauen, und fragten die Trainer nach entsprechenden Programmen. Das Problem bestand jedoch darin, dass praktisch keinerlei gesicherte Erkenntnisse darüber vorlagen, wie ein optimales Muskelaufbauprogramm aussehen sollte. Das lag daran, dass sich die Trainingswissenschaft – aus damaliger Sicht auch völlig zu Recht – auf das genaue Gegenteil konzentrierte: Man hatte nämlich nicht erforscht, wie man möglichst viel Muskeln aufbauen kann. Im Gegenteil: Die Forschung konzentrierte sich auf Möglichkeiten zur Steigerung von Ausdauer, Kraft und Leistungsfähigkeit, *ohne* dass es dabei zu einem Muskelwachstum kommen sollte. Berücksichtigt man die Bedürfnisse der meisten Wettkampfsportler, so ist das auch absolut plausibel. Ein Hochspringer beispielsweise benötigt eine gute Sprungkraft, um möglichst hoch springen zu können. Zu viele Muskeln wären wegen ihres Gewichts dabei aber hinderlich, weil ja dann ein erhöhtes Körpergewicht über die Latte transportiert werden müsste. Ähnliche Zusammenhänge gelten für Turner, Weitspringer, Läufer und generell für alle Athleten, deren Wettkämpfe in Gewichtsklassen eingeteilt sind. Es ist daher logisch, dass das primäre Forschungsinteresse nicht dem Aufbau von Muskelmasse galt, sondern einer Zunahme von Kraft ohne Muskelwachstum.

Demgegenüber stand nun plötzlich eine große Zahl von Personen, die in die Studios strömten in der Absicht, ihre von der Büroarbeit vernachlässigten Muskeln wieder aufzubauen oder aus ästhetischen Gründen eine gut definierte Muskulatur zu entwickeln. Man stand nun also vor dem Problem, dass die Mehrzahl der Trainierenden wissen wollte, wie sie ihre Muskulatur (wieder) aufbauen können, die Trainingswissenschaft entsprechende Erkenntnisse aber nicht liefern konnte.

Die Anfänge des Bodybuildings

Aus diesem Grund orientierte man sich damals an der Trainingsmethodik, mit der beim Bodybuilding enorme Muskelzuwächse erzielt werden. Die übliche Trainingsmethodik beim Bodybuilding war bis in die 1980er-Jahre hinein das sogenannte **Volumentraining**, also eine Methode, bei der eine Vielzahl von Übungen und zahlreichen Sätzen, in der Regel drei von jeder Übung, ausgeführt wird.

Und so kam es, dass ein Muskelaufbautraining quasi gleichgesetzt wurde mit dem beim Bodybuilding damals üblichen Volumentraining. Die Bezeichnung Volumentraining kommt daher, dass bei dieser Trainingsmethode sehr häufig und lange trainiert wird. Auch wenn diese Trainingsform selbst innerhalb des Bodybuildings nicht unumstritten war – mehrere erfolgreiche Bodybuilder favorisierten nämlich das HIT –, hat sich das Volumentraining beim Bodybuilding durchgesetzt, nicht zuletzt deshalb, weil der populärste Bodybuilder aller Zeiten, Arnold Schwarzenegger, seine beeindruckenden Erfolge auf das Volumentraining zurückführte und entsprechende Trainingspläne empfahl.

Diese Trainingsempfehlungen wurden dann an die vielen Freizeitsportler weitergegeben, die in den Studios ihre Muskeln aufbauen wollten. Dabei zeigte sich aber immer deutlicher ein gravierendes Problem: Das Volumentraining lässt sich nicht ohne Weiteres von professionellen Bodybuildern, deren Beruf das Training ist, auf

---

INFO

Der Begriff »Bodybuilding«

Mit der Fitnesswelle in den 1980er-Jahren wurden Sportarten populär, bei denen es darum geht, dem eigenen Körper etwas Gutes zu tun. Jogging wurde zu einer weltweiten Massenbewegung zur Verbesserung der Ausdauer, und beim Bodybuilding versuchte man aus ästhetischen Gründen, gezielt die Muskulatur aufzubauen. Das Bodybuilding entstand nicht etwa in den 1950er-Jahren in den USA. Die Wurzeln des gezielten Muskeltrainings lassen sich zurückverfolgen bis in die Deutsche Turnbewegung des 19. Jahrhunderts. Deutsche Auswanderer gründeten in den USA deutsche Turnvereine, und von den USA gelangte diese Trainingsmethode nach dem Zweiten Weltkrieg zurück nach Deutschland. Selbst der englische Begriff »Bodybuilding« wurde 1905 von dem Deutschen Friedrich Karl Müller als Übersetzung des Begriffs »Körperbildung« geprägt.

Freizeitsportler übertragen, die aufgrund beruflicher und anderer Verpflichtungen und Belastungen ein solches Trainingspensum realistisch und dauerhaft kaum aufrechterhalten können.

Das Volumentraining

Beim Volumentraining wird die Körpermuskulatur in der Regel in sechs verschiedene »Muskelgruppen« eingeteilt, und zwar in:

■ Brustmuskulatur,
■ Schultermuskulatur, unterteilt in vordere, hintere und seitliche Schultermuskulatur,
■ Armmuskulatur, unterteilt in Bizeps, Trizeps und Unterarmmuskulatur,
■ Rückenmuskulatur, unterteilt in großen Rückenmuskel, Kapuzenmuskel und unteren Rücken,
■ Beinmuskulatur, unterteilt in Beinstrecker, Beinbeuger und Waden,
■ Bauchmuskulatur.

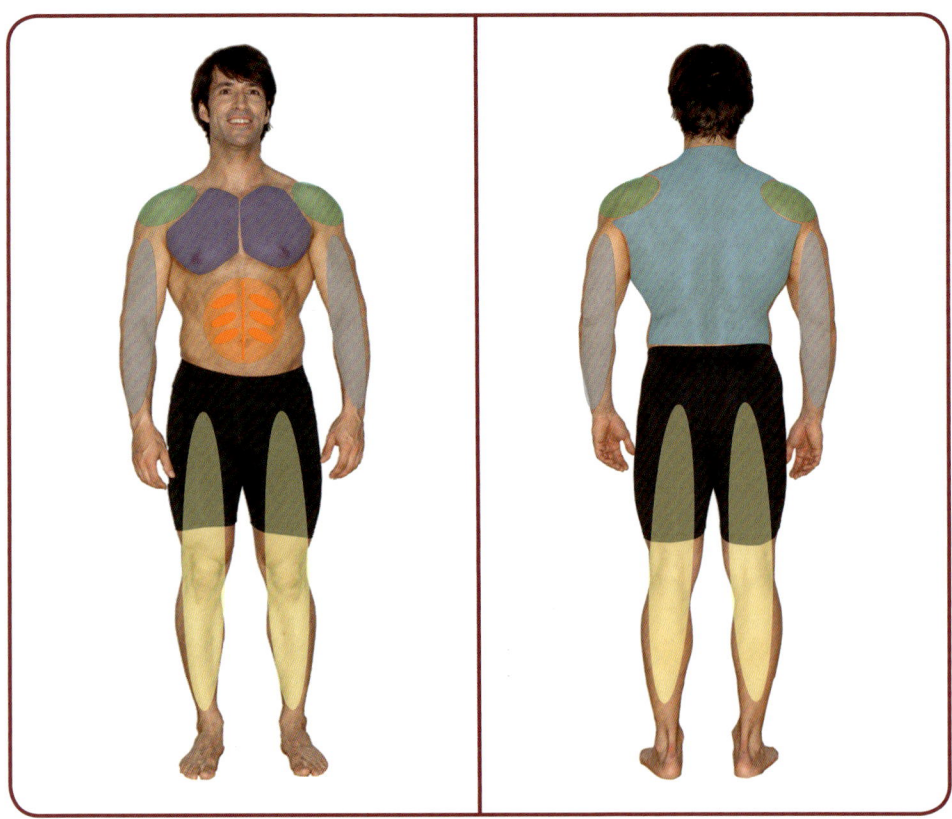

Mit einem Ganzkörpertraining wie dem HIT werden alle wichtigen Muskelgruppen, die den Körper stützen und aufrecht halten, in einer Trainingseinheit beansprucht. So wird Dysbalancen vorgebeugt.

Für die größeren Muskelgruppen wie Brust, Schultern, Rücken und Beine werden jeweils drei bis vier verschiedene Übungen empfohlen, für Bizeps, Trizeps und Bauch zwei bis drei verschiedene Übungen. Von jeder Übung werden dann drei Sätze von jeweils acht bis 15 Wiederholungen ausgeführt. Außerdem soll jeder Muskel zweimal pro Woche trainiert werden. Ein solches Volumenprogramm summiert sich nicht selten auf 100 bis 200 Trainingssätze pro Woche. Da man bei einem derartigen Volumen unmöglich den ganzen Körper in einer Trainingseinheit trainieren kann, konzentriert man sich an einem Tag auf Rücken und Bizeps, am nächsten auf Brust und Trizeps, am nächsten auf die Beine usw. Auf diese Weise muss vier- bis fünfmal pro Woche oder gar täglich trainiert werden. Mit einem solchen volumenbasierten Trainingsprogramm kann man durchaus erfolgreich Muskelmasse aufbauen. Es gibt zahlreiche Athleten, denen dies gelungen ist, und mehrere Studien, die die Wirksamkeit des Volumentrainings bestätigen. Das Problem besteht vielmehr darin, dass es den meisten Menschen nicht möglich ist, auf Dauer so zu trainieren. Wie die Stiftung Warentest im Jahr 2006 in einer Untersuchung herausgefunden hat und in der Oktober-Ausgabe der Zeitschrift *test* berichtete, stellen »mehr als zwei Drittel der Neueinsteiger das Training nach spätestens sechs Mona-

ten wieder ein« – eine niederschmetternde Misserfolgsquote! Der mit weitem Abstand wichtigste und damit entscheidende Grund für die Beendigung des Trainings wurde im Jahr 2003 in einer repräsentativen Umfrage des Allensbach Instituts für Demoskopie ermittelt: Zeitmangel!

Offensichtlich ist es nur einer Minderheit der Trainierenden möglich, bei allen beruflichen, schulischen, familiären, sozialen und anderen Verpflichtungen und Terminen dauerhaft die Zeit für drei, vier oder noch mehr Trainingseinheiten aufzubringen, und das Woche für Woche, Monat für Monat.

Führen Sie sich dieses Ergebnis einmal vor Augen. Konkret bedeutet das: Von zehn Leuten, die mit einem Trainingsprogramm beginnen, haben nach sechs Monaten mindestens sieben wieder mit dem Training aufgehört!

Eine Frage, die sich in diesem Zusammenhang aufdrängt, lautet: Wie viele von denen, die das Trainingsprogramm abgebrochen haben, hätten weitergemacht, wenn sie gewusst hätten, dass man auch mit sehr viel geringerem Zeitaufwand seine Fitness verbessern, Muskeln aufbauen und gleichzeitig Körperfett reduzieren und damit genau die Trainingsziele erreichen kann, die für die meisten Sportler das zentrale Motiv sind?

Wäre eine solch zeitökonomische Methode nicht eine willkommene Alternative zum täglichen Training, für das sich nicht immer die erforderliche Zeit aufbringen lässt?

Für viele derjenigen, die für das verbreitete Volumentraining nicht die nötige Zeit aufbringen können, gibt es nun eine praktikable Alternative: ein Fitnessprogramm auf der Grundlage des Hochintensitätstrainings.

Je mehr, desto besser?

Eine weitverbreitete Überzeugung lautet: »Um gute Trainingsergebnisse zu erzielen, reicht es nicht, wenn man ein- bis zweimal pro Woche trainiert. Je öfter und länger man trainiert, desto mehr Erfolge lassen sich erzielen.« Diese Annahme scheint zwar auf den ersten Blick logisch und überzeugend, widerspricht aber fundamental den aktuellen Erkenntnissen der Sportwissenschaft!

Dass sich diese Fehleinschätzung bis heute hartnäckig hält, ist kein Zufall, sondern hat gute Gründe. Man kann daher auch dem Trainer im Fitnessstudio keinen Vorwurf machen, der dem motivierten Trainingsanfänger die Mahnung mit auf den Weg gibt: »Wenn das Training etwas bringen soll, musst du schon mindestens vier- bis fünfmal pro Woche trainieren.« Hinter diesem Ratschlag steckt eine meist gut gemeinte Aufforderung zu regelmäßigem Training. Und Regelmäßigkeit beim Training ist in der Tat einer der entscheidenden Faktoren für Trainingserfolg. Was jedoch die Häufigkeit und Dauer betrifft, liefert die aktuelle Trainingsforschung sehr viel differenziertere Ergebnisse, welche die alte Formel »je mehr, desto besser« eindeutig widerlegen!

Doch woran liegt es, dass sich der inzwischen widerlegte Leitsatz »viel bringt viel« so hartnäckig hält? Zum einen überträgt man dabei eine Maxime aus anderen Lebensbereichen auf den Sport, und da mag es zutreffen, dass *mehr* auch tatsächlich *besser* ist. Dies gilt zum Teil auch für den Sport. Um es am Beispiel des populärsten Spiels, des Fußballs, zu verdeutlichen: Je mehr Tore eine Mannschaft schießt, desto besser sind ihre Siegchancen. Je mehr

TIPP

Jedes Training zählt!

Orientieren Sie sich bei Ihrer Trainingsplanung nicht an der von Profisportlern, sondern daran, wie viel Zeit Sie realistisch und dauerhaft für ein Training aufbringen können. Zwei Einheiten pro Woche sind für eine Leistungsverbesserung ausreichend! Überlegen Sie, welchen Unterschied es macht, ob jemand überhaupt nicht trainiert oder aber mit zwei Trainingseinheiten wöchentlich auf 100 Einheiten jährlich kommt. Der Zeitaufwand dafür ist *überschaubar*, die Resultate sind jedoch *unübersehbar*.

Siege sie erzielt, desto besser sind die Meisterschaftsaussichten. Je mehr erfolgversprechende Spielzüge eingeübt werden, desto besser.

Dieser Zusammenhang ist einleuchtend. Dennoch lässt sich das Prinzip »je mehr, desto besser« nicht auf alle Bereiche des Sports übertragen.

Der feine Unterschied: üben oder trainieren

In der Trainingswissenschaft unterscheiden wir zwischen *üben* und *trainieren*, wobei diese beiden Begriffe etwas völlig Unterschiedliches kennzeichnen. Unter üben versteht man das häufige Wiederholen eines bestimmten Bewegungsablaufs mit dem Ziel der Verbesserung. Diese Leistungssteigerung kommt zustande durch eine verbesserte Koordination und Bewegungserfahrung. Die Verbesserung durch das Üben ist somit ein Übungserfolg.

Dass Training etwas völlig anderes ist als Üben, ist noch gar nicht so lange bekannt. Noch vor einer Generation hieß Sport dementsprechend auch noch gar nicht Sport, sondern »Leibesübungen«, und noch heute absolviert man im Verein oder im Fitnessstudio seine »Übungen«.

Übung macht den Meister

Anfang des 20. Jahrhunderts wusste man zwar, dass man durch das regel-

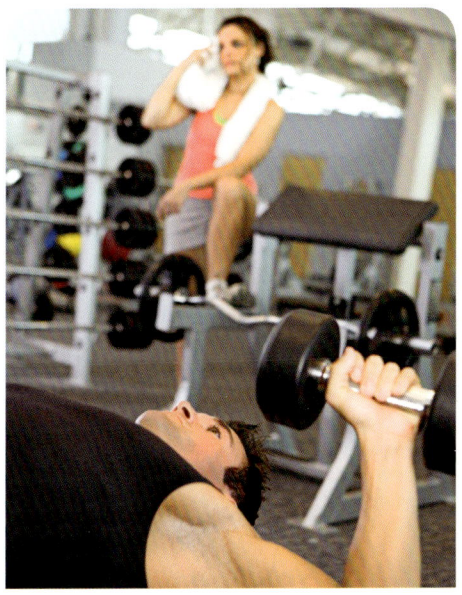

Ein Ziel des HIT-Fitnesstrainings ist es, die Gewichte kontinuierlich zu erhöhen.

mäßige Wiederholen von Bewegungsabläufen besser darin wird, kannte aber nicht die Ursache hierfür. Also ging man davon aus, dass es das Üben war, welches für die Erfolge verantwortlich war. Dies erklärt auch die Redewendung »Übung macht den Meister«. Auch dass regelmäßige »Leibesübungen« dem Leib offenbar guttaten, stellte man fest. Dass körperliche Anpassungsreaktionen die Ursache hierfür sind, war jedoch noch unbekannt.

Ein Klavierspieler, der jeden Tag drei Stunden lang übt, spielt aller Voraussicht nach besser, als wenn er nur einmal pro Woche ein paar Minuten spielen würde. Was den Aspekt des Übens betrifft, kann man diesen Zusammenhang sogar auf den Sport übertragen. Wenn man täglich stundenlang übt, mit einem Basketball in einen Korb zu treffen, dann trifft man am Ende öfter, als wenn man nur zweimal pro Woche zehn Minuten lang übt. Der springende Punkt ist jedoch: Was für das sportliche *Üben* durchaus gilt, kann nicht einfach auf das *Trainieren* übertragen werden.

Das Trainieren

Beim Training verhält es sich nämlich völlig anders als beim Üben. Verbesserungen durch Training beruhen auf einer Anpassungsreaktion des Körpers, mit der sich der Körper an eine erhöhte Anforderung anpasst. Klassische Beispiele für diese körperlichen Anpassungserscheinungen sind das Sportherz des Marathonläufers oder die definierten Muskeln des Bodybuil-

ders. Ausschlaggebend hierfür sind Trainingsimpulse, die den Körper *überschwellig* reizen.

Direkt nach dem Training ist der Körper zunächst erschöpft, erholt sich in der anschließenden Ruhephase aber wieder, und zwar nicht nur bis zum Ausgangsniveau, sondern auch darüber hinaus: Dies nennt man das Prinzip der Superkompensation.

Das Prinzip der Superkompensation

Wie der Begriff Superkompensation, auch Überkompensation genannt, bereits andeutet, versteht man darunter den Umstand, dass der Körper sich nach einer Schwächung wieder regeneriert, und zwar nicht nur so weit, dass er das Ausgangsniveau wieder erreicht, sondern es wird über das Ausgangsniveau hinaus noch eine Art Sicherheitsreserve hinzugefügt.

Dieses Prinzip ist aus vielen Zusammenhängen bekannt. Wenn man sich zum Beispiel einen Knochen bricht, dann wächst er an der Stelle wieder zusammen, und zwar so effektiv, dass die Bruchstelle nach dem Ausheilen des Bruches stärker ist als zuvor.

Wenn man eine Zeit lang fastet, passt sich der Körper an, indem er seine Energieverbrennung drosselt. Wenn anschließend wieder vermehrt gegessen wird, werden Fettdepots gebildet für den Fall, dass es zu einer erneuten

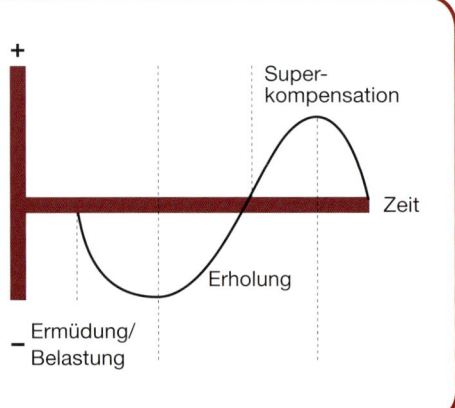

Superkompensation heißt, der geschwächte Körper erholt sich über das Ausgangsniveau hinaus.

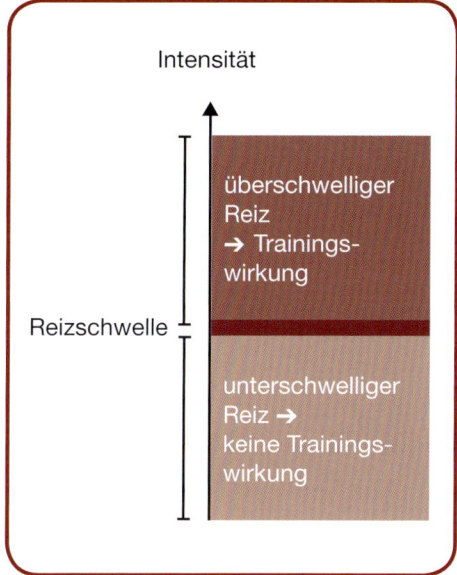

Nur wenn der Muskel überschwellig gereizt wird, ist Muskelwachstum garantiert.

»Hungersnot« kommen sollte. Was uns heute als Jo-Jo-Effekt (→ Seite 18) die Gewichtsregulation erschwert, ist nichts anderes als die praktische Auswirkung des Prinzips der Superkompensation. Man geht davon aus, dass es sich bei der Superkompensation um einen Schutzmechanismus handelt, der sich im Laufe der Evolution herausgebildet hat, um das Überleben des Menschen sicherzustellen.

Und dieses Prinzip macht man sich beim Training zunutze. Man konfrontiert die Muskulatur mit einem Reiz, der gerade noch so bewältigt werden kann. Durch diese Beanspruchung wird die Muskulatur zunächst geschwächt. Während der anschließen-

den Ruhephase kommt es zur vollständigen Wiederherstellung – und zusätzlich zur Superkompensation, das heißt, der Muskel passt sich an, indem er größer und stärker wird.

Entscheidend dabei ist, dass es sich um einen überschwelligen Reiz (→ Abb. links) handelt. Dieser Reiz darf nicht so gering sein, dass der Körper mit den vorhandenen Voraussetzungen die Beanspruchung ohne Anstrengung bewältigen kann. In diesem Fall gibt es keine Notwendigkeit, die Leistungsfähigkeit zu erhöhen, da der Körper ja mit den vorhandenen Ressourcen, in diesem Fall der vorhandenen Muskelsubstanz, die Anforderung problemlos bewältigen kann. Der Reiz, mit dem der Muskel beim Training konfrontiert wird, setzt sich zusammen aus der Höhe des Widerstands und der Reizdauer.

Es reicht also nicht, darauf zu achten, dass der für die Übung verwendete Widerstand – also in der Regel das Trainingsgewicht – nicht zu gering ist. Der Reiz muss insgesamt anstrengend genug sein, um eine Anpassungsreaktion des Körpers hervorzurufen. Da wir nicht exakt bestimmen können, wo die eigene Reizschwelle liegt, besteht bei einer niedrigen Trainingsintensität die Gefahr, dass der Trainingsreiz nicht die erforderliche Höhe erreicht und damit wirkungslos bleibt. Mit einem HIT-Fitnesstraining dagegen sind Sie auf der sicheren Seite. Es wird zwar nur ein Satz von jeder Übung ausgeführt, der Trainingsreiz dabei ist jedoch hochintensiv und damit definitiv überschwellig.

Wenn die Reizschwelle durch einen hochintensiven Reiz überschritten wurde, kommt es zu einer Anpassungsreaktion des Körpers. Eine weitere Belastung derselben muskulären Einheit durch weitere Sätze und eine verlängerte Trainingsdauer sind nicht erforderlich und würden im ungünstigsten Fall sogar zu einem Übertraining führen. Man kann davon ausgehen, dass es sich bei trainingsbedingten Reizen und den darauf folgenden Anpassungsreaktionen des Körpers genauso verhält, wie man dies aus anderen physiologischen Zusammenhängen kennt. Beim Impfen ist eine gewisse Menge an Erregern oder Antikörpern erforderlich, um eine Immunisierung auszulösen. Die Gabe einer höheren Konzentration des Impfstoffes ist weder erforderlich noch sinnvoll. Ebenso ist ein gewisses Maß an UV-Strahlung notwendig, um eine Bräunungsreaktion der Haut auszulösen. Ist diese Reizschwelle überschritten, bringt eine verlängerte Expositionszeit keine weitere Bräunung, sondern allenfalls einen Sonnenbrand.

Das Alles-oder-nichts-Gesetz

Nun könnte man meinen, es sei bei einem Muskeltraining nicht weiter schlimm, wenn wir die notwendige Reizschwelle nicht erreicht haben, und könnte annehmen, wir haben die betreffenden Muskelfasern zumindest

TIPP

Geduld zahlt sich aus!

Wenn Sie mit einem Muskeltraining beginnen, werden Sie schnell feststellen, dass Sie allmählich immer stärker und stärker werden. Bis es jedoch zu einem Muskelwachstum kommt, sind mehrere Trainingseinheiten erforderlich, weil der Körper zunächst seine muskuläre Koordination verbessern muss, um die größtmögliche Leistung aus der bereits vorhandenen Muskelmasse herauszuholen. Erst wenn dieser Effekt ausgereizt ist, wird neue Muskelmasse gebildet. Hören Sie also nicht mit dem Training auf, wenn nach den ersten paar Trainingseinheiten die Muskeln noch nicht in gleicher Weise gewachsen sind wie die Kraft. Nur wenn Sie kontinuierlich weitertrainieren und versuchen, sich stets zu steigern, wird Ihr Körper auch bald mit dem gewünschten Muskelwachstum reagieren. Sie werden sehen, Ihre Geduld zahlt sich aus.

»ein bisschen« trainiert. Doch es ist physiologisch unmöglich, eine Muskelfaser »ein bisschen« zu trainieren, da Muskelkontraktionen nach dem sogenannten Alles-oder-nichts-Gesetz ablaufen, das heißt, entweder eine Muskelfaser kontrahiert überhaupt nicht, oder sie kontrahiert vollständig, also zu 100 Prozent. Bei geringen Trainingsanforderungen kontrahiert daher nur eine geringe Anzahl an Muskelfasern, und zwar jene Muskelfasern mit einer geringen Reizschwelle, die bei den entsprechenden Bewegungen stets zuerst aktiviert werden. Wenn, wie beim HIT-Fitnesstraining, bis zum Punkt des momentanen Muskelversagens trainiert wird, müssen nach und nach immer neue Muskelfasern zugeschaltet werden, um die Bewegung aufrechterhalten zu können. Dadurch gelingt es sogar, jene Muskelfasern zu aktivieren, die eine hohe Reizschwelle haben und daher bei geringen Belastungen überhaupt nicht kontrahieren. Auf diese Weise erreicht man beim HIT eine Stimulierung zahlreicher Muskelfasern, und da ein Muskelwachstum nur in Fasern ausgelöst wird, die zuvor einem Trainingsreiz ausgesetzt waren, ist das HIT eine besonders effektive Methode zur Stimulation von neuem Muskelwachstum.

Das ist auch der Grund, warum es einige Wochen dauert, bis es zu einem Muskelwachstum kommt. Bei einem Training der Muskulatur kommt es bereits nach wenigen Trainingseinheiten zu einem Anstieg der Kraft, teilweise sogar deutlich. Das liegt daran, dass der Körper stets sehr ökonomisch arbeitet. Der Aufbau zusätzlicher Muskelsubstanz ist für den Körper ein energieaufwendiger Prozess (worüber sich der Sportler meist freut, weil er dann mehr essen kann, ohne zuzunehmen). Aus der Sicht eines ökonomischen Umgangs mit den vorhandenen Ressourcen ist es aber nur allzu verständlich, dass der Körper zunächst versucht, die erhöhten Anforderungen mit der vorhandenen Muskelsubstanz zu bewältigen. Also erhöht der Körper zunächst die intramuskuläre und intermuskuläre Koordination, das heißt, mehr und mehr der vorhandenen, aber nur schwer zu aktivierenden Muskelfasern werden zusätzlich aktiviert. Erst wenn dieser Effekt ausgereizt ist und die Trainingsanforderungen weiter progressiv gesteigert werden, kommt es zum Aufbau weiterer Muskelsubstanz. Der Kraftzuwachs während der ersten Wochen eines Muskeltrainings ist daher auf Optimierung der muskulären Koordination zurückzuführen. Erst danach kann mit einem Muskelwachstum gerechnet werden. Bevor man also bewerten kann, wie effektiv ein bestimmtes Trainingsprogramm im Hinblick auf den Muskelaufbau ist, muss man es erst einmal einige Wochen ausführen.

Das Prinzip des HIT-Fitnesstrainings

Ein weiterer Faktor, den es zu berücksichtigen gilt, ist das Trainingsvolumen, also die Gesamtmenge an Übungen, Sätzen, Wiederholungen und der dabei verwendeten Gewichte. Im Gegensatz zum Üben (→ Seite 29–30), wo es kaum möglich ist, zu viel oder zu häufig zu üben, gibt es beim Training das Phänomen des Übertrainings, eines Zustands, bei dem die Anforderungen des Trainings das Regenerations- und Anpassungsvermögen des Körpers übersteigen, was zur Folge hat, dass sich keine Leistungsverbesserung einstellt, sondern es unter Umständen sogar zu einem Leistungsrückgang kommt.

Wie viele Sätze?

Eine Frage, der die Sportwissenschaft in den letzten Jahren verstärkt nachgegangen ist, lautet daher: Wie viele Sätze von einer Übung sind erforderlich, um einen möglichst großen Wachstumsreiz im Muskel auszulösen? Reicht es aus, wenn man eine Übung nur einmal pro Trainingseinheit absolviert, also nur einen Satz von jeder Übung macht, oder erzielt man bessere Resultate, wenn man jede Übung zweimal, dreimal oder noch öfter ausführt? Unbestritten war dabei von Anfang an, dass die einfache Formel »je mehr Sätze, desto größer der Muskelzuwachs« offenbar auf keinen Fall haltbar ist.

Verglichen wurden in den meisten Studien die Unterschiede zwischen einem Ein-Satz-Training, bei dem jeweils ein Satz pro Übung gemacht wird, und dem weitverbreiteten Drei-Satz-Training, bei dem drei Sätze von jeder Übung absolviert werden. Überraschenderweise zeigte sich in den meisten Studien nur eine geringfügige Überlegenheit des Drei-Satz-Trainings gegenüber dem Ein-Satz-Training, die in den meisten Fällen nur wenige Prozent beträgt. Das bedeutet: Obwohl das Trainingsvolumen beim Drei-Satz-Training dreimal so hoch ist wie beim Ein-Satz-Training, gibt es keine nennenswerten Unterschiede bezüglich der Trainingsergebnisse, die sich mit der jeweiligen Methode erzielen lassen. Bei einer Auswertung von 52 wissenschaftlichen Studien zu diesem Thema mit insgesamt 1934 Versuchspersonen zeigte sich, dass die Versuchsteilnehmer ihre Kraft nur unwesentlich mehr steigern konnten, wenn pro Übung drei Sätze absolviert wurden statt nur einem. Offenbar gelingt es schon mit nur einem Satz einer Übung die Muskulatur ausreichend zu stimulieren, sodass sie langfristig an Kraft und Muskelquerschnitt zunimmt.

Die Befürworter eines Drei-Satz-Trainings geben zu bedenken, dass man hier eine Ermüdungsaufstockung im Muskel erzielt und damit einen besonders starken Wachstumsreiz in der Muskulatur auslöst. Ermüdungsaufstockung bedeutet: Man macht einen Satz mit einer bestimmten Wiederholungszahl, zum Beispiel 14 Wiederholungen. Eine weitere Wiederholung hätte man wahrscheinlich nicht mehr geschafft und versucht sie deswegen erst gar nicht. Dann legt man das Gewicht ab und pausiert zwei bis drei Minuten, damit sich die Muskulatur so weit erholt, dass man einen weiteren Satz derselben Übung ausführen kann. Nun folgt ein weiterer Satz derselben Übung, dann wieder eine Pause von zwei bis drei Minuten, und schließlich absolviert man einen dritten Satz. Da sich der Muskel innerhalb der Pause von zwei bis drei Minuten nicht vollständig wieder erholen kann, aber immerhin doch so weit, dass man den nächsten Satz machen kann, kommt es also zur Ermüdungsaufstockung. Der Muskel wird von Satz zu Satz erschöpfter.

Dass eine starke Muskelermüdung ein Faktor ist, der ein Muskelwachstum begünstigt, gilt als gesichert. Und genau an dieser Stelle setzt das Hochintensitätstraining (HIT) an. Beim Hochintensitätstraining wird nämlich nur ein einziger Satz von jeder Übung gemacht, allerdings ist dieser Satz so intensiv, dass der gerade trainierte Muskel möglichst intensiv und damit effektiv stimuliert wird. Der Faktor *Trainingsintensität* war nämlich in den meisten der bisherigen Studien nicht berücksichtigt worden. Den Autoren ist

dabei aber überhaupt kein Vorwurf zu machen, denn bis vor Kurzem war die Trainingsintensität beim Muskeltraining noch gar nicht definiert.

Die vier Stufen der Belastungsintensität

Inzwischen werden vier verschiedene Stufen der Belastungsintensität beim Muskeltraining unterschieden.

Die **erste Stufe** ist eine Intensität, bei der mit submaximaler Wiederholungszahl gearbeitet wird, das heißt, es werden beispielsweise nur acht Wiederholungen gemacht, obwohl man mit diesem Gewicht zehn Wiederholungen geschafft hätte (abgekürzt: 8 nWM, bedeutet: acht Wiederholungen, ohne dabei bis zum Wiederholungsmaximum gegangen zu sein).

Die **zweite Stufe** der Belastungsintensität ist ein Training bis zum Wiederholungsmaximum, das heißt, man macht so viele vollständige Wiederholungen, wie man mit diesem Gewicht schafft, also zehn Wiederholungen mit dem Zehner-Wiederholungsmaximum (abgekürzt: 10 WM).

Die **dritte Stufe** ist ein Training bis zum Punkt des momentanen Muskelversagens. Wenn man zehn Wiederholungen mit dem Zehner-Wiederholungsmaximum gemacht hat, versucht man, noch eine elfte Wiederholung abzuschließen, was nicht gelingen wird, weil das Gewicht dafür zu schwer ist.

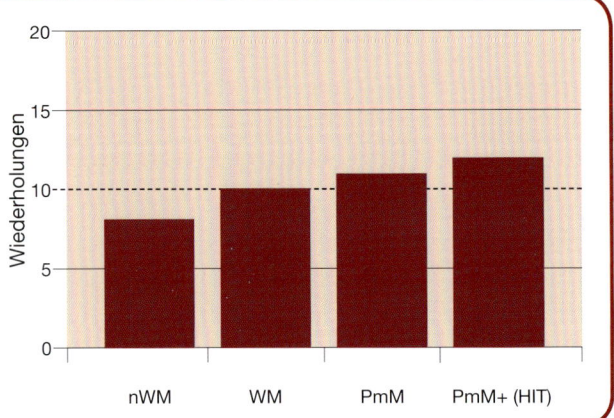

Die verschiedenen Trainingsintensitäten mit einem Gewicht, das zehn Wiederholungen zulässt

Also kommt man zwangsläufig an einen Punkt während der Bewegung, an dem man nicht weitermachen kann und die Bewegung abbrechen muss. Dieser Punkt ist der Punkt des momentanen Muskelversagens, abgekürzt: PmM.

Beim hochintensiven Training geht man noch einen Schritt weiter, das ist **Stufe vier**. Der Satz wird dann nämlich nicht am Punkt des momentanen Muskelversagens abgebrochen, sondern durch Intensitätstechniken (➔ Kapitel 2, Seite 52–54) fortgesetzt. Auf diese Weise hat man über den Punkt des momentanen Muskelversagens hinaus (PmM+) und damit hochintensiv (HIT) trainiert.

Eine zentrale Schlussfolgerung der zuvor erwähnten Überblicksstudie, für die 52 Untersuchungen mit insgesamt 1934 Versuchsteilnehmern ausgewertet wurden (➔ Seite 34), war, dass man nur dann fundierte Aussagen darüber treffen kann, ob tatsächlich mehr als ein Satz pro Übung erforderlich ist, wenn man auch die Belastungsintensität berücksichtigt, mit der trainiert wird.

Wenn also schon ein Training mit nur einem Satz pro Übung und ohne Intensitätstechniken vergleichbare Ergebnisse bringen kann wie ein Drei-Satz-Training, wie schneidet dann ein hochintensives Ein-Satz-Training (HIT) im Vergleich zum üblichen Drei-Satz-Training ab? Die bisherigen Studien hatten sich beim Vergleich des Ein-Satz- und Mehr-Satz-Trainings auf die Frage konzentriert, welche Kraftsteigerungen mit der jeweiligen Methode erzielt werden können. Ein anderer interessanter Ansatz konnte in den meisten bisherigen Studien nicht überprüft werden, nämlich die Frage, ob und wie sich die Körperzusammensetzung ändert, das heißt, ob und in welchem Umfang es durch die jeweilige Trainingsmethode gelingt, Muskelmasse aufzubauen. Diese Information ist aber von entscheidender Bedeutung, wenn es darum geht, zu beurteilen, ob die etwas größere Kraftsteigerung nach einem Drei-Satz-Training auf ein Muskelwachstum zurückzuführen ist oder ob es sich dabei um einen Koordinationsgewinn und damit um einen Übungseffekt handelt.

Diesen Fragen wird ganz aktuell am Institut für Sportwissenschaft der Universität Koblenz-Landau nachgegangen.

Die Landauer HIT-Studie

In dieser aktuellen Untersuchung sollte überprüft werden, ob ein HIT die gleichen Trainingseffekte auslösen kann wie ein Drei-Satz-Training mit einem wesentlich höheren Trainingsvolumen. Insbesondere die Körperzusammensetzung wurde dabei genau analysiert.

Bei älteren Studien wurde zwar schon mehrfach untersucht, ob drei Sätze wirklich bessere Fortschritte bringen als nur ein Satz pro Übung. Ein zentrales methodisches Problem bei den älteren Studien bestand jedoch in vielen Fällen darin, dass nicht differenziert wurde, wie hoch die Intensität sein sollte, mit der ein Trainingssatz ausgeführt wird. In dieser aktuellen Studie wurde daher untersucht, ob man mit nur einem Satz pro Übung die gleichen Trainingseffekte erreichen kann wie mit drei Sätzen von jeder Übung, wenn eine Gruppe der Probanden die drei Sätze bis zum Wiederholungsmaximum ausführt, eine andere Versuchsgruppe hingegen nur einen Satz ausführt, diesen aber hochintensiv. Der Untersuchungszeitraum betrug zehn Wochen.

Versuchsaufbau und Methoden

An der Studie nahmen insgesamt 43 Personen teil, davon 20 Frauen und 23 Männer. Alle Probanden waren Sportstudierende (Durchschnittsalter 23,3 Jahre, Durchschnittsgröße 1,76 Meter), verfügten über Grundkenntnisse im Bereich des Krafttrainings und waren mit der Ausführung der Übungen vertraut.

Die Versuchsteilnehmer wurden zunächst nach dem Zufallsprinzip in drei Gruppen eingeteilt:

- eine Drei-Satz-Gruppe mit 16 Personen,
- eine HIT-Gruppe mit 14 Personen und
- eine Kontrollgruppe mit 13 Personen.

Beide Trainingsgruppen trainierten zehn Wochen lang zweimal pro Woche den ganzen Körper mit insgesamt neun verschiedenen Übungen. Das waren:

Bankdrücken
Rudern
Butterfly reverse
Beinstrecken
Beinbeugen
Gerader Crunch
Wadenheben
Bizepscurl
Liegestütz mit engem Griff

Die Kontrollgruppe absolvierte überhaupt kein Krafttraining. Die Probanden in der HIT-Gruppe machten von jeder Übung nur einen hochintensiven Satz, also neun Sätze pro Trainingseinheit, während die Mitglieder der Drei-Satz-Gruppe von jeder der neun Übungen drei Sätze pro Trainingseinheit machten und damit auf 27 Sätze pro Trainingseinheit kamen. Die Drei-Satz-Gruppe ging bei jedem Satz bis zum Wiederholungsmaximum, die HIT-Gruppe führte einen Reduktionssatz mit zwei Reduktionen aus, das bedeutet, wenn der Punkt des momentanen Muskelversagens erreicht war, wurde das Gewicht zweimal um jeweils zehn bis 20 Prozent reduziert, damit noch ein paar weitere Wiederholungen gemacht werden konnten. Hier kam also eine der Intensitätstechniken

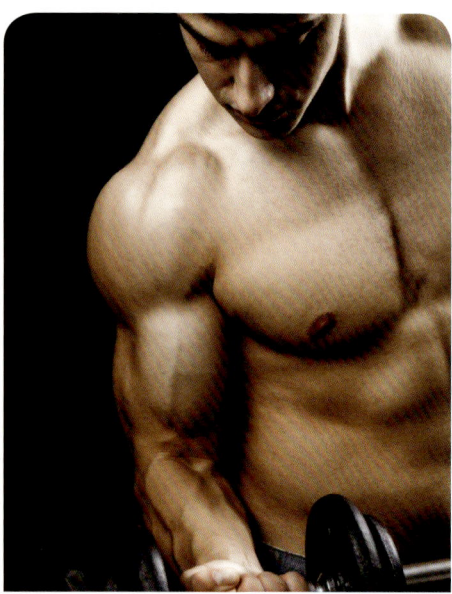

Mit dem Ein-Satz-Training gelangt man oft schneller ans Ziel als mit dem Drei-Satz-Training.

zum Einsatz, der Reduktionssatz (→ Seite 52–53).

Eine Woche vor Trainingsbeginn und eine Woche nach Trainingsende absolvierten alle Teilnehmer der Trainingsgruppen einen Kraftausdauertest. Dazu wurde zunächst das Wiederholungsmaximum für zehn Wiederholungen bestimmt (10 WM) und dann wurden mit der Hälfte dieses Gewichts so viele Wiederholungen wie möglich ausgeführt.

Alle Versuchsteilnehmer führten ein Trainingsprotokoll, in dem die gewählten Gewichte und Wiederholungen der einzelnen Trainingseinheiten genau protokolliert wurden.

Eine Woche vor Trainingsbeginn und eine Woche nach Trainingsende wurde die Körperzusammensetzung aller Probanden bestimmt. Dies erfolgte anhand der bioelektrischen **Impedanzanalyse**. Bei dieser Methode wird anhand eines schwachen Wechselstroms, der über vier Elektroden an Händen und Füßen durch den Körper geleitet wird, der Widerstand gemessen, den die Körperzellen dem durchgeleiteten Strom entgegenbringen, wodurch unter anderem erkennbar wird, zu welchen Anteilen der Körper aus Fettzellen (mit geringem Wassergehalt und hohem Widerstand) und aus Muskelzellen (mit hohem Wassergehalt und geringem Widerstand) besteht. Bei der Kontrollgruppe, die nicht trainiert hatte, veränderten sich die Werte im

Untersuchungszeitraum erwartungsgemäß so gut wie gar nicht.

In den beiden Trainingsgruppen aber zeigten sich deutliche Auswirkungen des Trainings.

Veränderungen von Körpergewicht und Körperzusammensetzung

Beim Wiegen zeigte sich zunächst folgendes Ergebnis: Die Versuchsteilnehmer in der HIT-Gruppe hatten innerhalb der zehnwöchigen Trainingsphase durchschnittlich 308 Gramm zugenommen, während die Mitglieder der Drei-Satz-Gruppe durchschnittlich nur 107 Gramm zugenommen hatten. Bei einer differenzierten Analyse der Körperzusammensetzung zeigte sich auch, dass die HIT-Gruppe wesentlich mehr Fett abgebaut und an Muskelmasse gewonnen hatte, als dies bei der Drei-Satz-Gruppe der Fall war.

Das hochintensive Fitnesstraining brachte also nicht nur die wesentlich größeren Kraftsteigerungen, sondern wirkte sich auch deutlich besser auf den Aufbau von Muskelmasse und die Reduktion von Körperfett aus. Die ausführlichen individuellen Messungen der Körperzusammensetzungen erlauben es darüber hinaus, die Ergebnisse differenziert zu betrachten.

Wenn man diese Durchschnittswerte von insgesamt 30 Personen dahingehend hinterfragt, wie sie zustande

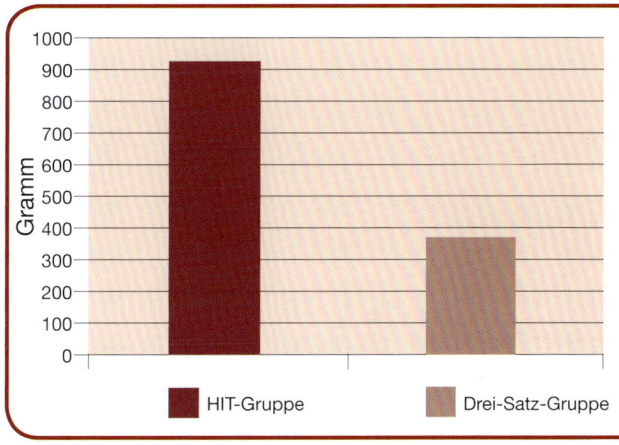

Die Grafik zeigt den durchschnittlichen Muskelzuwachs der erfolgreichen Probanden beider Gruppen.

kommen, so zeigt sich, dass in der Drei-Satz-Gruppe nur fünf der 17 Trainierenden einen Zuwachs an Muskeln verzeichnen konnten, während in der HIT-Gruppe zwölf von 16 Probanden deutlich an Muskeln zulegten. Das bedeutet, dass die Durchschnittswerte in der Drei-Satz-Gruppe so ungünstig ausfielen, weil nur in fünf Fällen mit dem Drei-Satz-Training überhaupt Muskelmasse aufgebaut werden konnte. Die fünf Personen erreichten einen Muskelzuwachs von durchschnittlich 375 Gramm.

Der wesentlich bessere Durchschnittswert der HIT-Gruppe erklärt sich dadurch, dass durch das hochintensive Training in zwölf von 16 Fällen die Muskelmasse gesteigert und gleichzeitig der Körperfettanteil reduziert werden konnte. Rechnet man auch für die HIT-Gruppe den durchschnittlichen Muskelzuwachs all derer aus, die erfolgreich Muskeln aufbauen konnten, so liegt er bei 925 Gramm. Mit anderen Worten: Von den 16 Personen in der HIT-Gruppe konnten zwölf Personen Muskelzuwächse in der Größenordnung von knapp einem Kilogramm in zehn Wochen verzeichnen bei gleichzeitig deutlicher Reduzierung des Körperfettanteils. Auf einer handelsüblichen Personenwaage wäre der enorme Muskelzuwachs, der durch das HIT-Fitnesstraining erzielt

werden konnte, gar nicht so stark aufgefallen.

Diese Muskelzunahme bei gleichzeitigem Fettabbau nach dem HIT-Fitnesstraining war sowohl bei den Männern als auch bei den Frauen festzustellen.

Deutlich messbar: Kraftsteigerungen

Beide Trainingsgruppen verbesserten ihre Kraftleistungen deutlich. Beim Beinstrecken verbesserten sich die

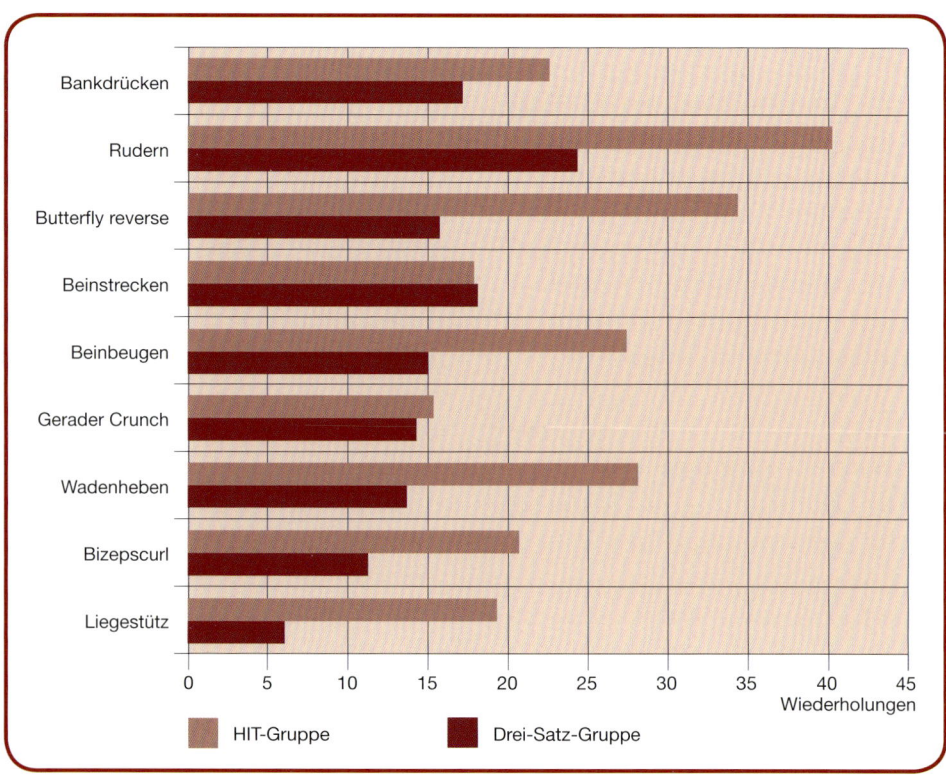

Nach zehn Wochen Training konnte die HIT-Gruppe im Gegensatz zur Drei-Satz-Gruppe eine deutlich höhere Kraftsteigerung verbuchen, was sich an der höheren Anzahl von Wiederholungen zeigte.

Probanden in beiden Gruppen um durchschnittlich rund 18 Wiederholungen im Vergleich zum Eingangstest. Auch bei den Crunches steigerten sich die Versuchsteilnehmer mit 14 bzw. 16 zusätzlichen Wiederholungen in vergleichbarem Umfang.

Bei allen anderen Übungen fielen die Verbesserungen in der HIT-Gruppe deutlich höher aus.

Die Probanden in der Drei-Satz-Gruppe steigerten ihre Wiederholungszahlen bei den Bizepscurls um mehr als elf Wiederholungen, die HIT-Gruppe schaffte nach zehn Wochen durchschnittlich 21 Wiederholungen mehr als vor Trainingsbeginn. Am deutlichsten waren die Kraftzuwächse beim Rudern, bei dem sich die Drei-Satz-Gruppe um 24 Wiederholungen verbesserte, die HIT-Gruppe sogar um durchschnittlich 40 Wiederholungen.

Die entscheidende Frage war vielmehr, inwieweit die Kraftsteigerungen auf Verbesserungen der Muskelkoordination zurückzuführen sind und in welchem Umfang es gelungen ist, Muskeln aufzubauen.

Zusammenfassung der Ergebnisse

Wir halten fest: Die außergewöhnliche Effizienz des HIT, die sich schon in mehreren Untersuchungen angedeutet hat, wird durch die vorliegenden Ergebnisse bestätigt. Bemerkenswert ist, dass es den meisten Probanden mit diesem Programm gelang, deutlich an Muskeln zuzulegen. Über 900 Gramm Muskelwachstum innerhalb von nur zehn Wochen sind ein beeindruckendes Ergebnis.

Ganz im Gegensatz dazu steht der Misserfolg der Gruppe, die das übliche Drei-Satz-Training und damit dreimal so viele Sätze wie die HIT-Gruppe ausführte. Hier stehen Aufwand und Erfolg in einem sehr ungünstigen Verhältnis zueinander.

Dass die meisten Trainierenden mit drei Sätzen von jeder Übung kein nennenswertes Muskelwachstum erzielen konnten, könnte darauf zurückzuführen sein, dass drei Sätze von neun Übungen, also 27 Sätze pro Trainingseinheit, zu einem Übertraining führten und sich die Trainierenden bis zur nächsten Trainingseinheit nicht ausreichend regenerieren konnten, was ja eine Grundvoraussetzung für ein Muskelwachstum ist.

Eine weitere wichtige Erkenntnis aus dieser Untersuchung ist die Bestätigung, dass mit nur einem hochintensiven Satz pro Übung nicht nur deutliche Kraftgewinne erzielt werden können, sondern auch sehr effektiv Muskeln aufgebaut werden und Fett abgebaut werden kann.

Dass diese Trainingsziele auch bei einem begrenzten zeitlichen Aufwand realisierbar sind, macht das HIT-Fitnesstraining so effizient.

Die Quintessenz: minimaler Aufwand – maximaler Erfolg

Mit dieser Studie, bei der erstmals eine genaue Körperanalyse aller Probanden durchgeführt werden konnte, bestätigt sich eindrucksvoll, was sich bereits bei der Auswertung der bisherigen Studien zu diesem Thema angedeutet hat:

- Die **Trainingsintensität** ist ein für den Trainingserfolg entscheidender Faktor.
- Wenn die Intensität hoch genug ist, reicht bereits **ein Satz von jeder Übung** aus.
- Eine **begrenzte Anzahl von Übungen** genügt, um im ganzen Körper Muskelwachstum zu stimulieren und Körperfett zu reduzieren.

INFO

Zeitfenster einräumen und mit dem Training beginnen

Der erste Schritt zur praktischen Umsetzung eines Trainingsprogramms besteht darin, dass Sie sich Zeitfenster einrichten, in denen Sie Ihr Training absolvieren können. Zweimal 45 Minuten pro Woche reichen nachweislich aus, um Fett ab- und Muskeln aufzubauen, und dürften häufig auch in einem sehr vollen Terminkalender noch unterzubringen sein.

- **Zwei Trainingseinheiten pro Woche** genügen, um signifikante Verbesserungen der Kraft und der Körperzusammensetzung zu erzielen.
- Das HIT eignet sich für **Frauen** genauso wie für **Männer**.

Was das HIT von allen anderen Trainingsmethoden abhebt, ist seine außergewöhnliche Effizienz. Durch die hohe Trainingsintensität genügt ein einziger Satz, um Ergebnisse zu erzielen, die denen eines Mehr-Satz-Trainings in nichts nachstehen. In vielen Fällen können sogar noch bessere Resultate erzielt werden als mit dem konventionellen Mehr-Satz-Training.

Betrachtet man die Ergebnisse des HIT vor dem Hintergrund des damit verbundenen Zeitaufwands, zeigt sich, wie effizient ein HIT-Trainingsprogramm ist.

In der dargelegten Untersuchung waren es insgesamt 17 Personen, die einen Muskelaufbau erzielen konnten, fünf davon mit jeweils drei Sätzen pro Übung, zwölf von ihnen mit jeweils nur einem Satz. Das Drei-Satz-Training ermöglichte einen Muskelaufbau von durchschnittlich 375 Gramm, während durch das HIT mehr als 900 Gramm aufgebaut (und außerdem noch Fett abgebaut) werden konnten, und dies mit nur einem Drittel der Trainingssätze.

Die besondere Qualität des HIT ergibt sich also aus dem außergewöhnlich günstigen Verhältnis von Zeitaufwand und realisierbaren Muskelzuwächsen. Bezüglich der Effizienz des HIT muss man daher ganz klar konstatieren: Ein hochintensives Ein-Satz-Training ist die effizienteste Trainingsform, weil dabei deutliche Zuwächse erzielt werden können, bei dem geringstmöglichen Aufwand an Sätzen.

Das HIT erfordert den geringstmöglichen Umfang einer Übung: Weniger als ein Satz wären null Sätze, und da-mit würde die betreffende Übung überhaupt nicht trainiert.

Wenn – wie beim HIT – mit minimalem Aufwand ein maximaler Erfolg erzielt werden kann, ist umgangssprachlich oft vom Minimax-Prinzip die Rede, was zwar sehr gut sprachlich veranschaulicht, wie effizient das HIT ist, ökonomisch betrachtet liegt hier aber eher das **Extremum-Prinzip** vor: Aufwand und Erfolg stehen in einem optimalen Verhältnis zueinander.

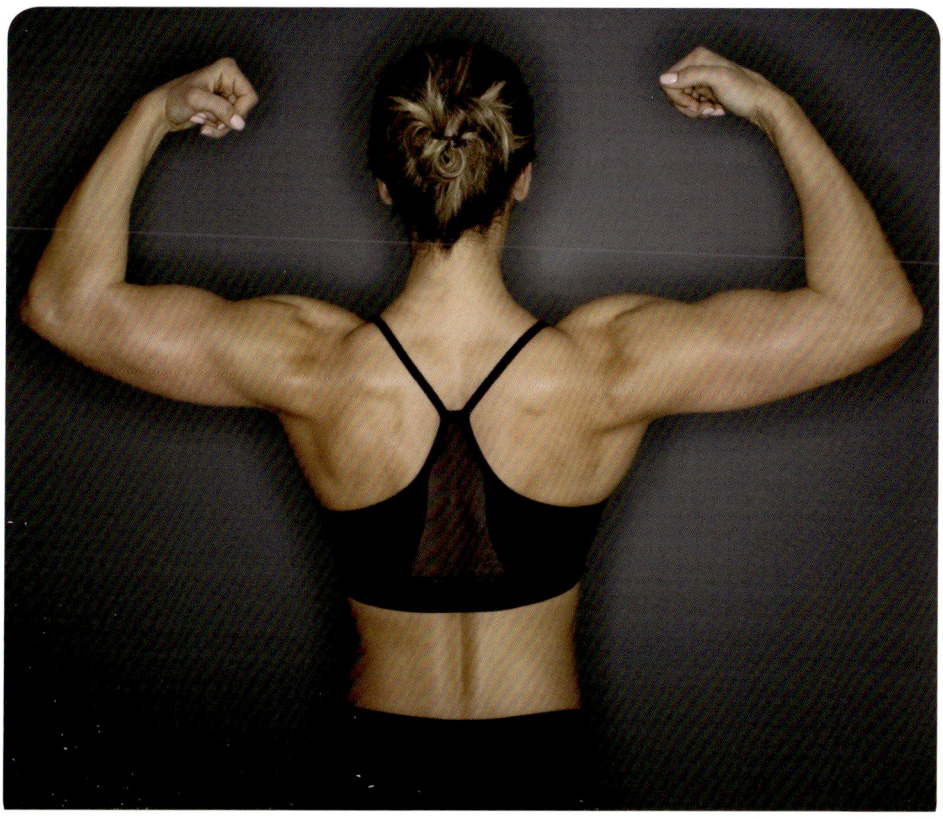

Auch Frauen können schön definierte Muskeln aufbauen und eine schlanke Taille erreichen. Die frauen-spezifischen Übungen ab Kapitel 2 sind gezielt auf die weiblichen Bedürfnisse abgestimmt.

FRAGEN UND ANTWORTEN

Ich habe gelesen, dass man mit einer Kombination aus HIT und Diät langfristig den Körperfettanteil enorm reduzieren kann. Wie ist das bei nur zweimal Training pro Woche möglich?

Dafür gibt es drei wichtige Gründe. Zum Ersten schaltet ein HIT den Jo-Jo-Effekt aus, weil man trotz Diät keine Muskeln abbaut. Da die Muskeln bei Weitem unser größter Energieverbraucher sind, kann man auch nach der Diät genauso viel essen wie vorher, ohne wieder zuzunehmen. Zum Zweiten verbrennt man beim HIT auch während des Trainings sehr viel Energie, weil es so intensiv ist. Und ein dritter Vorteil besteht im Nachbrenneffekt, das heißt, je mehr Muskeln während des Trainings aktiviert werden, desto länger bleibt der Stoffwechsel auch nach dem Training angeregt und verbrennt mehr Energie als sonst. Dieser Effekt hält bis zu zwei Tage an. All dies summiert sich zu einem dauerhaft erhöhten Energieverbrauch und ist die beste Voraussetzung, um schlank zu bleiben.

Es heißt immer, dass sportliche Betätigung gesund ist. Wenn man aber nur zweimal pro Woche trainiert und dann noch so kurz, kann das doch eigentlich gar nichts bringen, oder?

Inzwischen weiß man, dass auch kurze Trainingseinheiten ihren Nutzen haben, insbesondere wenn hochintensiv trainiert wird. Selbst bei mäßiger Intensität zeigen sich positive gesundheitliche Auswirkungen bereits, wenn pro Woche etwa 1000 Kilokalorien durch körperliche Aktivität verbrannt werden. Bei Personen, die vorher körperlich inaktiv waren, reichen zum Teil schon 500 Kilokalorien aus, um messbare gesundheitliche Verbesserungen zu bewirken.

Als Frau habe ich überhaupt kein Interesse an dicken Muskelbergen. Mir geht es um einen schlanken und straffen Körper. Ist ein HIT-Fitnessprogramm dafür überhaupt sinnvoll?

Unbedingt! Zunächst einmal muss man festhalten, dass Frauen wegen ihres geringen Testosteronspiegels absolut nicht befürchten müssen, große Muskeln aufzubauen. Selbst Männer müssen sich schon ordentlich anstrengen, um Muskeln zuzulegen. Um schlank zu werden und zu bleiben, sollten auch Frauen unbedingt ihre Muskeln trainieren. Ohne Muskeltraining wird bei einer Diät auch jede Menge Muskelmasse abgebaut. Dadurch sinkt der Energieverbrauch des Körpers und man nimmt anschließend fast zwangsläufig wieder an Fett zu.

Wenn Sie Ihre Muskulatur aber erhalten, durchbrechen Sie den Jo-Jo-Effekt. Weil der Körper durch die sportunterstützte Diät zwar Fett, aber keine Muskelmasse abgebaut hat, bleibt der Energieverbrauch des Körpers nach der Gewichtsabnahme weiterhin hoch. Und das Ganze hat auch einen ästhetischen Aspekt: Da keine Muskeln abgebaut werden, bleibt das Gewebe trotz Gewichtsabnahme schön straff.

Ist ein Training bis zur totalen Erschöpfung wie beim HIT nicht zu brutal?

Nein, denn Sie trainieren beim HIT gar nicht bis zur totalen Erschöpfung, sondern bis zur *lokalen Muskelerschöpfung*. Wenn Sie beispielsweise den Bizeps trainieren, hören Sie nicht auf, bis Sie die Hantel beim besten Willen nicht mehr heben können. Der Bizeps wird dadurch zwar kurzfristig sehr stark ermüdet, man bricht aber deshalb nicht vor Erschöpfung zusammen. Für den Körper insgesamt ist diese Belastung gut zu verkraften. Gleiches gilt für Brust-, Rücken- oder Beinübungen. Es wird jeweils nur die gerade beanspruchte Muskulatur erschöpft.

Warum macht man beim HIT nur einen Satz von jeder Übung? Wären zwei oder drei Sätze nicht noch besser?

Da man beim HIT den Muskel mit einem überschwelligen Reiz konfrontiert und damit einen Wachstumsreiz auslöst, ist ein zweiter Satz nicht erforderlich. Zu viele Sätze können aber definitiv kontraproduktiv sein, weil man den Muskel damit sehr intensiv und gleichzeitig zu stark belastet, was zu einem Übertraining führen kann.

Für ein Fitnesstraining bringt das HIT ja tolle Resultate, aber wenn man richtige Muskelberge aufbauen will wie die Bodybuilder, muss man doch sicher öfter trainieren und viel mehr Sätze machen, oder?

Keineswegs! Selbst beim Hochleistungs-Bodybuilding kommt das HIT zum Einsatz. Das ist jedoch wenig bekannt, weil die meisten Trainingsratgeber sich noch immer an der Trainingsmethodik orientieren, mit der Arnold Schwarzenegger und andere populäre Athleten ihre sagenhaften Erfolge erzielt haben. Weniger bekannt ist dagegen, dass einige der besten Bodybuilder aller Zeiten die HIT-Methode angewandt und damit Siege bei den wichtigsten Bodybuilder-Wettbewerben, etwa der Wahl zum Mr. Universum und Mr. Olympia, errungen haben – und das mit nur zwei bis drei Trainingstagen pro Woche.

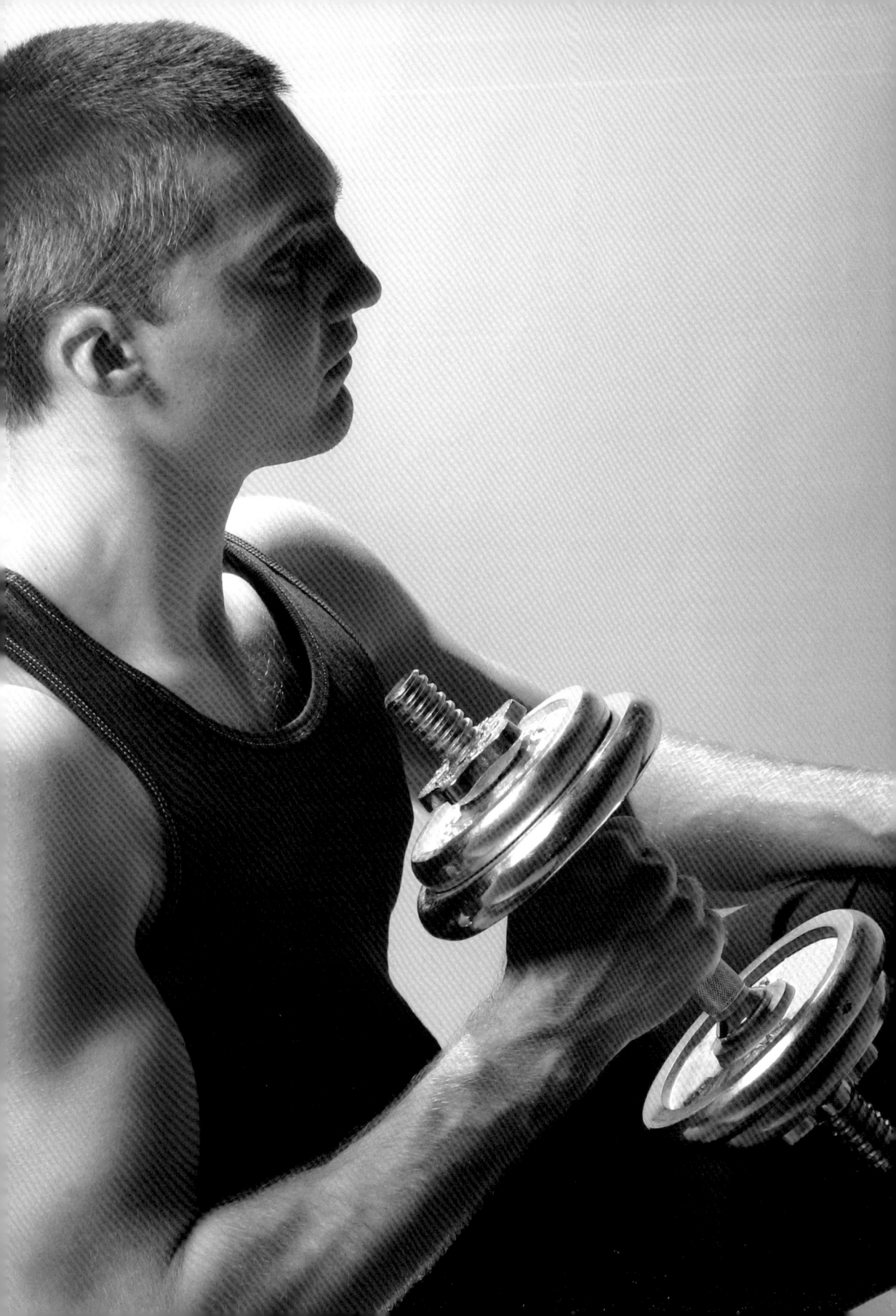

2 HIT-FITNESS IN DER PRAXIS

Kurz, intensiv und nicht zu oft – das ist die wesentliche Aussage des HIT-Fitnesstrainings. Im folgenden Kapitel erfahren Sie, wie Sie ins Training einsteigen, warum Auf- und Abwärmen so wichtig sind und wie hoch Gewichte und Trainingstempo sein sollen. Zehn detailliert beschriebene Übungen zeigen Ihnen die richtige Ausführung und sind Ihre Basis für ein erfolgreiches Intensitätstraining.

Die Trainingsformel: kurz, intensiv und nicht zu oft

Die praktische Umsetzung eines Hochintensitätstrainings lässt sich durch drei Eigenschaften kennzeichnen: *kurz, intensiv* und *nicht zu oft*.

Kurz: Nach dem Aufwärmen wird von jeder Übung nur ein Satz absolviert.

Intensiv: Wenn eine Übung zehn Wiederholungen zulässt, hören Sie nicht auf, bevor Sie die zehn möglichen Wiederholungen auch tatsächlich ausgeführt haben, auch wenn es sehr anstrengend ist. Ein ganz entscheidender Faktor für die Effektivität eines Trainingsprogramms besteht darin, dass man auch tatsächlich so viele Wiederholungen mit dem gewählten Gewicht ausführt

wie irgend möglich. Oft schreckt man davor zurück, die nächste und dann gar die übernächste Wiederholung noch zu versuchen, wenn die gerade ausgeführte bereits als sehr anstrengend empfunden wurde. Beim HIT können Sie in jedem Satz »alles geben«, weil Sie wissen, dass nur dieser eine Satz von jeder Übung ausgeführt wird und Sie sich keine Kraftreserven für den zweiten und dritten Satz derselben Übung aufsparen müssen. Die Übungen werden beim HIT so gewählt, dass man keine Angst davor haben muss, bis zum Punkt des momentanen Muskelversagens zu gehen. Wenn Sie beispielsweise Klimmzüge machen und nach einigen Wiederholungen an den **P**unkt des **m**omentanen **M**uskelversagens (PmM, → Seite 36) stoßen, so bedeutet dies nur, dass Sie es nicht schaffen, sich noch ein Stückchen weiter hochzuziehen. Oft kann man aber selbst diese Position noch ein paar Sekunden halten. Beim Schulterdrücken oder anderen Übungen gilt das Gleiche. Man schafft es nach Erreichen des PmM zwar nicht mehr, die Hanteln weiter hochzudrücken, kann aber zumindest versuchen, die Position noch kurz zu halten, bevor man die Hanteln wieder absenkt. Die Bereitschaft, sich wirklich anstrengen zu wollen, ist also eine wichtige Voraussetzung für den Erfolg

TIPP

So viele Wiederholungen wie möglich – und dann noch eine mehr!

Das bezieht sich auf die Wiederholungen einer Übung. Der typische Trainingsplan mit drei Sätzen und zehn Wiederholungen pro Übung gilt beim HIT nicht. Wenn Sie mit einem Gewicht elf Wiederholungen schaffen – und die elfte fällt Ihnen schon enorm schwer! –, dann versuchen Sie, auch noch die zwölfte zu schaffen. Es gibt nur einen Weg, um zu sehen, ob die nächste Wiederholung gelingt: Sie müssen es versuchen!

eines sehr kurzen, aber hochintensiven Trainingsprogramms. Grundsätzlich sollten Sie beim HIT den jeweiligen Satz (Aufwärmsätze natürlich ausgenommen) nicht beenden, bevor Sie den Punkt des momentanen Muskelversagens erreicht haben.

Fortgeschrittene nutzen zusätzlich Intensitätstechniken (→ Seite 52–54) und schaffen dadurch sogar elf oder mehr Wiederholungen.

Nicht zu häufig: Es wird in der Regel nur zweimal pro Woche trainiert. Zwischen beiden Trainingseinheiten sollten mindestens zwei Tage liegen, an denen kein Muskeltraining betrieben wird. Dadurch wird gewährleistet, dass sich die Muskulatur vom vorangegangenen Training erholen und in der Phase der Superkompensation (→ Seite 30–32) wachsen kann.

Wichtig: aufwärmen und abwärmen

■ Das Aufwärmen (Warm-up)

Eine der wichtigsten Grundregeln lautet – egal, welchen Sport Sie betreiben: Aufwärmen! Dadurch bringen Sie Ihren Kreislauf langsam in Schwung und bereiten Ihren Körper auf die bevorstehende Trainingseinheit vor. Das Warm-up beugt aber auch möglichen Verletzungen vor, da Sie nicht abrupt in ein Training einsteigen, sondern langsam beginnen. Dieser langsame Einstieg bewirkt zunächst, dass Ihr

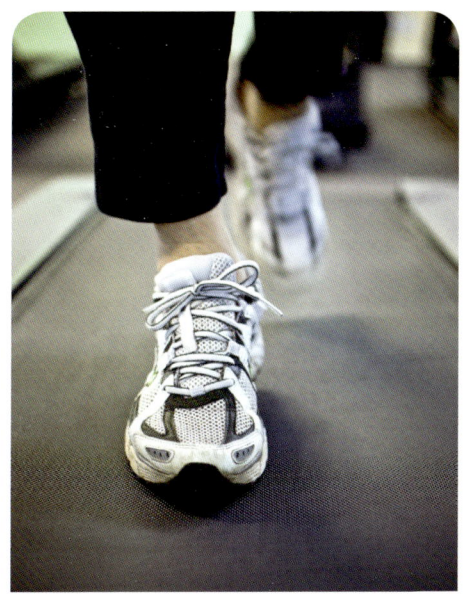

Fünf bis zehn Minuten aufwärmen genügen, um Gelenk- und Muskelverletzungen vorzubeugen.

Blut schneller durch Ihren Körper gepumpt wird, die Herzfrequenz steigt und Ihnen wird allmählich wärmer. Ein zweiter, weitaus wichtigerer Punkt ist jedoch, dass dadurch die vermehrte Bildung von Gelenkflüssigkeit, der **Synovialflüssigkeit**, angeregt wird. Sie befindet sich im Gelenkspalt zwischen den Knorpelschichten, mit denen jedes Knochenende überzogen ist, und ermöglicht es, dass die Knochen im Gelenk reibungslos gegeneinander gleiten können. Damit unsere Knorpel lange gesund bleiben, versorgt die Synovialflüssigkeit die Knorpelschichten mit wichtigen Nährstoffen und transportiert gleichzeitig Abfallstoffe ab. Deshalb sind ausreichende Bewegung und regelmäßiger Sport so wichtig, denn nur so beugen Sie einem vorzeitigen Verschleiß der Gelenke vor.

Im Allgemeinen genügt ein Aufwärmtraining von fünf bis zehn Minuten, zum Beispiel Radfahren, Fahren auf einem Fahrradergometer, ein leichter Dauerlauf, draußen oder auf einem Laufband, oder Sie steigen auf einen Crosstrainer, um noch zusätzlich die Arme mehr zu bewegen. Anschließend absolvieren Sie jeweils einen leichten Satz für Brust, Rücken und Beine, zum Beispiel Bankdrücken (Bench Press), Rudern (Rowing) und Beinpressen (Leg Press), um die Muskulatur auf das anschließende intensive Training vorzubereiten.

■ **Das Abwärmen (Cool-down)**
Nach dem Muskeltraining ist es genauso wichtig, dass Sie sich wieder abwärmen. Das Cool-down verläuft ganz ähnlich wie das Aufwärmen, also etwa fünf Minuten Radfahren bei niedriger Intensität. So bringen Sie Ihren Puls wieder in den Normalbereich, gleichzeitig sorgt das Abwärmen aber auch für einen angenehmen Ausklang Ihres harten Trainings. Sie werden sich anschließend wohl und zufrieden fühlen.

Trainingstempo und Höhe der Gewichte

Jede Wiederholung wird **betont langsam** und **technisch sauber** ausgeführt. Wie diese Ausführung im Einzelnen für die jeweilige Übung aussieht und was Sie sonst noch beachten sollten, erfahren Sie ab Seite 60.

Auf diese Weise vermeiden Sie, dass die Übung mit zu viel Schwung ausgeführt

TIPP

Die Bedeutung des Muskelkaters

Beim Muskelkater handelt es sich nicht, wie man früher vermutete, um die Auswirkungen einer Übersäuerung der Muskeln, sondern um winzige Verletzungen im Innern der Muskelzellen. Die Milchsäure, die während des Trainings produziert wird, wird sowohl währenddessen als auch kurz danach wieder abgebaut, Muskelkater folgt in der Regel erst ein bis zwei Tage später. Durch das intensive Training beim HIT kommt es ganz häufig zu Muskelkater. Das ist aber nichts Negatives. Im Gegenteil: Muskelkater am nächsten oder übernächsten Tag ist auch ein untrügliches Zeichen dafür, dass Sie einen erfolgreichen überschwelligen Trainingsreiz gesetzt haben. Bevor Sie jedoch die nächste Trainingseinheit absolvieren, sollte der Muskelkater vollständig abgeklungen sein. Denn erst, wenn sich der Muskel komplett regeneriert hat, kann er erneut wachsen.

wird, und es wird sichergestellt, dass auch tatsächlich der gerade trainierte Muskel die Arbeit macht. Das Hochdrücken eines Gewichts sollte ein bis zwei Sekunden dauern. Dann wird das Gewicht für etwa eine Sekunde gehalten, anschließend senken Sie es ganz langsam innerhalb von drei bis vier Sekunden wieder ab. So kommt man auf eine Zeitspanne von fünf bis sieben Sekunden pro Wiederholung, womit ausgeschlossen wird, dass Sie mit zu viel Schwung arbeiten.

Die Höhe des Gewichts ist nur eine Zahl. Egal, ob sie mit Hanteln oder an Trainingsgeräten trainieren, die Höhe des verwendeten Gewichts ist nur ein Mittel zum Zweck. Es geht nicht darum, den olympischen Rekord im Gewichtheben zu brechen, sondern vielmehr darum, ein Gewicht zu wählen, das einen angemessenen Widerstand für die jeweilige Übung darstellt. Wenn Sie ein Gewicht wählen, bei dem Sie nach acht bis zwölf Wiederholungen trotz größtmöglicher Anstrengung keine weitere Wiederholung mehr schaffen, dann bewegen Sie sich von der Belastung her in einem Bereich, der für ein Muskelwachstum ideal ist. Entscheidend ist also nicht, ob man bei einer bestimmten Übung 41 oder 42 Kilogramm stemmt, sondern vielmehr die Frage, ob man mit einem Gewicht, mit dem man beispielsweise elf Wiederholungen schaffen kann, auch wirklich alle elf möglichen Wiederho-

lungen durchzieht und nicht vorher aufhört, weil es anstrengend ist.

Sie sollten sich beim HIT auch nicht mit anderen messen, sondern sich immer nur an einem Maßstab orientieren, nämlich der Verbesserung der eigenen Leistung. Wenn Sie bei einer bestimmten Übung etwa zwölf Wiederholungen mit 40 Kilogramm machen, dabei den Punkt des momentanen Muskelversagens (PmM) erreichen und nach einer ganz kurzen Pause noch ein paar zusätzliche Wiederholungen anschließen bis zum erneuten Muskelversagen, haben Sie sich deutlich stärker beansprucht als jemand, der bei derselben Übung mit 60 Kilogramm 18 Wiederholungen macht, aber bei größerer Anstrengung über 20 geschafft hätte. Dann hat der andere zwar objektiv mehr Gewicht häufiger bewegt, gemessen am derzeitigen individuellen Leistungsvermögen haben Sie jedoch deutlich intensiver trainiert. Wenn Sie es dann noch geschafft haben, das Gewicht häufiger zu heben als in der letzten Trainingseinheit, war der Satz in jeder Hinsicht ein Erfolg.

Entscheidend ist also, dass Sie die Widerstände so wählen, dass Sie ungefähr zehn bis 15 Wiederholungen schaffen, und nicht aufhören, bevor Sie den Punkt des momentanen Muskelversagens erreicht haben. Wer mindestens sechs Monate kontinuierliche Trainingserfahrung hat, kann durch Intensitätstechniken, die im folgenden Abschnitt beschrieben werden, auch über den Punkt des Muskelversagens hinaus trainieren.

Einsteiger mit wenig oder gar keiner Erfahrung im Krafttraining sollten in den ersten paar Wochen ein paar Grundregeln beachten (→ ab Seite 56).

Intensitätstechniken

Um die Muskulatur über den Punkt des momentanen Muskelversagens (PmM+) hinaus reizen zu können, gibt es eine Reihe von Techniken, die je nach Art der Übung und persönlichen Vorlieben eingesetzt werden können.

Die Reduktionssätze

Eine einfache, aber sehr wirkungsvolle Intensitätstechnik sind Reduktionssätze. Diese können sowohl beim Training an Trainingsgeräten als auch mit Hanteln durchgeführt werden. Wichtig beim Training mit den Hanteln ist jedoch, dass Sie mehrere Hantelpaare mit unterschiedlichen Gewichten zur Verfügung haben, um nicht beim Wechseln der Gewichte mit nur einem Hantelpaar zu viel Zeit zu verlieren. Bei nur einem Hantelpaar ist das Intervalltraining die geeignetere Intensitätstechnik, wie im nächsten Abschnitt beschrieben.

Bei den Reduktionssätzen macht man

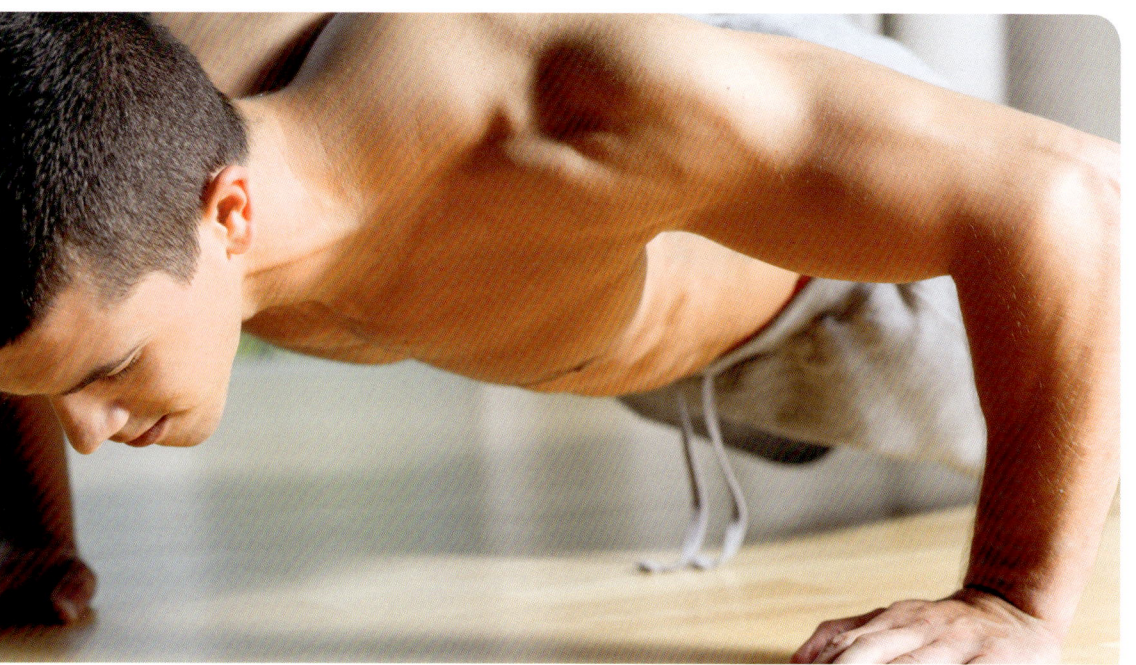

Das Intervalltraining ist bei Übungen mit dem eigenen Körpergewicht, etwa dem Liegestütz, besonders geeignet. Aber auch beim Training mit Hanteln kann diese Intensitätstechnik eingesetzt werden.

zunächst so viele Wiederholungen, wie mit einem bestimmten Gewicht zu schaffen sind, dann reduziert man sofort ohne Pause das Gewicht um zehn bis 20 Prozent und macht noch ein paar zusätzliche Wiederholungen. Fortgeschrittene wiederholen diesen Schritt dann noch ein zweites Mal, absolvieren also einen Reduktionssatz mit zwei Gewichtsreduktionen.

Das Intervalltraining

Diese Intensitätstechnik eignet sich besonders für Übungen mit dem eigenen Körpergewicht wie etwa Klimmzüge (→ Seite 68–69, 114). Wenn Sie den Punkt des momentanen Muskelversagens erreicht haben, pausieren Sie ganz kurz (etwa fünf bis zehn Sekunden) und versuchen, noch ein paar Wiederholungen anzuschließen. Diesen Vorgang können Sie mehrfach wiederholen. Der Vorteil dieser Intensitätstechnik besteht darin, dass man sie bei allen Übungen einsetzen kann und dass die Anwesenheit eines Trainingspartners hierbei nicht erforderlich ist.

Teilwiederholungen

Auch Teilwiederholungen sind hervorragend für ein intensives Training geeignet. Sie können sie überall und jederzeit einsetzen, egal ob beim Training zu Hause oder im Studio, mit oder ohne Trainingspartner. Teilwiederholungen kommen immer dann zum Einsatz, wenn man die größtmögliche

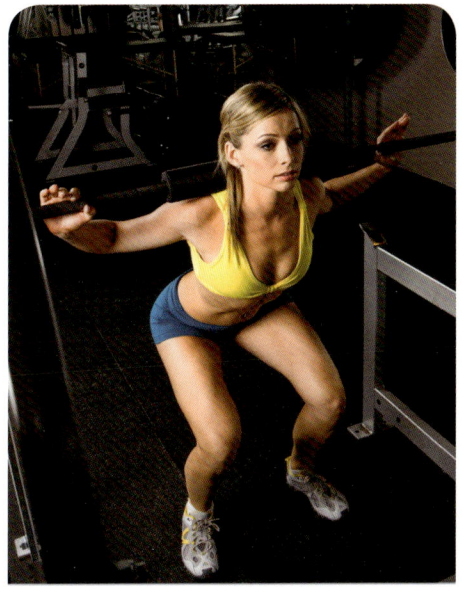

Intervallmethode oder Teilwiederholungen – an den Geräten ist beides möglich.

Wiederholungszahl erreicht hat und aufgrund der momentanen Muskelerschöpfung keine vollständige Wiederholung mehr schafft. Wenn Sie beispielsweise acht Klimmzüge gemacht haben und Sie beim achten Klimmzug nur noch mit größter Anstrengung das Kinn bis zur Stange hochziehen können, dann werden Sie es beim neunten kaum mehr bis ganz nach oben schaffen, haben aber noch genügend Kraft für einen halben Klimmzug. Und nach ein paar halben Klimmzügen schaffen Sie vielleicht noch ein paar Wiederholungen über ein Viertel der Strecke. Diese Kraftreserven in den Muskeln sollten Sie nicht ungenutzt lassen. Sie bieten Ihnen eine fantastische Möglichkeit, intensiv zu trainieren, auch wenn Sie keine vollständige Wiederholung mehr schaffen.

Intensivwiederholungen

Wer mit einem Trainingspartner trainiert, kann diese Technik einsetzen. Dabei trainieren Sie zunächst bis zum Punkt des momentanen Muskelversagens und lassen sich dann von Ihrem Trainingspartner gerade so viel helfen, dass noch ein paar zusätzliche Wiederholungen möglich werden. Wenn Sie beispielsweise beim Bankdrücken (→ Seite 179) den Punkt des momentanen Muskelversagens erreicht haben, kann Ihr Trainingspartner mithelfen, indem er gerade so viel an den Griffen zieht, dass Sie noch einige zusätzliche Wiederholungen schaffen.

Die Nachermüdung

Bei der Nachermüdung handelt es sich um eine Intensitätstechnik für sehr fortgeschrittene Trainierende, die sehr intensiv ist und deshalb nicht während der ersten Trainingsmonate eingesetzt werden sollte. Dabei kombiniert man zwei Übungen für denselben Muskel und führt sie unmittelbar nacheinander aus, ohne zwischen den beiden Übungen zu pausieren. Die Pause erfolgt erst, wenn Sie beide Übungen beendet haben. Kombiniert werden können dabei zum Beispiel Bankdrücken und Butterfly (→ Seite 158), Klimmzüge und Überzüge (→ Seite 159), Beinpressen und Beinstrecken (→ Seite 166–167, 176). Der stark intensitätssteigernde Effekt dieser Technik besteht darin, dass man hierbei die relative Schwäche der kleineren Muskeln wie Bizeps und Trizeps im Vergleich zu Rücken und Brust kompensieren kann, indem man zunächst die Basisübungen (→ Seite 64–83 und für Frauen Seite 84–99) ausführt. Wenn es zum Muskelversagen kommt, ist der kleinere Muskel in der Regel bereits sehr stark erschöpft, während der größere noch mehr Kraftreserven hat. Wenn Sie beispielsweise beim Bankdrücken bis zum PmM gehen, ist der Trizeps in der Regel sehr stark erschöpft. Wenn Sie dann eine Brustübung wie Butterfly ausführen, bei der der Trizeps nicht beteiligt ist, können Sie die Brustmuskulatur noch weiter belasten, ohne dass die Ermüdung des schwächeren Trizeps dabei leistungsmindernd wirkt. Wissenschaftliche Versuchsreihen haben gezeigt, dass die Brustmuskulatur durch diese Intensitätstechnik sehr intensiv erschöpft werden kann.

Das Abfälschen

Eine für Anfänger weniger zu empfehlende Intensitätstechnik ist das sogenannte Abfälschen, bei dem die Wiederholung nach dem PmM mit Schwung abgeschlossen wird. Zu viel Schwung erhöht das Verletzungsrisiko und verhindert eine konstante Muskelkontraktion. Die Muskelbeanspruchung wird so reduziert statt intensiviert.

Bevor Sie loslegen

Bevor Sie mit dem Basisprogramm beginnen, sollten Sie wissen, wie Ihr momentaner Fitnessgrad gerade aussieht. Besonders wichtig: Seien Sie ehrlich zu sich selbst und überschätzen Sie sich anfangs nicht, wenn Sie eher unregelmäßig, wenig oder bisher gar nicht trainiert haben. Das betrifft nicht nur das Krafttraining, sondern auch Ihr Herz-Kreislauf-Training (Cardiotraining). Vor allem für diejenigen, die gerade wieder einsteigen oder auch abnehmen möchten, ist es wichtig, dass sie zuerst durch ein Cardiotraining ihre allgemeine Fitness verbessern und ihre Muskulatur mit einem nicht so intensiven Krafttraining auf die späteren, intensiven Trainingseinheiten vorbereiten, bevor sie mit einem intensiven Krafttraining weitermachen. Ihr Körper bereitet sich so besser auf die bevorstehenden Belastungen vor und ihr Stoffwechsel sorgt für eine optimale Fettverbrennung.

Fitnesssportler mit viel Erfahrung werden eher Wert auf den Muskelaufbau legen und machen das Krafttraining zum Mittelpunkt.

Ob Sie nun Kraft- und Ausdauertraining zu einer Trainingseinheit machen oder aber auch diese getrennt absolvieren möchten, hängt ganz davon ab, wie Sie das Training am besten in Ihren Tages- und Wochenablauf integrieren können und wie viel Zeit Sie pro Woche erübrigen können und möchten. Mehr dazu auf den Seiten 190–195 in Kapitel 3. Ihr Fitnessgrad entscheidet auch darüber, welche Gewichte Sie wählen und wann es an der Zeit ist, sich zu steigern

INFO

Erst zum Fitnesscheck!

Bevor Sie mit dem Training beginnen, holen Sie sich von ärztlicher Seite das Okay, dass Sie den Belastungen gewachsen sind – vor allem dann, wenn Sie längere Zeit nicht sportlich aktiv waren! Generell nicht trainieren sollten Sie bei einer Erkältung oder gar einem grippalen Infekt. Ihr Körper ist dann sowieso schon geschwächt, und das Training kann gefährliche Folgen haben, etwa dann, wenn es zu einer Herzmuskelentzündung kommt. Bei Gelenkschmerzen lassen Sie bestimmte Übungen weg oder ersetzen sie durch andere. Fragen Sie dazu einen erfahrenen Trainer! Fühlen Sie sich an Ihrem Trainingstag nur ein bisschen schlapp – und dies setzt voraus, dass es *keine* Erkältung oder ein Infekt ist –, dann kann ein intensives Training genau das Richtige sein, um die Lebensgeister wieder zu wecken.

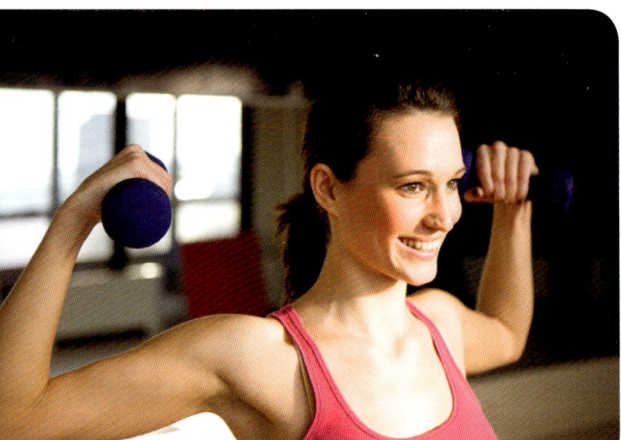

Passen Sie die Gewichte Ihrem Fitnessgrad an, und steigern Sie sich kontinuierlich.

und eventuell schon eine der Intensitätstechniken (→ Seite 52–54) anzuwenden. Aber bedenken Sie, dass jeder von uns ein anderes Empfinden dafür hat, wie schwer oder anstrengend etwas ist. Dieses Empfinden ist also ein subjektives. Wie bereits erwähnt, stehen Sie nicht im Wettstreit mit jemandem und brauchen auch keine Konkurrenz zu fürchten.

Nur wenn Sie ehrlich zu sich selbst sind und an dem Punkt mit dem Training beginnen, der Ihrem derzeitigen Fitnessgrad entspricht, beugen Sie durch eine richtige Trainingsvorbereitung und eine technisch saubere Ausführung auch unnötigen Verletzungen vor.

Einsteiger ohne Erfahrung

Sie haben noch nie ein Krafttraining absolviert, das Sie systematisch von einer Übung zur nächsten geführt hat? Sie haben bisher nur sporadisch, eher unregelmäßig und wenig trainiert? Sie sind Wiedereinsteiger und haben seit mehr als einem Jahr überhaupt nicht mehr trainiert? Dann fangen Sie quasi bei null an. Seien Sie hier umso vorsichtiger bei der Wahl Ihrer Gewichte und gehen Sie in den ersten paar Wochen auf keinen Fall über den Punkt des momentanen Muskelversagens hinaus. Sie würden sich damit nur selbst schaden, Selbstüberschätzung und falscher Ehrgeiz wären hier unangebracht. Ihre Muskeln, Gelenke, Bänder und Sehnen werden es Ihnen danken. Steigern Sie sich langsam und probieren Sie immer wieder aus, mit welchem Gewicht Sie noch ein paar Wiederholungen mehr schaffen und wann es an der Zeit ist, das Gewicht zu erhöhen. Anfangs, etwa in den ersten zwei Monaten, sollten Sie zwischen 20 und 25 Wiederholungen anstreben und erst dann Ihre Gewichte steigern, wenn Sie mehr als 25 Wiederholungen schaffen. Führen Sie das Basisprogramm (→ Seite 64–83; 84–99) mit entsprechender Steigerung an Gewichten und Reduzierung an Wiederholungen mehrere Wochen aus, bevor Sie sich an die Trainingsprogramme in Kapitel 3 ab Seite 112 machen, um zu variieren.

■ **Für Einsteiger gilt:** Gehen Sie noch nicht bis zum Punkt des momentanen Muskelversagens (PmM), sondern brechen Sie den Satz ab, wenn Sie das Gefühl haben, dass Sie die folgende Wiederholung nicht mehr vollständig schaffen. In diesen ersten Monaten legen Sie den Grundstein für das spätere Intensitätstraining.

Regelmäßig Trainierende mit Erfahrung

Sie trainieren bereits seit ein paar Monaten regelmäßig, das heißt mindestens zweimal pro Woche? Trainieren Sie beide Male nur Ihre Ausdauer oder nur Ihre Kraft? Wenn sich Ihr Krafttraining auf nur einmal pro Woche beschränkt, haben Sie immerhin schon eine gewisse Grundlage aufgebaut, die es zu steigern gilt. Aber auch hier sollten Sie sich langsam an Ihr passendes Gewicht herantasten, wobei Sie schneller als die Einsteiger Ihr Gewicht steigern können und Ihre Wiederholungszahl auch schon zwischen 15 und 20 liegen kann. Sie können Ihre Trainingsintensität innerhalb einiger Wochen so steigern, dass Sie bis zum Punkt des momentanen Muskelversagens trainieren.

■ **Für Trainingserfahrene gilt:** Sie können Ihre Trainingsintensität nach und nach steigern und bereits nach ein paar Trainingseinheiten bis zum Punkt des momentanen Muskelversagens trainieren, jedoch noch nicht darüber hinaus.

Fitnesssportler mit viel Erfahrung

Sie trainieren bereits seit mindestens sechs Monaten regelmäßig? Sie trainieren sowohl an Trainingsgeräten als auch mit Lang- oder Kurzhanteln? Zusätzlich absolvieren Sie auch ein Herz-Kreislauf-Training? Dann sind Sie bereit für das HIT! Sie können mit dem Basisprogramm starten und sogar schon hier die eine oder andere Intensitätstechnik (→ ab Seite 52–54) einsetzen. Später können Sie dann zu den Trainingsprogrammen für Fortgeschrittene in Kapitel 3 übergehen, um die Trainingsintensität langsam, aber kontinuierlich weiter zu steigern.

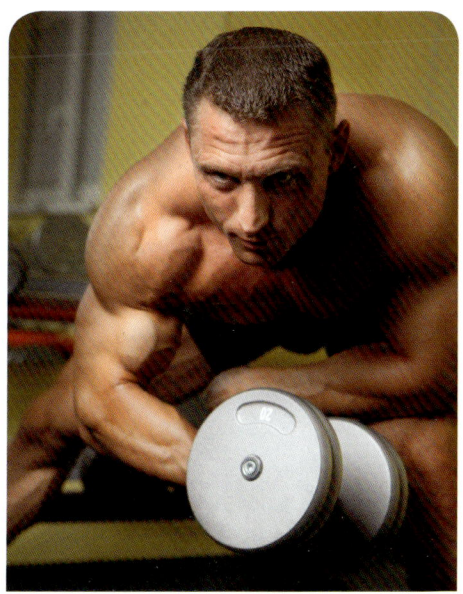

Um effektiv zu trainieren, steigen erfahrene Fitnesssportler mit relativ hohem Gewicht ein.

Für Fortgeschrittene gilt: Sie können bereits nach kurzer Zeit über den Punkt des momentanen Muskelversagens (PmM+) hinaus trainieren.

Körperhaltung und Atmung

Grundsätzlich gilt, dass jede Übung technisch sauber ausgeführt werden muss, das heißt mit langsamen und kontrollierten Bewegungen. Und egal, ob Sie eine Übung im Liegen oder im Stehen ausführen, eine wichtige Rolle bei jeder Übung spielt auch eine optimale Körperhaltung. Bevor Sie also zum Beispiel mit Bizepscurls loslegen, achten Sie auf Ihre sogenannte Grundstellung, das bedeutet, den Stand Ihrer Beine, die Haltung des Oberkörpers sowie den Griff der Hantel. Die Beine sollten hier etwas mehr als hüftbreit geöffnet sein, die Zehenspitzen sind leicht nach außen gedreht, die Knie leicht gebeugt und das Becken nach vorne gekippt. Stellen Sie sich bei der Beckenkippe eine Schüssel Wasser vor, die Sie nach vorne auskippen. Das Gesäß geht dabei etwas zurück.

Der Rücken sollte stets gerade sein, die Schulterblätter nach hinten unten gezogen, und der Kopf befindet sich in Verlängerung der Halswirbelsäule. Bei unserem Beispiel, den Bizepscurls, liegt der Ellbogen fest in der Taille, die Hantel wird so gegriffen, dass die Handfläche nach oben zeigt, das Handgelenk bleibt gestreckt.

Aber das Wichtigste dabei ist die gesamte Körperspannung! Bei den Bizepscurls ist nicht nur der Armbeuger angespannt, grundsätzlich sollte bei allen Übungen im Stand eine gewisse Grundspannung im ganzen Körper gehalten werden, vor allem in der Bauch- und Gesäßmuskulatur, um den Rumpf zu stabilisieren. Stellen Sie sich vor, jemand würde Sie anrempeln wollen und Sie stemmten sich mit aller Kraft dagegen und dürften keinen Ausweichschritt machen.

Grundhaltung und Grundspannung sind aufgebaut, jetzt beugen Sie den Unterarm. Die Bewegung kommt nur durch die Muskelkontraktion zustande, nicht durch ein schwungvolles Hochreißen des Armes. Für die Ab-

TIPP

Kontrolle mithilfe eines Spiegels

Eine gute Möglichkeit, die richtige Bewegungsausführung und Körperhaltung sicherzustellen, ist, während des Trainings die Ausführung der Übungen vor einem Spiegel zu kontrollieren. Nur so sehen Sie, ob der Rücken gerade ist (wenn Sie sich seitlich zum Spiegel stellen), die erforderliche Körperspannung aufgebaut ist und die Übungen symmetrisch ausgeführt werden und Sie nicht etwa einen Arm höher heben als den anderen.

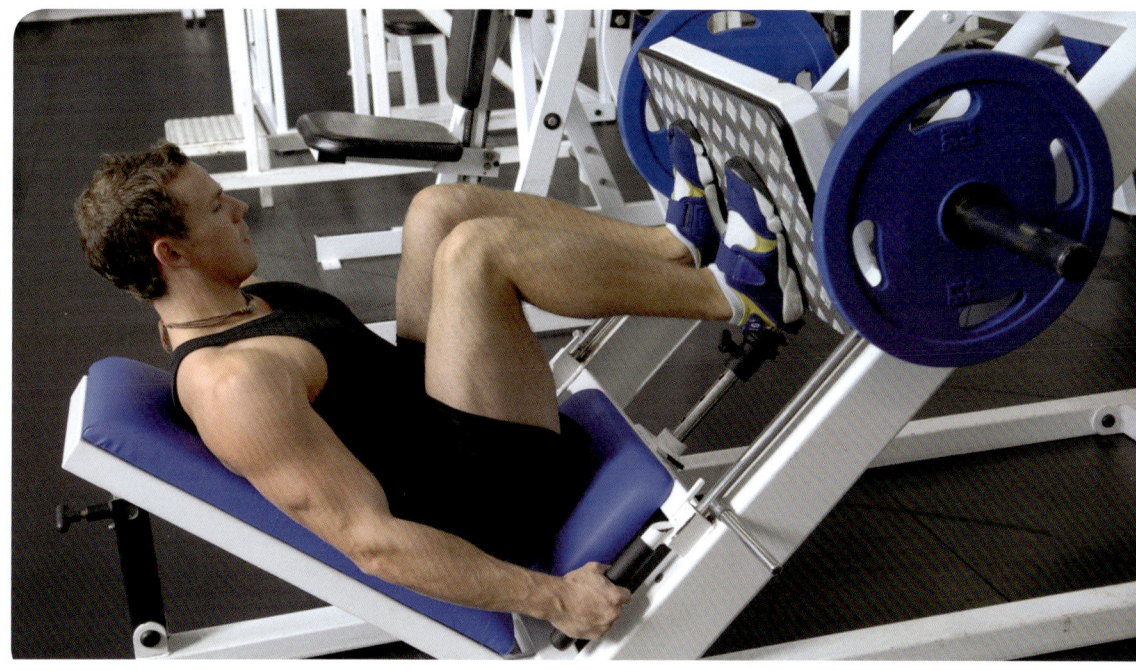

Beim Training mit sehr hohen Gewichten ist es umso wichtiger, die Übungen kontrolliert, langsam und ohne ruckartige Bewegungen auszuführen, um Verletzungen in Gelenken, Muskeln und Bändern zu vermeiden.

wärtsbewegung gilt dasselbe: kein »Fallenlassen« der Hantel! Das Beugen und Strecken wird stets in einer gleichmäßigen und fließenden Bewegung ausgeführt.

Dadurch erreichen Sie zwangsläufig, dass der Bewegungsablauf sauber und vor allem langsam ausgeführt wird. Das Anheben des Gewichts sollte etwa drei Sekunden dauern, dann wird das Gewicht eine Sekunde lang gehalten, anschließend senken Sie es in etwa vier Sekunden wieder ab.

Die Atmung kann beim Aufbau der Körperspannung und dem optimalen Bewegungsablauf unterstützend wir-

ken. Dabei gibt es eine eindeutige Regel, die Sie stets berücksichtigen sollten: Atmen Sie bei Belastung aus und bei Entlastung ein. Beim Liegestütz beispielsweise atmen Sie aus, wenn Sie sich vom Boden hochdrücken, und atmen ein, wenn Sie den Körper wieder absenken. Bei den Klimmzügen atmen Sie aus, während Sie sich hochziehen, und atmen ein beim kontrollierten Absenken.

Solange Sie sich also an diese einfache Faustregel halten, bei Belastung auszuatmen und bei Entlastung einzuatmen, machen Sie automatisch alles richtig.

Wissenswertes zu den Basisübungen

Wer nicht gerne sein Trainingsprogramm variiert, kann sich dauerhaft auf die zehn Basisübungen beschränken. Diese Übungen sind so ausgewählt, dass sie in jeder Trainingseinheit den ganzen Körper trainieren. So stellen Sie sicher, dass es nicht zu muskulären Dysbalancen kommt und bereits bestehende sogar ausgeglichen werden. Von Dysbalancen spricht man, wenn zum Beispiel die Rückenmuskulatur im Vergleich zur Bauchmuskulatur über- oder unterentwickelt ist und es dadurch zu Fehlhaltungen kommen kann. Beim HIT trainieren Sie deshalb den ganzen Körper in einer Trainingseinheit. Die Ausnahme von dieser Regel ist das sogenannte **Splittraining**, bei dem beispielsweise Arme und Brust am Montag, Beine und Rücken am Donnerstag trainiert werden. Es ist jedoch nur für fortgeschrittene Fitnesssportler geeignet (➔ Kapitel 3, Seite 105).

Beim Ganzkörpertraining bieten sich deshalb Übungen an, die nicht nur jeweils einen Muskel »isoliert« trainieren, sondern das Zusammenspiel verschiedener Muskeln fordern und fördern. Ein sehr gutes Beispiel hierfür ist der Liegestütz, bei dem zwar hauptsächlich Brust-, Schultermuskulatur und Armstrecker trainiert werden, gleichzeitig aber auch noch Bauchmuskeln und Rumpfstabilisatoren.

So gibt es zehn Basisübungen für Männer (➔ ab Seite 64) und zehn Basisübungen für Frauen (➔ ab Seite 84), die jeweils den spezifischen Anforderungen von Männern und Frauen gerecht werden.

Daher liegt der Fokus bei den Basisübungen für Männer vor allem darauf, die V-Form des Oberkörpers zu verbessern und die Arme zu kräftigen. Bei den Frauen liegt er auf Bauch, Beinen und Po.

Die Basisübungen können im Fitnessstudio oder zu Hause durchgeführt werden. Für das Training zu Hause benötigen Sie lediglich zwei Kurzhanteln mit veränderbaren Gewichten, eine Klimmzugstange und gegebenenfalls noch Liegestützgriffe (Push-up Bars) und eine Matte.

Übungsaufbau

Die Basisübungen und die Übungen des Trainingskapitels (➔ Kapitel 3, ab Seite 112) sind nach demselben Schema aufgebaut. Nach einer allgemeinen Erläuterung zur Übung gibt es die folgenden Kategorien:

■ **Beanspruchte Muskelgruppen:** Hier finden Sie die primär und sekundär beanspruchten Muskeln sowohl mit dem deutschen als auch dem medizinischen (lateinischen) Fachbegriff. Wo sich diese Muskeln befinden, zeigt Ihnen die kleine Illustration daneben. Dabei sind die primär beanspruchten

Muskeln dunkler gekennzeichnet.

■ **Ausgangsposition und Bewegungsablauf:** In Text und Bild dargestellt werden sowohl die Ausgangsposition als auch die Ausführung, also der Bewegungsablauf. Es ist sehr wichtig, dass Sie eine korrekte Ausgangsposition einnehmen, damit eine optimale Körperhaltung gewährleistet wird.

■ **Intensitätstechnik:** Hier erfahren Sie, welche Intensitätstechnik Sie bei dieser Übung anwenden sollten.

■ **Varianten:** Die im Bild dargestellte Basisübung ist stets die einfachste Variante für Einsteiger. Textlich beschrieben werden alle Schwierigkeitsgrade und möglichen Varianten dieser Übung mit Seitenverweis auf das Trainingskapitel ab Seite 112. Dort finden Sie jeden weiteren Schwierigkeitsgrad für Trainingserfahrene und Fortgeschrittene in Text und Bild.

■ Zusätzlich finden Sie noch weitere nützliche **Tipps, Infos** und **Hinweise** zur Übungsausführung und richtigen Körperhaltung.

Anzahl der Wiederholungen

Diese Kategorie ist allgemeingültig. Rufen Sie sich deshalb die folgenden Aussagen bei jeder Übung des Basisprogramms und der Trainingspläne immer wieder ins Gedächtnis:

Generell sollten Sie die Widerstände so wählen, dass Sie zehn bis 15 Wiederholungen schaffen. Wenn Sie dauerhaft mehr als 15 Wiederholungen schaffen, sollten Sie zur nächstintensiveren Variante übergehen. Nach dieser Steigerung werden Sie zunächst sicherlich weniger Wiederholungen schaffen als die angestrebten zehn bis 15. Das ist aber nicht weiter tragisch, denn Ihr Ziel ist es ja, sich auch bei der intensiveren Variante Schritt für Schritt auf die angepeilten 15 Wiederholungen hochzuarbeiten.

INFO

Intensitätstechniken erst, wenn nichts mehr geht

Bevor Sie die Intensitätstechniken anwenden, sollten Sie wissen, dass diese Techniken das Training intensiver machen, nicht leichter. Daher ist es ganz wichtig, dass Sie diese Techniken erst einsetzen, wenn der Satz normalerweise schon beendet wäre. Wenn Sie zum Beispiel 15 Wiederholungen des Bizepscurls gemacht haben und die 16. Wiederholung nicht mehr schaffen, wäre beim »normalen« Training der Satz an dieser Stelle beendet. Beim HIT machen Sie aber noch mehrere halbe Wiederholungen. Das Training wird also intensiviert. Wenn Sie jedoch schon bei der 14. Wiederholung beginnen, nur noch »halbe Sachen« zu machen, obwohl noch ein paar ganze Wiederholungen zu schaffen wären, beschummeln Sie sich quasi selbst und verschenken einen großen Teil des möglichen Trainingseffekts. Bei richtiger Anwendung hingegen wird der Trainingseffekt verstärkt.

Die Basisübungen für Männer

Die zehn Basisübungen für Männer (→ Tabelle und Schaubild Seite 63) trainieren alle wichtigen Muskelbereiche: Schultern, Brust, Rücken, Arme, Beine und Bauch. Ziel des Programms ist ein V-förmiger Oberkörper mit breiten Schultern, einer schmalen Taille, muskulösen Armen, kräftigen Beinen und einem flachen Bauch. Die Übungen werden dabei in einer ganz bestimmten Reihenfolge ausgeführt, bei der die verschiedenen Muskeln nacheinander gezielt beansprucht werden. Nach dem Liegestütz, der Brust, Schultern und Trizeps vorrangig trainiert, folgt mit der zweiten Übung, der Kniebeuge, eine Beinübung, an die sich der Klimmzug für Rücken und Bizeps anschließt. Mit Übung 4 und 5 werden Gesäß, Oberschenkel und Waden trainiert. Die Übungen 8 bis 8 widmen sich wieder dem Oberkörper, nämlich Schultern, Bizeps und Trizeps. Als Letztes wird noch die gesamte Bauchmuskulatur trainiert. Durch diese Reihenfolge können Sie bei jeder Übung das Maximum herausholen, da sich die Ausführungen nicht gegenseitig beeinträchtigen. Würden Sie beispielsweise mit Bizeps,

BASISÜBUNGEN	INTENSITÄTS-TECHNIKEN	ZIELMUSKULATUR
1. Liegestütz	Teilwiederholungen	Brust, Schultern, Trizeps, Bauch
2. Kniebeuge mit Kurzhanteln	Reduktionssatz oder Teilwiederholungen	Oberschenkel, Gesäß, unterer Rücken
3. Klimmzug	Intervalltraining oder Teilwiederholungen	oberer Rücken, Schultern, Bizeps, Bauch
4. Kreuzheben mit Kurzhanteln	Intervalltraining	Oberschenkelrückseite, Gesäß, Waden
5. Wadenheben	Teilwiederholungen	Waden
6. Schulterdrücken mit Kurzhanteln	Teilwiederholungen	Schultern, Trapezius, Trizeps
7. Bizepscurl mit Kurzhanteln	Intervalltraining oder Teilwiederholungen	Bizeps
8. Trizepsdip zwischen zwei Stühlen	Teilwiederholungen	Trizeps
9. Seitlicher Crunch	Teilwiederholungen	seitliche Bauchmuskulatur
10. Gerader Crunch	Teilwiederholungen	gerade Bauchmuskulatur

Trizeps und Bauch beginnen, wäre die Ausführung der anderen Übungen stark beeinträchtigt und Sie könnten hier nicht Ihr Maximum ausschöpfen. Würden Sie beispielsweise Klimmzüge versuchen wollen, nachdem Sie Ihren Bizeps trainiert haben, werden Sie kaum die Leistung abrufen können, die mit ausgeruhten Armen möglich wäre. Zwischen zwei Übungen pausieren Sie so lange, bis Sie das Gefühl haben, wieder fit für die nachfolgende Übung zu sein. Die Pausenlänge kann

also durchaus variieren. Zwischen den beiden Bauchübungen zum Schluss benötigt man vielleicht nur wenige Sekunden Pause, nach den Kniebeugen dürfte hingegen ein etwas längeres Verschnaufen notwendig sein.

Wenn Sie die in der Tabelle und im Schaubild dargestellte Übungsreihenfolge beachten, ist Ihnen eine maximale Leistungsfähigkeit garantiert. Sie können deshalb mit der größtmöglichen Intensität trainieren, um optimale Trainingsfortschritte zu erzielen.

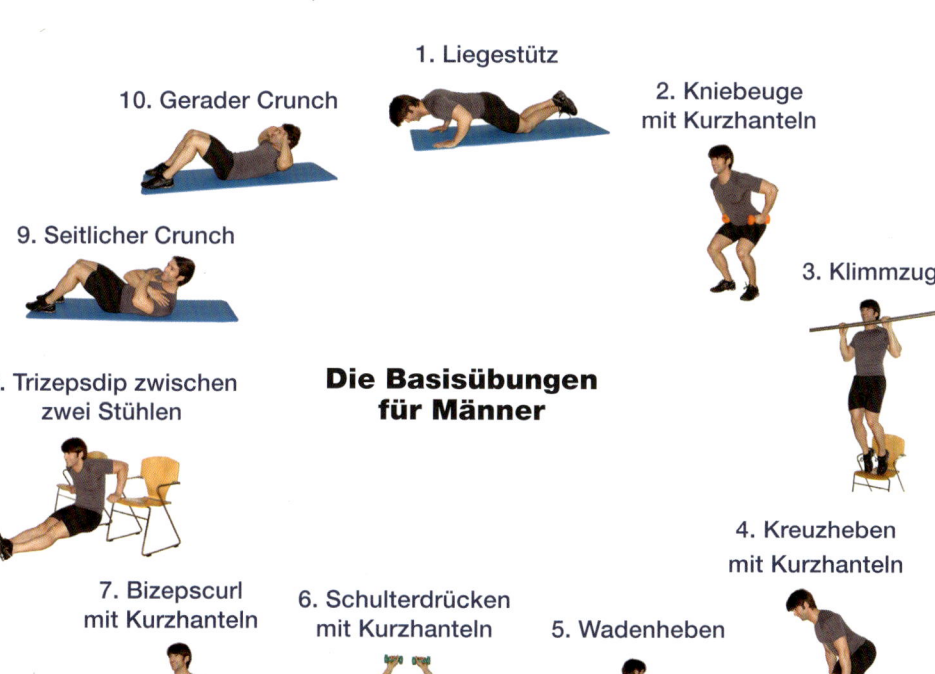

1. Liegestütz

2. Kniebeuge mit Kurzhanteln

10. Gerader Crunch

9. Seitlicher Crunch

3. Klimmzug

8. Trizepsdip zwischen zwei Stühlen

Die Basisübungen für Männer

4. Kreuzheben mit Kurzhanteln

7. Bizepscurl mit Kurzhanteln

6. Schulterdrücken mit Kurzhanteln

5. Wadenheben

Basisübung 1: Liegestütz

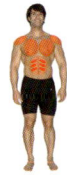

Der Liegestütz trainiert insbesondere den Brust- und Schulterbereich und die Armstrecker (Trizeps). Es gibt mehrere Varianten der Ausführung. Je nach Variante werden die Muskeln unterschiedlich stark beansprucht und auch der Kraftaufwand ist ein anderer.

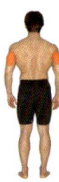

PRIMÄRE MUSKELN: großer Brustmuskel *(Pectoralis major)*, Deltamuskel *(Deltoideus)* vorderer Anteil *(Pars clavicularis)*, dreiköpfiger Oberarmmuskel *(Triceps brachii)*
SEKUNDÄRE MUSKELN: gesamte Bauchmuskulatur

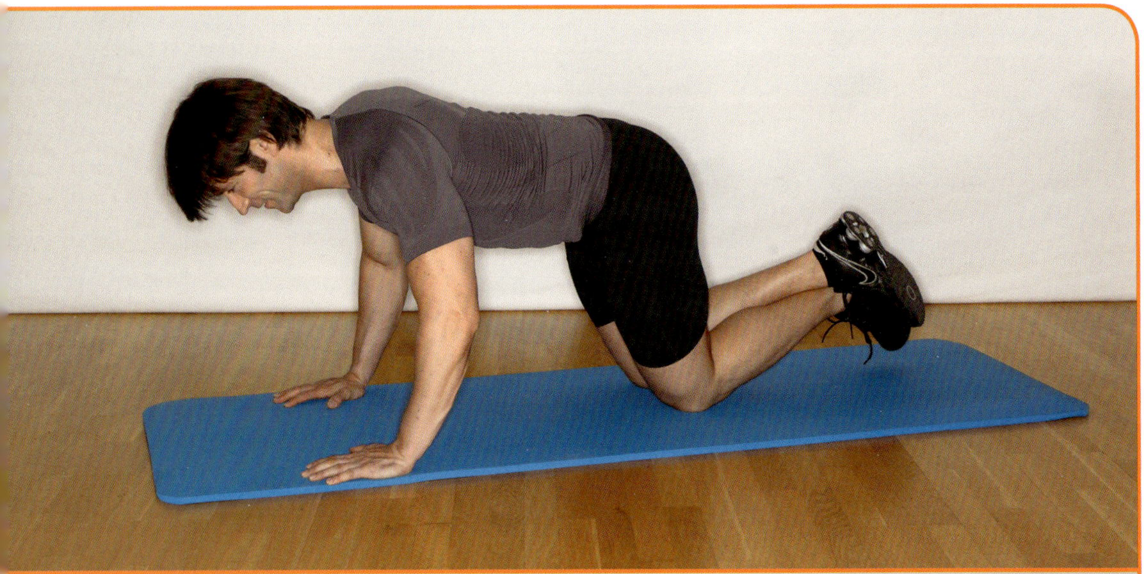

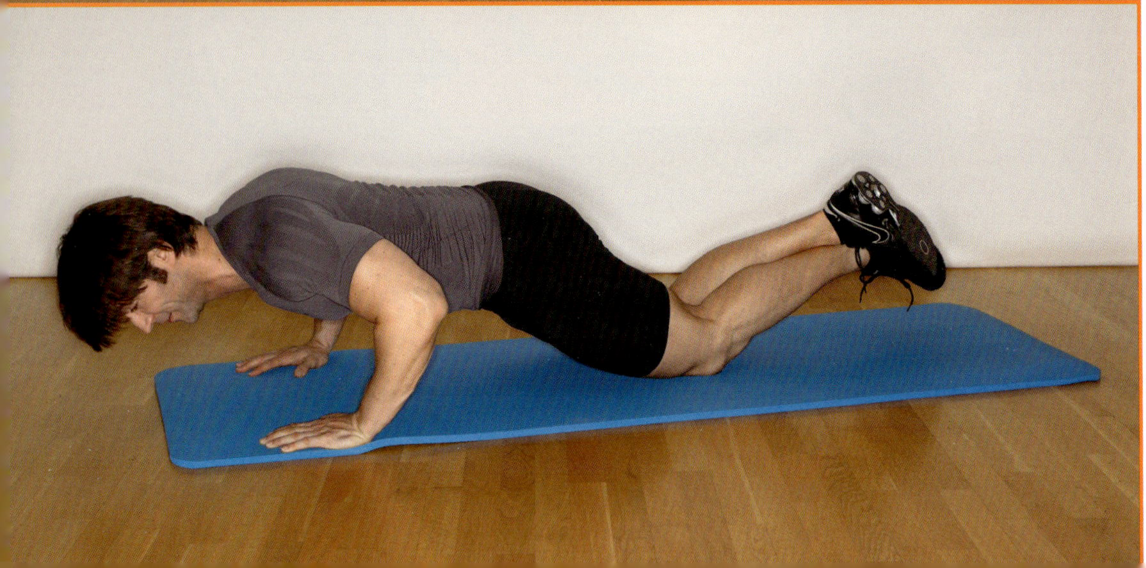

AUSGANGSPOSITION

Nehmen Sie die Position des Vierfüßlers ein. Wandern Sie nun mit den Händen so weit nach vorne, dass Oberschenkel und Rücken eine Linie bilden. Kreuzen Sie die Unterschenkel, die Beine sind gebeugt. Die Handgelenke befinden sich direkt unter den Schultern, die Fingerspitzen zeigen nach vorne, die Ellbogen sind leicht gebeugt und nah am Körper. Ihr Blick geht Richtung Boden, sodass sich Ihre Halswirbelsäule in Verlängerung zur Brustwirbelsäule befindet.

BEWEGUNGSABLAUF

1 Spannen Sie nun Bauch- und Gesäßmuskulatur fest an, sodass Ihr Rücken gestreckt wird. Der Bauchnabel zieht dabei fest zur Wirbelsäule, dies verstärkt die Muskelanspannung des Körpers und verleiht dem Rumpf Stabilität.

2 Senken Sie sich nun in etwa vier Sekunden Richtung Boden ab, die Ellbogen zeigen angewinkelt nach hinten und gleiten dicht am Oberkörper entlang. Das Kinn befindet sich jetzt wenige Zentimeter über dem Boden.

3 Verharren Sie für ein bis zwei Sekunden dort und drücken Sie sich dann innerhalb von zwei bis drei Sekunden wieder nach oben zurück in die Ausgangsposition.

Intensitätstechnik: Teilwiederholungen (➜ Seite 53–54)

INFO

Wenn Sie die Finger weit auseinanderspreizen und fest in die Matte drücken, werden die Handgelenke besser entlastet. Vor allem Frauen haben weniger Kraft in den Muskeln, die die Gelenke stützen.

VARIANTEN

➜ **Für Einsteiger, Variante 1:** Eine etwas einfachere Ausführung ist der weite Stütz. Hier liegen die Hände etwas mehr als schulterbreit auseinander, die Ellbogen zeigen beim Tiefgehen nach außen.

➜ **Für Einsteiger, Variante 2:** Werden die Handgelenke direkt unter den Schultern aufgestützt (enger Stütz) wie abgebildet, erfordert dies mehr Kraft im Trizeps.

➜ **Für Trainingserfahrene:** Am meisten Kraft erfordert die gestreckte Variante im engen Stütz. Der Rumpf bildet dabei eine Linie mit den gestreckten Beinen, die hüftbreit geöffnet sind, der Kopf ist in Verlängerung der Halswirbelsäule.

➜ **Für Fortgeschrittene, Variante 1:** Man kann die Übung noch weiter intensivieren, indem Sie die Füße und/oder Hände in eine erhöhte Position bringen (➜ Kapitel 3, Seite 112–113). Hierfür gibt es spezielle Liegestützgriffe (Push-up Bars).

➜ **Für Fortgeschrittene, Variante 2:** Alternativ können sehr weit Fortgeschrittene die Übung auch zwischen zwei Stühlen ausführen und die Übung noch weiter intensivieren, indem auch die Füße auf einem Stuhl aufgesetzt werden (➜ Kapitel 3, Seite 113). Die Schwierigkeit besteht darin, dass der Oberkörper aus einer tieferen Position nach oben gedrückt werden muss.

HINWEISE

■ Achten Sie darauf, dass Ihr Rücken immer gestreckt ist und die Bauchmuskeln aktiv angespannt bleiben.

Basisübung 2: Kniebeuge mit Kurzhanteln

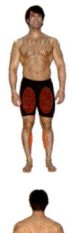

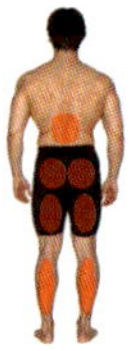

Kniebeugen sind eine einfache, aber sehr effektive Übung und trainieren die gesamte Bein- und Gesäßmuskulatur. Mit Kurzhanteln ausgeführt, werden zusätzlich Bauchmuskeln und untere Rückenmuskulatur trainiert.

PRIMÄRE MUSKELN: vierköpfiger Oberschenkelmuskel *(Quadriceps femoris)*, großer Gesäßmuskel *(Glutaeus maximus)*, Rückenstrecker *(Erector spinae)*, Halbsehnenmuskel *(Semitendinosus)*
SEKUNDÄRE MUSKELN: zweiköpfiger Oberschenkelmuskel *(Biceps femoris)*, Adduktoren *(Adductor longus, A. magnus)*, zweiköpfiger Wadenmuskel *(Gastrocnemius)*, Schollenmuskel *(Soleus)*, Bauch- und untere Rückenmuskulatur

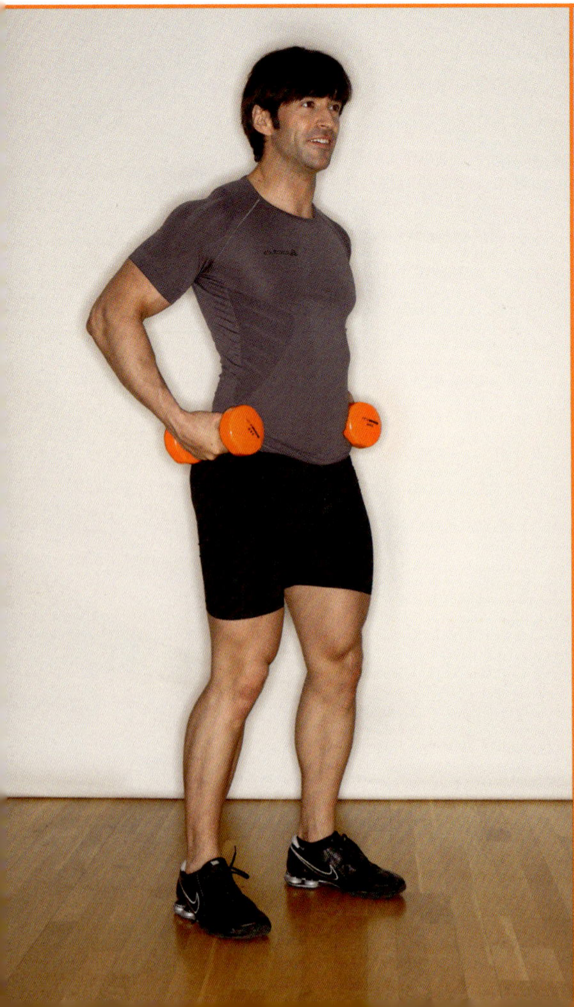

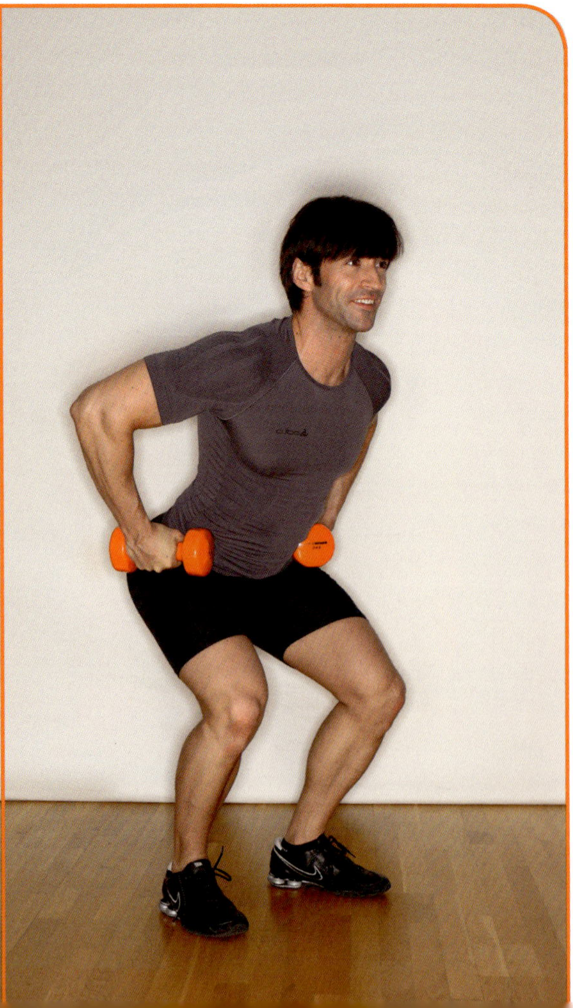

AUSGANGSPOSITION

Die Beine sind etwas mehr als hüftbreit geöffnet und leicht gebeugt, die Fußspitzen zeigen nach vorne. Der Rücken ist gerade. Nehmen Sie eine Hantel in jede Hand, winkeln Sie die Arme so an, dass die Handflächen zueinander zeigen. Fixieren Sie die Hantel in der Taille. Ziehen Sie nun die Schulterblätter nach hinten unten, sodass sich das Brustbein hebt. Ihr Kopf befindet sich in Verlängerung der Halswirbelsäule, Ihr Blick ist nach vorne gerichtet.

BEWEGUNGSABLAUF

Gehen Sie langsam tief, und zwar so weit, wie es Ihnen möglich ist. Trainingserfahrene und Fortgeschrittene gehen so weit nach unten, dass die Oberschenkel fast parallel zum Boden sind. Der Rücken bleibt gerade und die Schulterblätter nach hinten unten gezogen. Die Hanteln sind fest in der Taille. Der Oberkörper neigt sich noch etwas mehr nach vorne. Ragen Ihre Knie über die Zehen hinaus, korrigieren Sie Ihre Position (➔ Tipp).

Intensitätstechniken: Reduktionssatz (➔ Seite 52–53) oder Teilwiederholungen (➔ Seite 53–54)

VARIANTEN

➔ **Für Einsteiger:** Die Kniebeuge ist eine komplexe Übung und erfordert eine optimale Körperhaltung. Einsteiger sollten deshalb die ersten paar Mal ohne Gewichte trainieren. Bei mehr als 15 Wiederholungen können Sie zu den Kurzhanteln greifen.

➔ **Für Trainingserfahrene und Fortgeschrittene, Variante 1:** Für diese Variante sollten die Hanteln nicht zu schwer sein, damit Sie den Oberkörper während der gesamten Bewegung stabil halten können. Fassen Sie die Hanteln im Untergriff (➔ Abb.). Beugen Sie die Unterarme so, dass die Armstellung in etwa der Endposition des Bizepscurls entspricht (➔ Kapitel 3, Seite 117). Trainieren Sie nun bis zum PmM, machen Sie dann noch einige Teilwiederholungen oder legen Sie die Hanteln ab und machen Sie sofort weitere Kniebeugen ohne Zusatzgewicht. Fortgeschrittene steigen bei dieser Übung schon mit ihrem Maximalgewicht ein und können über den Punkt des momentanen Muskelversagens (PmM+) hinaus trainieren.

➔ **Für Trainingserfahrene und Fortgeschrittene, Variante 2:** Nehmen Sie die Position wie in Variante 1 beschrieben ein. Beginnen Sie am tiefsten Punkt, und gehen Sie in den Zehenstand (➔ Kapitel 3, Seite 125).

HINWEISE

■ Achten Sie darauf, dass Ihr Rücken während der gesamten Übung gerade bleibt.

■ Für Einsteiger ist es ratsam, zuerst mit einem erfahrenen Trainer die richtige Ausführung zu üben.

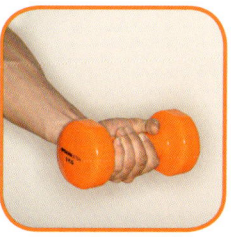

*Beim **Untergriff** umfassen Sie die Hantel so, dass die Handflächen nach oben zeigen.*

TIPP

Stellen Sie sich beim Kniebeugen vor, Sie würden sich auf einen Stuhl setzen. Ihr Gewicht verlagert sich automatisch mehr auf die Fersen. So verhindern Sie, dass Ihre Knie über die Zehenspitzen hinausragen und Ihre Kniegelenke unnötig belastet werden.

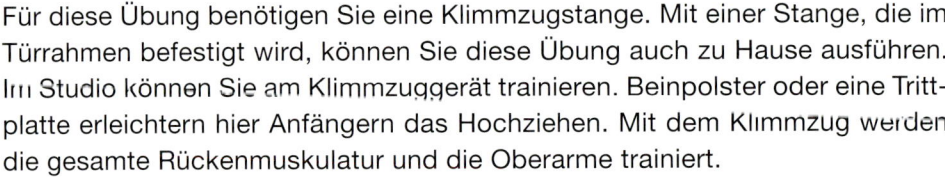

Basisübung 3: Klimmzug

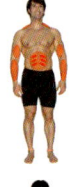

Für diese Übung benötigen Sie eine Klimmzugstange. Mit einer Stange, die im Türrahmen befestigt wird, können Sie diese Übung auch zu Hause ausführen. Im Studio können Sie am Klimmzuggerät trainieren. Beinpolster oder eine Trittplatte erleichtern hier Anfängern das Hochziehen. Mit dem Klimmzug werden die gesamte Rückenmuskulatur und die Oberarme trainiert.

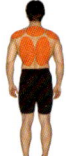

PRIMÄRE MUSKELN: breiter Rückenmuskel *(Latissimus dorsi)*, Kapuzenmuskel *(Trapezius)*, großer Rundmuskel *(Teres major)*, zweiköpfiger Oberarmmuskel *(Biceps brachii)*

SEKUNDÄRE MUSKELN: Deltamuskel *(Deltoideus)* hinterer Anteil *(Pars spinalis)*, großer und kleiner Rautenmuskel *(Rhomboideus major, R. minor)*, vorderer Sägezahnmuskel *(Serratus anterior)*, Bauchmuskeln

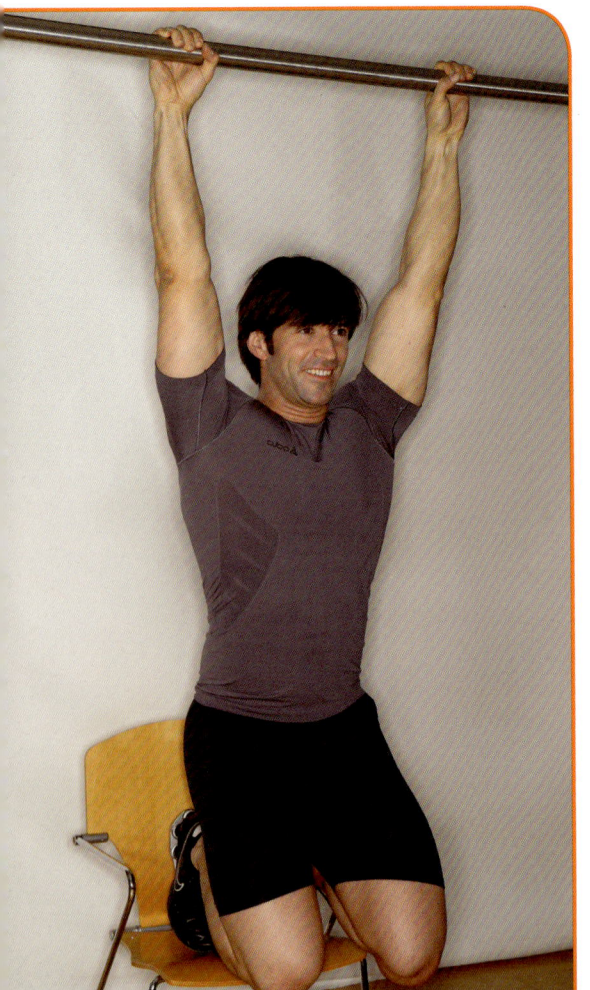

AUSGANGSPOSITION

Umfassen Sie die Stange so, dass Ihre Hände etwas mehr als schulterbreit auseinander liegen. Der Daumen umschließt dabei die Stange, was das Abrutschen verhindert. Die Handflächen zeigen vom Körper weg.

Winkeln Sie nun die Beine etwas an, sodass Sie sprichwörtlich »in der Luft hängen«. Zur Unterstützung können Sie sich einen Stuhl unterstellen oder, wenn Sie am Gerät im Studio trainieren, die Beine auf das Polster legen → Seite 158).

Der Blick ist nach vorne gerichtet, Arm-, Schulter- und Bauchmuskeln sind angespannt, sodass der Rumpf beim Hochziehen stabil bleibt.

BEWEGUNGSABLAUF

Ziehen Sie sich jetzt langsam so weit nach oben, dass sich Ihr Kinn auf Höhe der Stange befindet. Halten Sie diese Position für ein bis zwei Sekunden, und senken Sie sich langsam wieder ab. Achten Sie darauf, dass Ihre Arme am tiefsten Punkt nicht ganz durchgestreckt sind und Ihre Muskeln aktiv bleiben.

Atmen Sie bei der Muskelkontraktion, also hier beim Hochziehen, aus und beim Absenken wieder ein.

Intensitätstechniken: Intervalltraining (➜ Seite 53) oder Teilwiederholungen (➜ Seite 53–54)

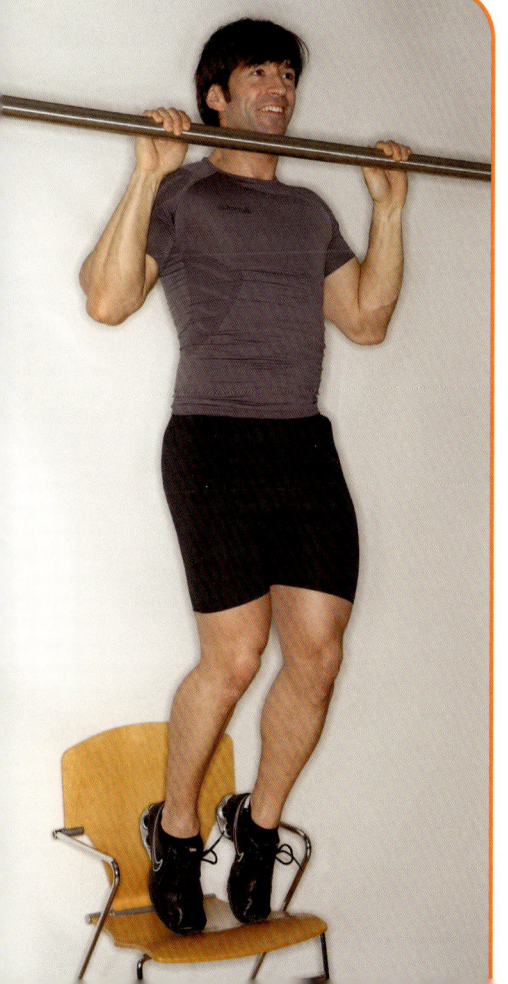

VARIANTEN

Je weiter Sie den Griff machen, desto stärker wird der breite Rückenmuskel beansprucht.

➜ **Für Einsteiger und Trainingserfahrene:** Statt dem abgebildeten Griff fassen Sie die Stange nun von der anderen Seite, im sogenannten Kammgriff, sodass die Handflächen zum Körper zeigen. Ziehen Sie sich dann langsam bis zum Kinn nach oben, und senken Sie sich wieder ab. Hier wird besonders der Bizeps trainiert.

HINWEISE

■ Einsteigern wird es beim ersten Mal sehr schwer fallen, auf zehn bis 15 Wiederholungen zu kommen. Gehen Sie deshalb wie folgt vor: Machen Sie so viele Klimmzüge wie möglich (auch wenn es nur ein einziger ist) und legen Sie, wenn Sie den PmM erreicht haben, eine Pause ein. Sie pausieren so lange, bis Sie das Gefühl haben, den nächsten Klimmzug machen zu können. Das wiederholen Sie so oft, bis Sie zehn Wiederholungen schaffen, und gehen erst dann zur nächsten Übung über. Von Woche zu Woche versuchen Sie nun, die Pausen dazwischen zu verkürzen oder überhaupt keine Pause zu machen – Sie werden die Fortschritte bemerken.

Basisübung 4: Kreuzheben mit Kurzhanteln

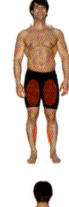

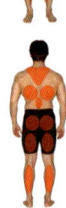

Diese Übung trainiert den gesamten Unterkörper, also Gesäß, Beinbeuger, Beinstrecker und Waden, aber ebenso die Bauch- und Rückenmuskulatur.

PRIMÄRE MUSKELN: großer Gesäßmuskel *(Glutaeus maximus)*, zweiköpfiger Oberschenkelmuskel *(Biceps femoris)*, zweiköpfiger Wadenmuskel *(Gastrocnemius),* vierköpfiger Oberschenkelmuskel *(Quadriceps femoris)*
SEKUNDÄRE MUSKELN: breiter Rückenmuskel *(Latissimus dorsi)*, Kapuzenmuskel *(Trapezius)*, Rückenstrecker *(Erector spinae),* Bauchmuskulatur

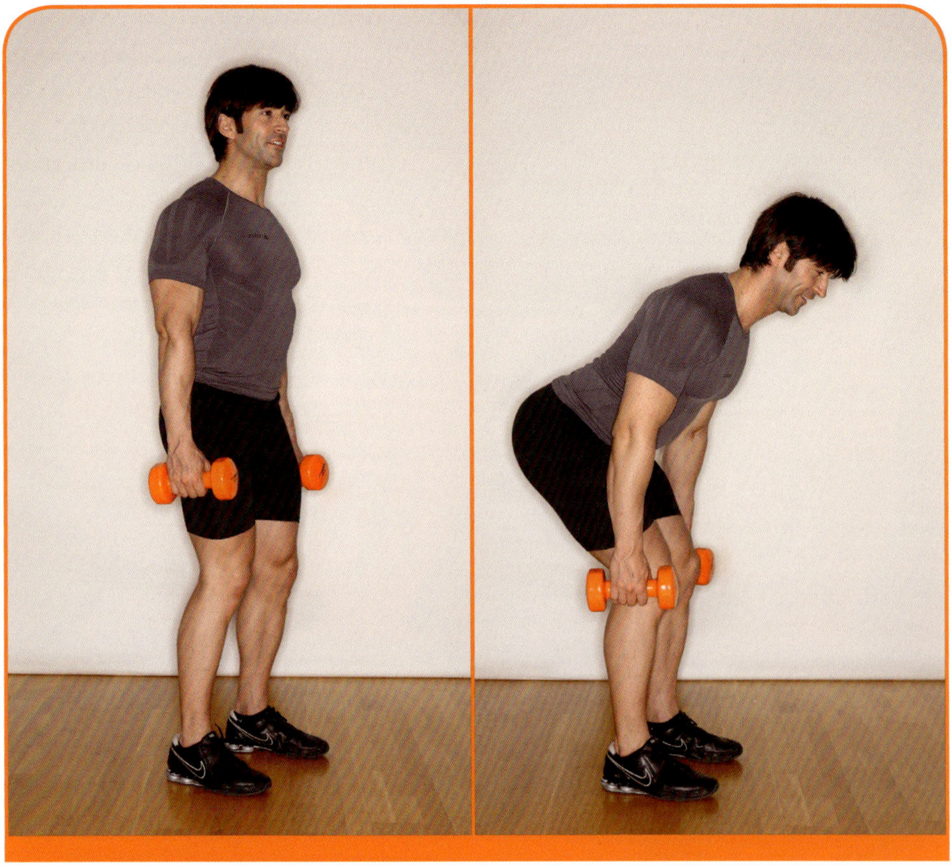

AUSGANGSPOSITION

Nehmen Sie die Hanteln im Obergriff (→Abb.), die Handflächen zeigen zum Körper. Stellen Sie sich aufrecht hin, die Füße sind hüftbreit geöffnet, Ihre Zehenspitzen zeigen nach vorne. Das Becken ist leicht nach vorne gekippt, der Rücken gerade. Ziehen Sie Ihre Schulterblätter nach hinten unten, damit sich das Brustbein leicht hebt. In dieser Position sind die Knie nicht ganz durchgestreckt. Ihr Blick ist nach vorne gerichtet, sodass sich Ihr Kopf in Verlängerung der Halswirbelsäule befindet.

BEWEGUNGSABLAUF

1 Beugen Sie nun die Beine etwas mehr, und neigen Sie dabei langsam Ihren Oberkörper mit geradem Rücken so weit nach vorne, wie es Ihnen möglich ist. Fortgeschrittene können hier fast bis in die Horizontale gehen. Sie blicken immer noch geradeaus, um so den gestreckten Rücken halten zu können. Führen Sie bei der Abwärtsbewegung die Hanteln seitlich dicht an den Beinen entlang, halten Sie sie also nah am Körper. Spannen Sie Ihre Arm- und Schultermuskulatur an, damit die Hanteln nicht zu schaukeln beginnen. Die Hanteln werden vor dem Hochdrücken nicht auf dem Boden abgesetzt.
2 Jetzt drücken Sie sich mit geradem Rücken wieder nach oben in die Ausgangsposition. Die Knie dabei nicht ganz »einrasten« lassen, die Beine bleiben leicht gebeugt.
Intensitätstechnik: Intervalltraining
(→ Seite 53)

VARIANTEN

Diese Übung ist für jedermann geeignet. Der Unterschied besteht lediglich in der Wahl der Gewichte.
→ **Für Einsteiger:** Einsteiger sollten die richtige Ausführung zuerst mit sehr leichten Hanteln oder sogar nur mit zwei Hantelstangen ohne Scheiben üben.

HINWEISE

■ Achten Sie darauf, dass Ihre Knie bei der Abwärtsbewegung zwischen Ferse und Zehenspitzen bleiben, um so unnötigen Druck auf die Kniegelenke zu vermeiden.
■ Je dichter Sie die Hanteln an den Beinen entlangführen, desto weniger Druck wird auch auf Ihre Bandscheiben ausgeübt, was nicht nur Ihre Wirbelsäule entlastet, sondern auch die zu beanspruchenden Muskeln besser trainiert.
■ Für Einsteiger ist es ratsam, zuerst mit einem erfahrenen Trainer die richtige Ausführung zu üben und die Körperhaltung während der Ausführung in einem Spiegel zu kontrollieren.

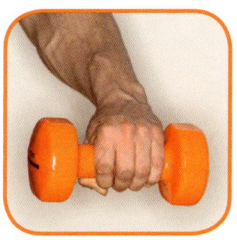

*Beim **Obergriff** umfassen Sie die Hantel von oben, sodass die Handflächen nach unten zeigen.*

Basisübung 5: Wadenheben

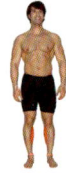

Diese Übung trainiert die Wadenmuskulatur sehr intensiv und ist für jeden Fitnessgrad geeignet.

PRIMÄRE MUSKELN: zweiköpfiger Wadenmuskel *(Gastrocnemius)*, Schollenmuskel *(Soleus)*

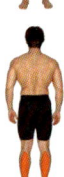

SEKUNDÄRE MUSKELN: hinterer Schienbeinmuskel *(Tibialis posterior)*, langer und kurzer Wadenbeinmuskel *(Peroneus longus, P. brevis)*, langer Großzehenbeuger *(Flexor hallucis longus)*, langer Zehenbeuger *(Flexor digitorum longus)*

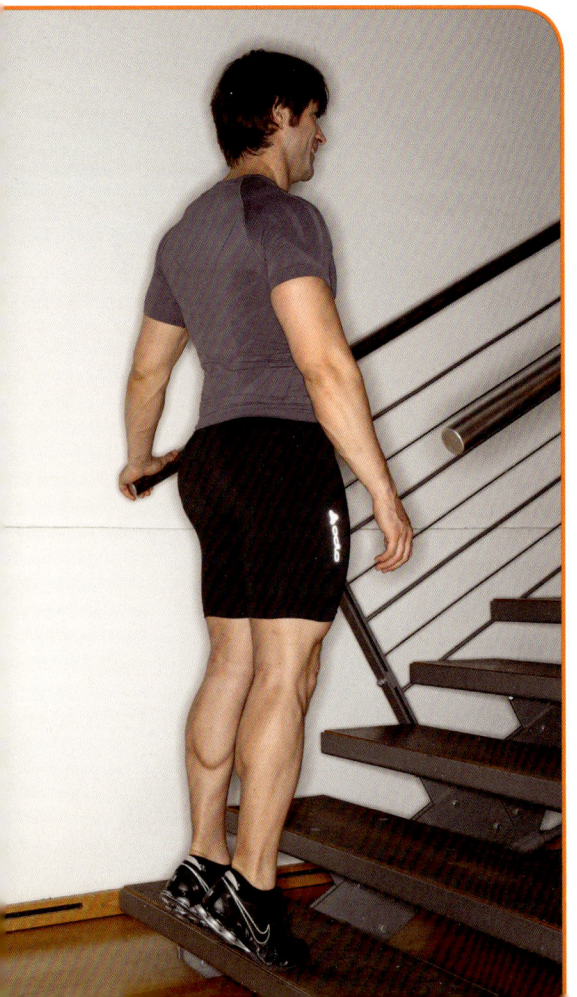

AUSGANGSPOSITION

Stellen Sie sich auf eine Stufe oder – wenn Sie im Studio trainieren – auf das Step, und halten Sie sich mit einer Hand am Treppengeländer oder an einer Stange fest. Geübte können diese Übung auch freihändig ausführen. Zur Intensivierung wird zusätzlich mit Kurzhanteln trainiert (➔ Varianten).
Positionieren Sie nun die Fußballen hüftbreit auf der Stufe, die Zehenspitzen zeigen nach vorne. Die Knie sind nicht ganz durchgestreckt. Um die Balance zu halten, spannen Sie zusätzlich Ihre Rumpf- und Oberschenkelmuskulatur fest an.

BEWEGUNGSABLAUF

Drücken Sie nun Ihre Fersen langsam nach oben, bis Sie den höchsten Punkt erreicht haben. Halten Sie diese Position für ein bis zwei Sekunden, spannen Sie Ihre Wadenmuskulatur aktiv an, und senken Sie sich wieder langsam ab zurück in die Ausgangsposition.

Intensitätstechnik: Teilwiederholungen (→ Seite 53–54)

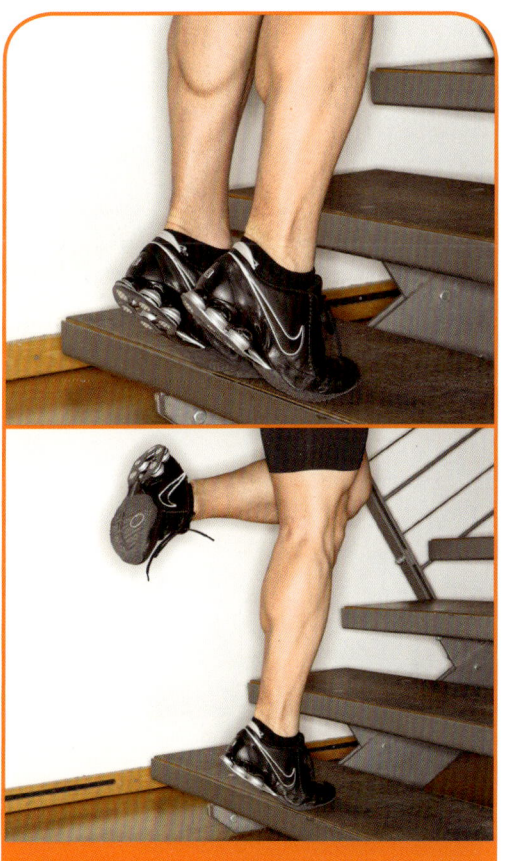

VARIANTEN

➡ **Für Einsteiger und Trainingserfahrene:** Wenn Sie deutlich mehr als 15 Wiederholungen schaffen, sollten Sie zur einbeinigen Variante (→ Abb. links unten) übergehen, um die Übung zu intensivieren.

➡ **Für Trainingserfahrene und Fortgeschrittene, Variante 1:** Um den Radius zu erhöhen, können Sie in der Ausgangsposition die Fersen etwas absenken, um sich so aus einer tieferen Position nach oben zu drücken, sowohl in der zwei- als auch einbeinigen Variante.

➡ **Für Trainingserfahrene und Fortgeschrittene, Variante 2:** Noch intensiver wird die Übung, wenn Sie in beiden Händen eine Hantel halten. Bei dieser Variante bleiben Sie jedoch auf dem Boden stehen und erheben sich in den Zehenstand.

HINWEISE

■ Für Einsteiger empfiehlt es sich, zuerst ohne Hanteln und mit Festhalten zu trainieren. Erst wenn eine gewisse Rumpfstabilität und Bewegungssicherheit vorhanden sind, kann mit Kurzhanteln trainiert werden.

■ Drücken Sie sich aus der tieferen Position nach oben, achten Sie darauf, dass Sie nicht zu tief gehen, wenn Sie nicht ausreichend aufgewärmt sind!

Basisübung 6: Schulterdrücken mit Kurzhanteln

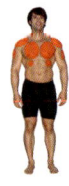

Beim Schulterdrücken werden der gesamte Schultergürtel, die Armstrecker sowie die obere Brustmuskulatur trainiert. Die Übung kann auf einer Hantelbank – wenn Sie im Studio trainieren oder selbst eine zu Hause haben – oder im Stehen ausgeführt werden.

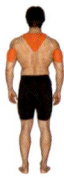

PRIMÄRE MUSKELN: Deltamuskel *(Deltoideus)* vorderer und oberer Anteil *(Pars clavicularis, P. acromialis)*, dreiköpfiger Oberarmmuskel *(Triceps brachii)*
SEKUNDÄRE MUSKELN: großer Brustmuskel *(Pectoralis major)*, vorderer Sägezahnmuskel *(Serratus anterior)*, Kapuzenmuskel *(Trapezius)* oberer Anteil *(Pars descendens)*

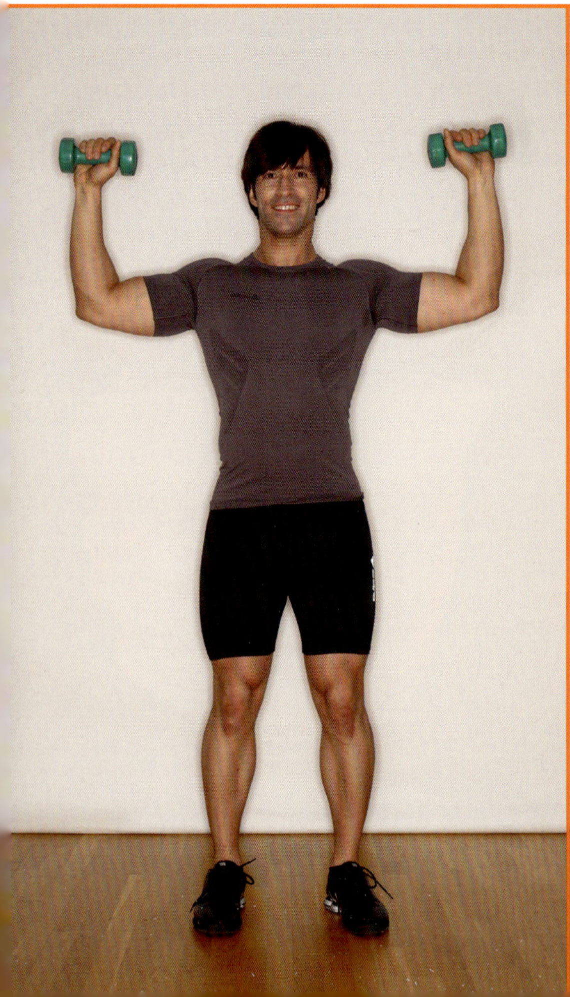

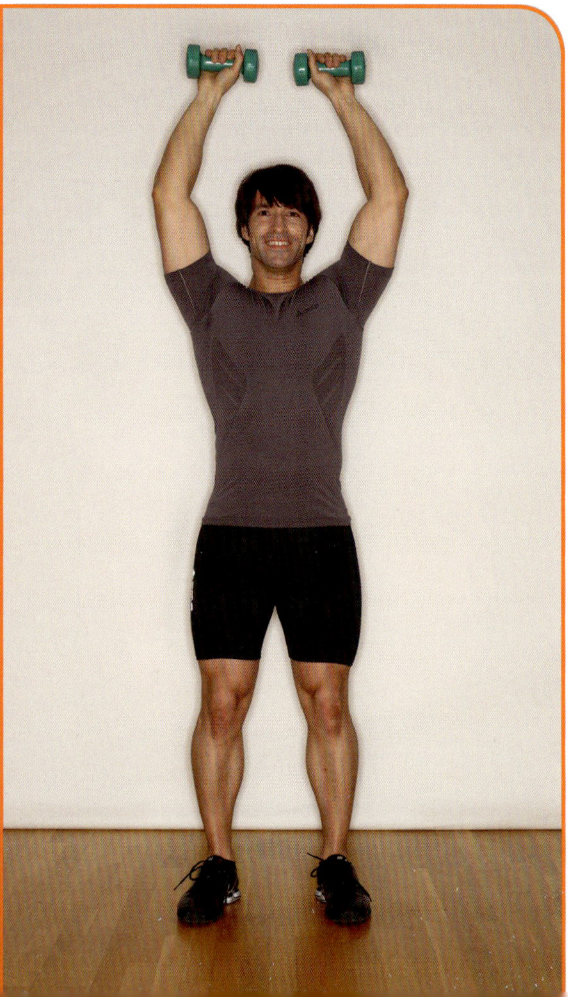

AUSGANGSPOSITION STEHEND

Stellen Sie sich aufrecht hin, in jeder Hand eine Hantel. Ihre Füße sind hüftbreit geöffnet, die Zehenspitzen zeigen nach vorne. Das Becken ist leicht nach vorne gekippt, der Rücken gerade und der Rumpf stabil. Das Brustbein ist etwas angehoben, Ihr Kopf befindet sich in Verlängerung der Halswirbelsäule. Bringen Sie die Hanteln nun so weit nach oben, dass die Oberarme fast rechtwinklig zum Oberkörper stehen. Die Handflächen zeigen nach vorne. Spannen Sie Ihre Bauchmuskulatur an, sodass sich der Rumpf in einer aufrechten und stabilen Position befindet. Ihr Blick ist nach vorne gerichtet.

BEWEGUNGSABLAUF

1 Drücken Sie nun die Hanteln in etwa zwei bis drei Sekunden so weit nach oben, bis Ihre Arme fast – also nicht ganz – gestreckt sind.

2 Halten Sie kurz inne, und senken Sie die Hanteln dann wieder langsam ab zurück in die Ausgangsposition. Spannen Sie dabei Ihre Arm- und Schultermuskulatur bewusst an.

Intensitätstechnik: Teilwiederholungen (→ Seite 53–54)

VARIANTEN

Die Übung ist für jedermann geeignet. Der Unterschied zwischen Einsteigern, Trainingserfahrenen und Fortgeschrittenen besteht lediglich in der Wahl der Gewichte. Zusätzlich können während des Streckens die Handgelenke gedreht werden (→ Kapitel 3, Seite 116).

HINWEISE

■ Spannen Sie Ihre Bauchmuskeln während der gesamten Ausführung fest an, um zu verhindern, dass Ihr Rücken ins Hohlkreuz fällt.

■ Diese Übung erfordert eine optimale Körperhaltung, besonders bei der stehenden Variante. Eine Kontrolle im Spiegel ist dabei sehr hilfreich.

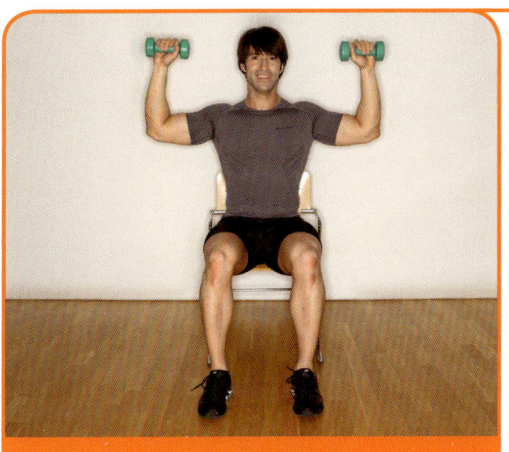

AUSGANGSPOSITION SITZEND

Stellen Sie die Lehne der Bank möglichst aufrecht ein. Die Füße stehen bequem und stabil, sie sind etwa hüftbreit auf dem Boden aufgestellt, der ganze Rücken berührt die Lehne. Jetzt nehmen Sie die Hantelposition wie in der stehenden Variante beschrieben ein.

Basisübung 7: Bizepscurl mit Kurzhanteln

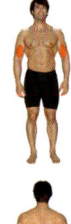

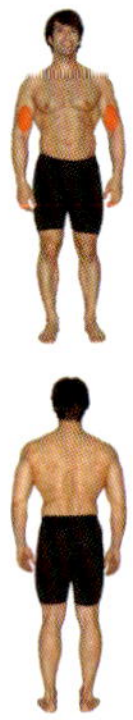

Diese Übung trainiert Armbeuger und Unterarme. Sie erfordert außerdem eine gute Grundstabilität im gesamten Körper.

PRIMÄRE MUSKELN: zweiköpfiger Oberarmmuskel *(Biceps brachii)*, Armbeuger *(Brachialis)*, Oberarmspeichenmuskel *(Brachioradialis)*

SEKUNDÄRE MUSKELN: Deltamuskel *(Deltoideus)* vorderer Anteil *(Pars clavicularis)*, Kapuzenmuskel *(Trapezius)*, Unterarmbeugemuskeln

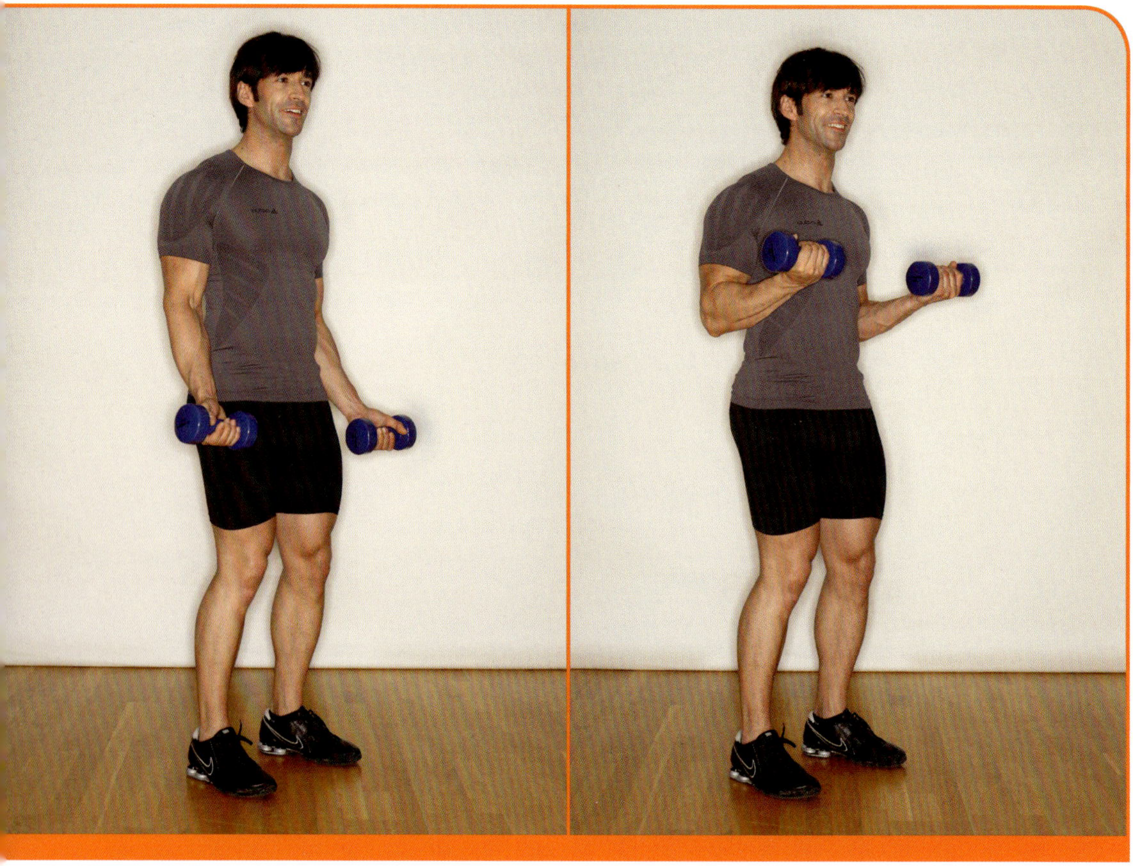

AUSGANGSPOSITION

Fassen Sie die Hanteln im Obergriff. Stellen Sie sich aufrecht hin, die Füße sind hüftbreit geöffnet, die Zehenspitzen zeigen nach vorne, und die Beine sind leicht gebeugt. Das Becken ist leicht nach vorne gekippt, der Rücken gerade und der Rumpf stabil. Ziehen Sie Ihre Schulterblätter nach hinten unten, sodass sich das Brustbein hebt.

Nun drehen Sie die Hanteln so, dass Ihre Handflächen nach oben zeigen, und winkeln Sie die Arme leicht an. Die Ellbogen sind dabei fest in der Taille fixiert.

BEWEGUNGSABLAUF

1 Beugen Sie nun die Arme, und heben Sie die Hanteln langsam so weit nach oben, wie es Ihnen möglich ist. Es bewegen sich nur die Unterarme, die Oberarme bleiben eng am Körper bzw. die Ellbogen fest in der Taille. Spannen Sie den Bizeps bewusst an, und halten Sie oben die Kontraktion für etwa eine Sekunde.

2 Senken Sie nun die Hanteln wieder ab zurück in die Ausgangsposition. Der Arm bleibt auch am tiefsten Punkt leicht gebeugt. Führen Sie nun so viele Wiederholungen aus, bis Sie den PmM erreicht haben, pausieren Sie für einen Moment, und machen Sie anschließend nochmals so viele Wiederholungen, wie Sie schaffen,

bis Sie erneut den PmM erreicht haben. **Intensitätstechniken:** Intervalltraining (→ Seite 53) oder Teilwiederholungen (→ Seite 53–54)

VARIANTEN

➡ **Für Einsteiger:** Trainieren Sie in den ersten Trainingseinheiten mit weniger Gewicht. So fällt es Ihnen anfangs leichter, die optimale Körperhaltung einzunehmen. Des Weiteren ist es bei den ersten Malen einfacher, für eine stabilere Position einen Fuß nach vorne zu setzen (→ Abb.).

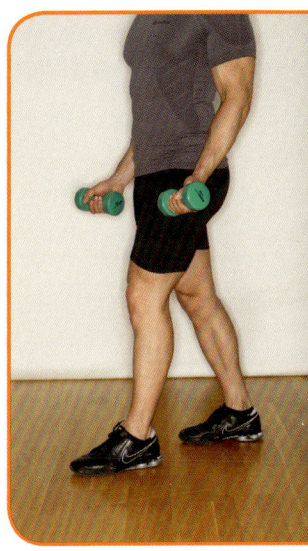

Variante für Einsteiger

➡ **Für Trainingserfahrene und Fortgeschrittene:** Während der Bewegung von unten nach oben können Sie zusätzlich die Unterarme bzw. die Hanteln drehen. In der Ausgangsposition halten Sie die Hanteln in neutraler Stellung, also mit den Handflächen zum Körper, in der Bewegung nach oben drehen Sie die Unterarme so, dass die Handflächen in der Endposition nach oben zeigen (→ Kapitel 3, Seite 117).

HINWEISE

■ Für Einsteiger ist es ratsam, zuerst mit einem erfahrenen Trainer die richtige Ausführung zu üben.
■ Für die richtige Körperhaltung ist das Trainieren vor einem Spiegel empfehlenswert.

INFO

Achten Sie darauf, dass Ihre Handgelenke fixiert sind, also während der Auf- und Abwärtsbewegung nicht abknicken, denn das führt nach kurzer Zeit zu Schmerzen, da der Druck auf die Handgelenke zu groß ist.

Basisübung 8: Trizepsdip zwischen zwei Stühlen

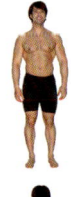
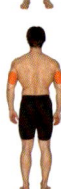

Hier wird der Trizeps, also die Oberarmrückseite, intensiv trainiert, aber auch Schulter- und Brustmuskulatur. Je nach Variante werden zusätzlich die Rückenmuskulatur sowie Gesäß- und Beinmuskeln beansprucht.

PRIMÄRE MUSKELN: dreiköpfiger Oberarmmuskel *(Triceps brachii)*
SEKUNDÄRE MUSKELN: großer Brustmuskel *(Pectoralis major)*, Kapuzenmuskel *(Trapezius)*, Deltamuskel *(Deltoideus)* vorderer Anteil *(Pars clavicularis)*, Rückenmuskulatur

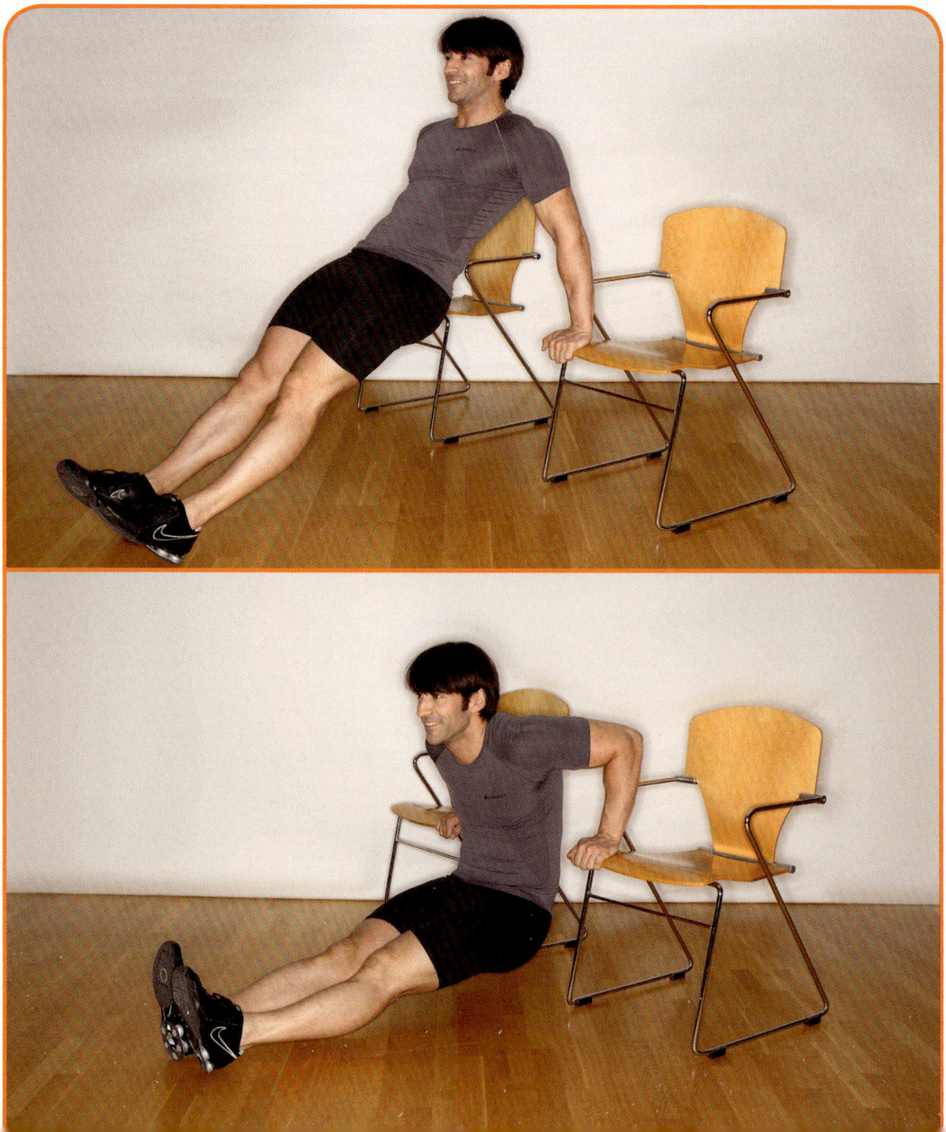

AUSGANGSPOSITION

Stellen Sie zwei Stühle so weit voneinander entfernt auf, dass Sie in Sitzrichtung jeweils eine Hand am Rand der Sitzflächen aufstützen können. Die Fingerspitzen weisen nach vorne und umklammern sozusagen die Stuhlkante. Wandern Sie nun mit den Beinen so weit nach vorne, bis Ihr Körper eine Gerade bildet und Sie Ihre Fersen aufstellen können. Die Beine sind etwa hüftbreit geöffnet, die Arme noch gestreckt. Ihr Blick ist geradeaus gerichtet.

BEWEGUNGSABLAUF

1 Spannen Sie nun Ihre Arm-, Brust-, Bauch- und Beinmuskulatur sowie die Gesäßmuskeln fest an, damit Ihr Körper nicht »durchhängt«.

2 Senken Sie sich langsam ab, indem Sie Ihre Arme beugen, die Ellbogen zeigen dabei nach hinten. Gehen Sie so weit nach unten, dass Sie sich aus dieser Position auch wieder nach oben drücken können. Verharren Sie am tiefsten Punkt für ein bis zwei Sekunden, und lassen Sie während der gesamten Bewegungsausführung die oben erwähnten Muskelgruppen fest angespannt. Atmen Sie beim Tiefgehen ein und beim Hochgehen aus.

Intensitätstechnik: Teilwiederholungen (→ Seite 53–54)

VARIANTEN

→ **Für Einsteiger:** Wenn Sie noch keine Rumpfstabilität aufgebaut haben, beginnen Sie mit gebeugten Beinen.

→ **Für Trainingserfahrene und Fortgeschrittene:** Um die Übung zu intensivieren, stellen Sie auch die Beine auf eine Erhöhung, jedoch nur bis zur halben Höhe der Stuhlsitzfläche.

→ **Für Fortgeschrittene, Variante 2:** Stellen Sie nun die Fersen auf einen dritten Stuhl, und gehen Sie mit dem Oberkörper so weit wie möglich nach unten (→ Kapitel 3, Seite 118). In dieser Variante drücken Sie sich aus der tiefsten Position nach oben, sie ist auch die schwerste von allen und nur für sehr weit Fortgeschrittene zu empfehlen.

HINWEISE

■ Achten Sie darauf, dass bei der gestreckten Variante, wie im Bild links dargestellt, Ihr Körper eine Gerade bildet. Versuchen Sie, das Brustbein immer etwas anzuheben, indem Sie die Schultermuskulatur aktiv anspannen und die Schulterblätter nach hinten unten ziehen. So vermeiden Sie, dass Ihr Oberkörper durchhängt und unnötiger Druck auf die Wirbelsäule ausgeübt wird.

Basisübung 9: seitlicher Crunch

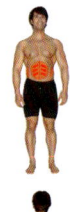

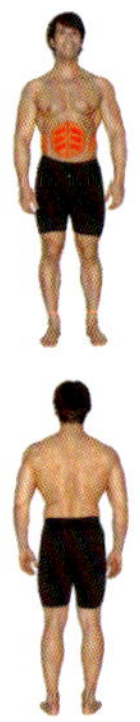

Je nach Variante kann diese Übung intensiviert werden. Es werden hauptsächlich die schrägen Bauchmuskeln trainiert.

PRIMÄRE MUSKELN: innerer und äußerer schräger Bauchmuskel *(Obliquus internus abdominis, Obliquus externus abdominis)*
SEKUNDÄRE MUSKELN: gerader Bauchmuskel *(Rectus abdominis)*, quer verlaufender Bauchmuskel *(Transversus abdominis)*

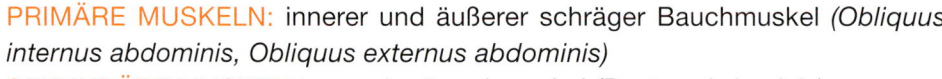

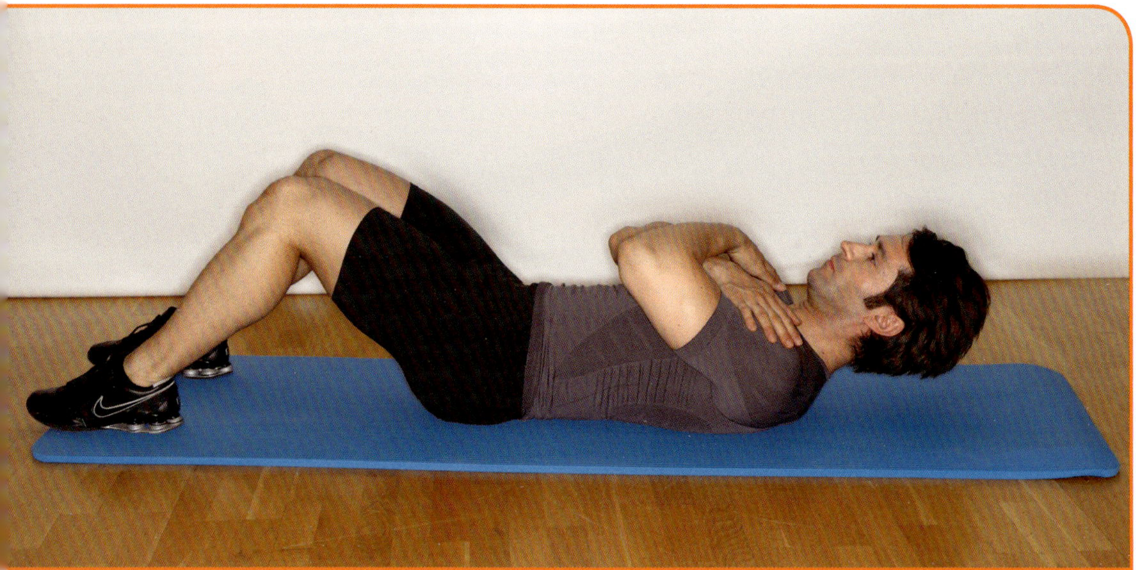

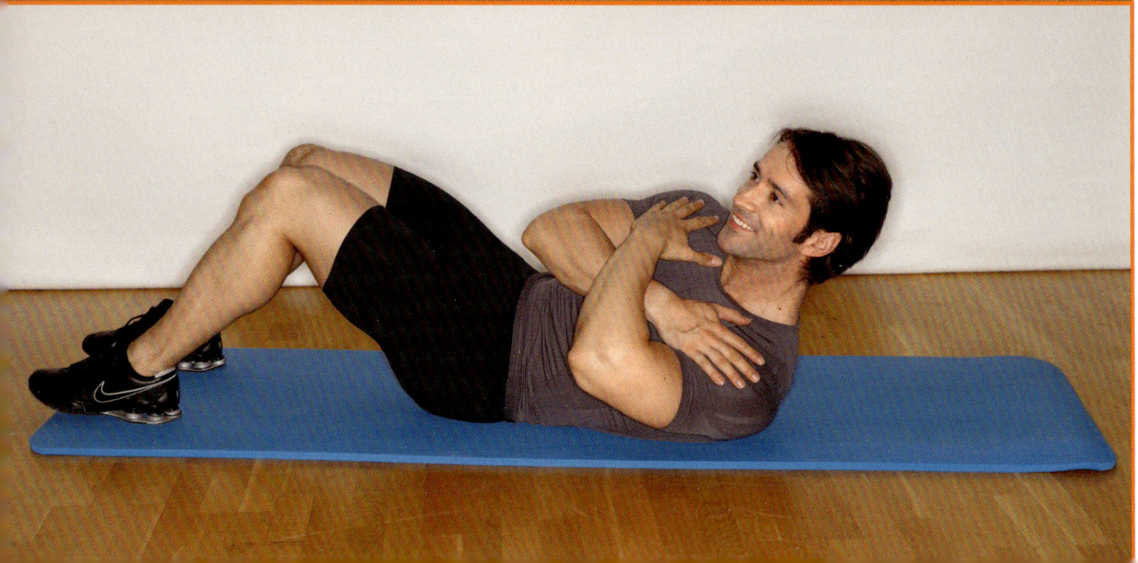

AUSGANGSPOSITION

1 Legen Sie sich auf den Rücken. Die Füße sind entweder bequem aufgestellt, etwa hüftbreit (wie abgebildet), oder im 90-Grad-Winkel angehoben (→ Seite 121). Das Anwinkeln hilft dabei, dass die Lendenwirbelsäule fest auf dem Boden aufliegt, erfordert jedoch mehr Kraft in den Bauchmuskeln. Einsteiger beginnen daher mit aufgestellten Beinen wie abgebildet. Halten Sie die Arme gekreuzt vor der Brust.

2 Spannen Sie nun Ihre Bauchmuskeln an, und ziehen Sie den Bauchnabel Richtung Wirbelsäule, damit der Rücken, vor allem die Lendenwirbelsäule, fest auf dem Boden aufliegt. Gleichzeitig heben Sie Kopf und Schultern leicht an. Ihr Blick ist schräg zur Decke gerichtet, Ihr Kopf befindet sich also in Verlängerung der Halswirbelsäule. Ziehen Sie das Kinn keinesfalls zur Brust! Der Kopf ist dann in der optimalen Position, wenn eine Faustbreite zwischen Kinn und Brust passt.

BEWEGUNGSABLAUF

Rollen Sie nun den Oberkörper langsam nach oben, und drehen Sie dabei Ihre linke Schulter diagonal Richtung rechtes Knie. Ihr linkes Schulterblatt ist nun komplett vom Boden angehoben. Ziehen Sie sich so weit nach oben, wie Sie können. Halten Sie diese Position ein bis zwei Sekunden, und senken Sie sich wieder ab, aber nur so weit, dass die linke Schulterblattspitze gerade noch den Boden berührt. Die Spannung in den Bauchmuskeln wird während der gesamten Ausführung gehalten.

Führen Sie Ihre Anzahl an Wiederholungen durch, und wechseln Sie dann die Seite.

Intensitätstechnik: Teilwiederholungen (→ Seite 53–54)

VARIANTEN

➡ **Für Einsteiger:** Beginnen Sie in der Variante wie abgebildet.

➡ **Für Trainingserfahrene und Fortgeschrittene:** Um die Übung zu intensivieren, winkeln Sie die Beine im 90-Grad-Winkel an und drehen Sie die Ellbogen nach außen.

➡ **Für Fortgeschrittene, Variante 2:** Wenn Sie schon eine sehr gut trainierte Bauchmuskulatur haben und mit der abgebildeten Variante mehr als 15 Wiederholungen schaffen, können Sie noch einen Schritt weitergehen und bei aufgestellten Beinen das Becken so weit anheben, dass das Steißbein nicht mehr den Boden berührt (→ Kapitel 3, Seite 121).

HINWEISE

■ Achten Sie darauf, dass die Lendenwirbelsäule während des Hochziehens fest auf dem Boden bleibt, damit nicht unnötig Druck auf die Wirbelsäule ausgeübt wird.

■ Vermeiden Sie unbedingt ein ruckartiges Hochziehen.

■ Trainieren Sie beide Seiten gleichmäßig.

Basisübung 10: gerader Crunch

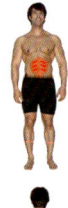

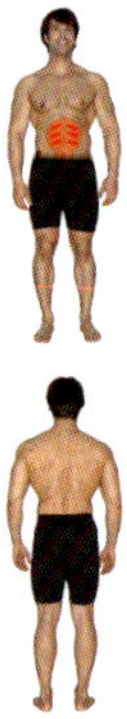

Je nach Variante kann diese Übung intensiviert werden. Es werden vor allem der gerade Bauchmuskel sowie die schrägen Bauchmuskeln trainiert.

PRIMÄRE MUSKELN: gerader Bauchmuskel *(Rectus abdominis)*, äußerer und innerer schräger Bauchmuskel *(Obliquus externus abdominis, O. internus abdominis)*

SEKUNDÄRE MUSKELN: quer verlaufender Bauchmuskel *(Transversus abdominis)*

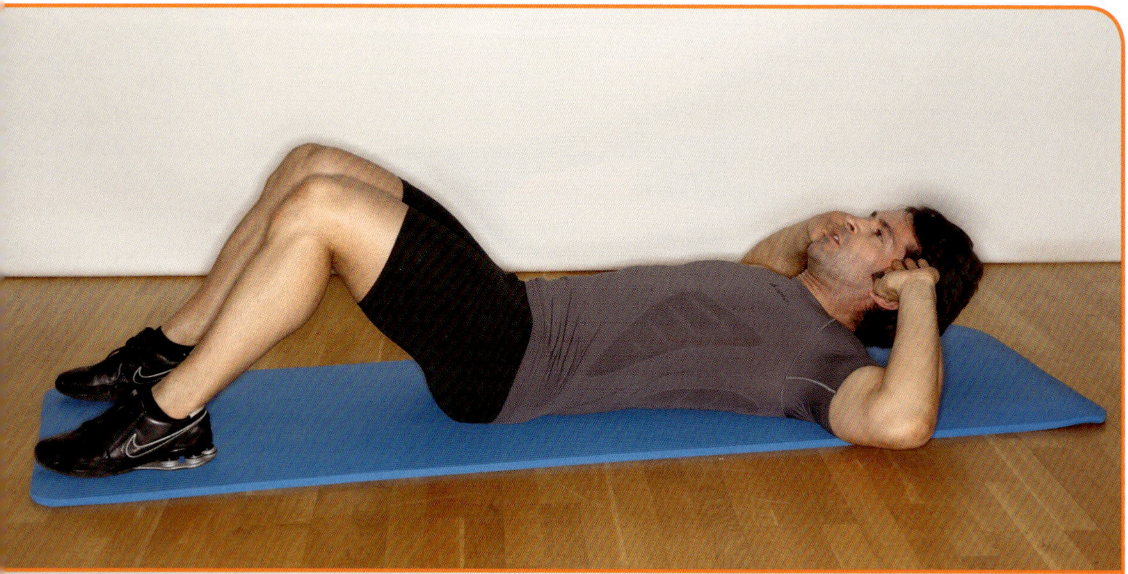

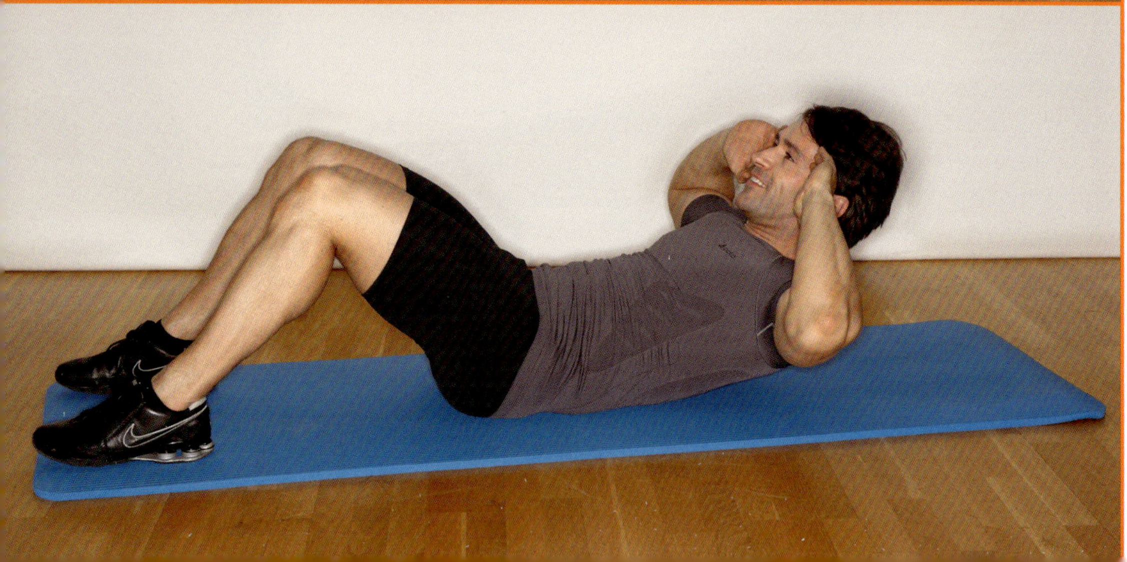

AUSGANGSPOSITION

1 Legen Sie sich auf den Rücken. Die Füße sind entweder aufgestellt wie beim seitlichen Crunch oder im 90-Grad-Winkel angehoben (→ Seite 121). Das Anwinkeln unterstützt die Lendenwirbelsäule, erfordert jedoch mehr Kraft in den Bauchmuskeln. Winkeln Sie nun die Arme an, und legen Sie die Daumen an die Schläfen. Die Ellbogen befinden sich in einer Linie mit den Schultern.

2 Spannen Sie nun Ihre Bauchmuskeln an, und ziehen Sie den Bauchnabel Richtung Wirbelsäule, damit der Rücken fest auf dem Boden aufliegt. Gleichzeitig heben Sie Kopf und Schultern leicht an. Ihr Blick ist schräg zur Decke gerichtet, Ihr Kopf befindet sich also in Verlängerung der Halswirbelsäule. Ziehen Sie das Kinn keinesfalls zur Brust! Es sollte immer eine Faustbreite zwischen Kinn und Brust passen.

BEWEGUNGSABLAUF

Rollen Sie nun den Oberkörper langsam nach oben, sodass sich beide Schulterblätter komplett vom Boden abheben. Ziehen Sie sich so weit nach oben, wie Sie können. Achten Sie darauf, dass die Ellbogen stets in einer Linie mit den Schultern bleiben. Halten Sie diese Position ein bis zwei Sekunden, und senken Sie sich wieder ab, aber nur so weit, dass die Schulterblattspitzen gerade noch den Boden berühren. Die Spannung in den Bauchmuskeln wird während der gesamten Ausführung gehalten.
Intensitätstechnik: Teilwiederholungen (→ Seite 53–54)

VARIANTEN

→ **Für Einsteiger:** Es ist ratsam, in der Variante mit den aufgestellten Beinen wie beim seitlichen Crunch, Seite 80–81, zu beginnen. Wenn Ihnen das Anwinkeln der Arme zu schwer fällt, kreuzen Sie die Arme vor der Brust wie beim seitlichen Crunch.

→ **Für Trainingserfahrene und Fortgeschrittene:** Steigen Sie mit der Variante wie abgebildet ein.

→ **Für Fortgeschrittene, Variante 2:** Wenn Sie schon eine sehr gut trainierte Bauchmuskulatur haben und mit der abgebildeten Variante mehr als 15 Wiederholungen schaffen, können Sie bei aufgestellten Beinen das Becken so weit anheben, dass das Steißbein nicht mehr den Boden berührt (→ Kapitel 3, Seite 121).

→ **Für Fortgeschrittene, Variante 3:** Sehr weit Fortgeschrittene können bis zur Hälfte ihrer Wiederholungen das rechte Bein nach vorne ausstrecken und knapp über dem Boden halten (→ Kapitel 3, Seite 121), dann wieder aufstellen und das linke Bein nach vorne strecken und halten. Oder Sie können die Beine aufgestellt lassen und eine Hantelscheibe auf der Brust platzieren.

HINWEISE

■ Achten Sie darauf, dass die Lendenwirbelsäule während des Hochziehens fest auf dem Boden bleibt, damit nicht unnötig Druck auf die Wirbelsäule ausgeübt wird.

■ Ziehen Sie sich nicht ruckartig hoch.

■ Umfassen Sie nicht mit den Händen den Hinterkopf und ziehen ihn nach oben. Der Druck auf die Halswirbelsäule ist dabei zu groß.

■ Das komplette Aufrichten des Oberkörpers zum sogenannten Klappmesser hat keinen größeren Trainingseffekt, erhöht aber den unerwünschten Druck auf die Wirbelsäule.

Die Basisübungen für Frauen

Die Basisübungen für Frauen sind so ausgewählt, dass die Muskeln des gesamten Körpers gestrafft werden und das Hauptaugenmerk dabei auf die speziellen Bedürfnisse der Frau gelegt wird. Neben einem Schwerpunkt im Bereich von Bauch, Beinen und Po liegt ein weiterer Schwerpunkt auf der Straffung des Trizeps, also der Oberarmrückseite. Da Frauen einen sehr viel geringeren Anteil an anabolen Hormonen haben als Männer, müssen Frauen nicht befürchten, durch ein Muskeltraining zu große Muskeln zu bekommen. Es gibt daher auch keinen Grund,

dass sich Frauen in Bezug auf die Intensität des Trainings zurückhalten sollten. Im Gegenteil: Erst durch ein entsprechend intensives Training wird der Reiz gesetzt, der dann positive Anpassungsreaktionen nach sich zieht. Wenn Sie die in der Tabelle und im Schaubild dargestellte Übungsreihenfolge beachten, ist Ihnen eine maximale Leistungsfähigkeit garantiert. Sie können deshalb mit der größtmöglichen Intensität trainieren, um optimale Trainingsfortschritte zu erzielen. Bei dem hier vorliegenden Zirkeltraining, wie auf der rechten Seite ab-

BASISÜBUNGEN	INTENSITÄTS-TECHNIKEN	ZIELMUSKULATUR
1. Liegestütz	Teilwiederholungen	Brust, Schultern, Trizeps, Bauch
2. Kniebeuge	Teilwiederholungen Reduktionssatz	unterer Rücken, Oberschenkel, Gesäß
3. Butterfly mit Kurzhanteln	Intervalltraining	Brust, Schultern
4. Kurzhantelrudern	Teilwiederholungen	oberer Rücken, Bizeps, Schultern
5. Wadenheben	Teilwiederholungen	Waden
6. Trizepsdip	Teilwiederholungen	Trizeps
7. Bizepscurl mit Kurzhantel	Intervalltraining oder Teilwiederholungen	Bizeps
8. Hüftstrecken aus dem Vierfüßler	Teilwiederholungen	Oberschenkelrückseite, Gesäß, Hüftmuskeln, unterer Rücken
9. Seitlicher Crunch	Teilwiederholungen	seitliche Bauchmuskulatur
10. Gerader Crunch	Teilwiederholungen	gerade Bauchmuskulatur

gebildet, werden die Muskeln durch die einzelnen Übungen nacheinander beansprucht, und zwar so, dass sich die Übungen nicht gegenseitig beeinträchtigen. Wie bei den Männern gilt auch hier, dass Sie so lange zwischen den Übungen pausieren sollten, bis Sie sich so weit erholt haben, dass Sie bei der nächsten Übung wieder die volle Leistung abrufen können. Ein guter Maß-

stab hierfür ist die Atmung: Auch bei einem intensiven Krafttraining wird das Herz-Kreislauf-System angekurbelt und die Atmung durch die Anstrengung schneller. Wenn sich die Atemfrequenz wieder normalisiert hat, können Sie zur nächsten Übung übergehen. Die Pausenlänge kann daher je nach Übung zwischen ein paar Sekunden und rund eineinhalb Minuten liegen.

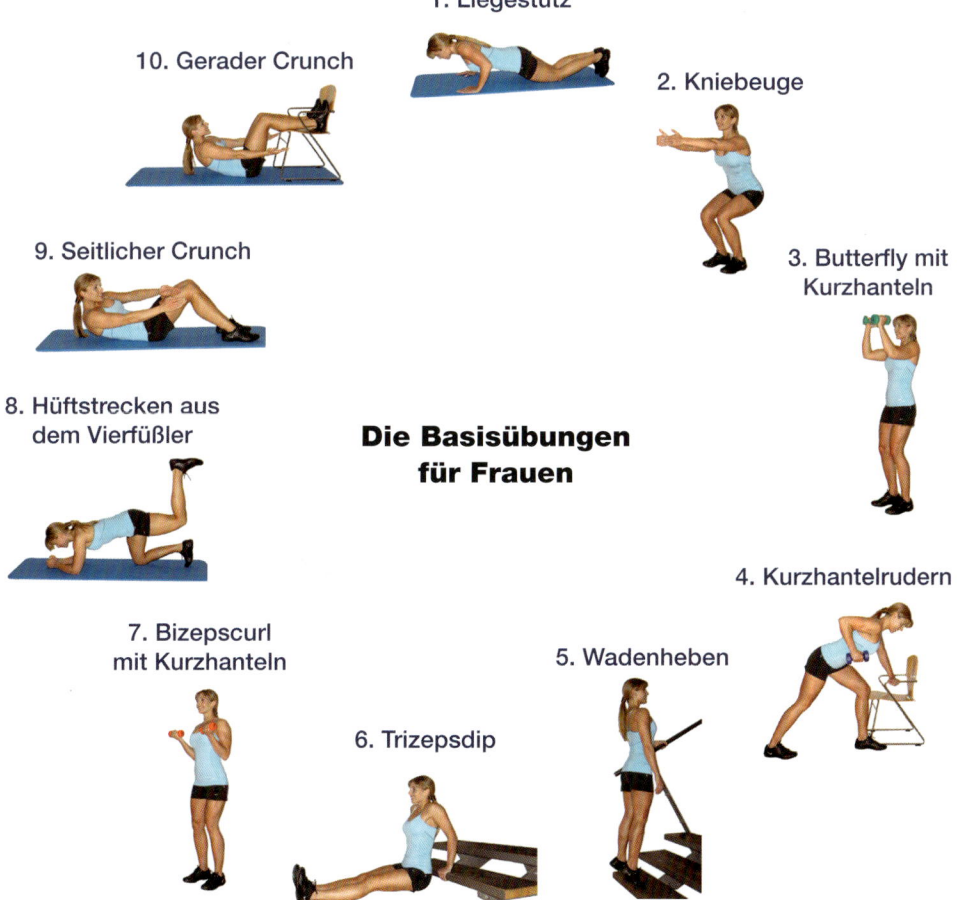

1. Liegestütz

10. Gerader Crunch

2. Kniebeuge

9. Seitlicher Crunch

3. Butterfly mit Kurzhanteln

8. Hüftstrecken aus dem Vierfüßler

Die Basisübungen für Frauen

4. Kurzhantelrudern

7. Bizepscurl mit Kurzhanteln

5. Wadenheben

6. Trizepsdip

Basisübung 1: Liegestütz

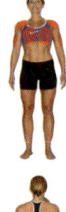

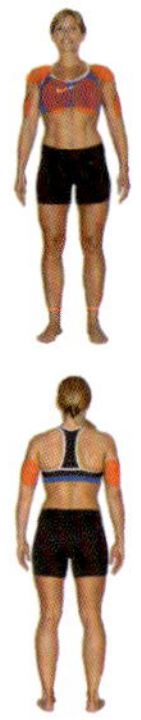

Der Liegestütz trainiert insbesondere den Brust- und Schulterbereich. Es gibt mehrere Varianten der Ausführung. Je nach Variante werden die Muskeln unterschiedlich stark beansprucht und auch der Kraftaufwand ist ein anderer.

PRIMÄRE MUSKELN: großer Brustmuskel *(Pectoralis major)*, Deltamuskel *(Deltoideus)* vorderer Anteil *(Pars clavicularis)*, dreiköpfiger Oberarmmuskel *(Triceps brachii)*

SEKUNDÄRE MUSKELN: gesamte Bauchmuskulatur

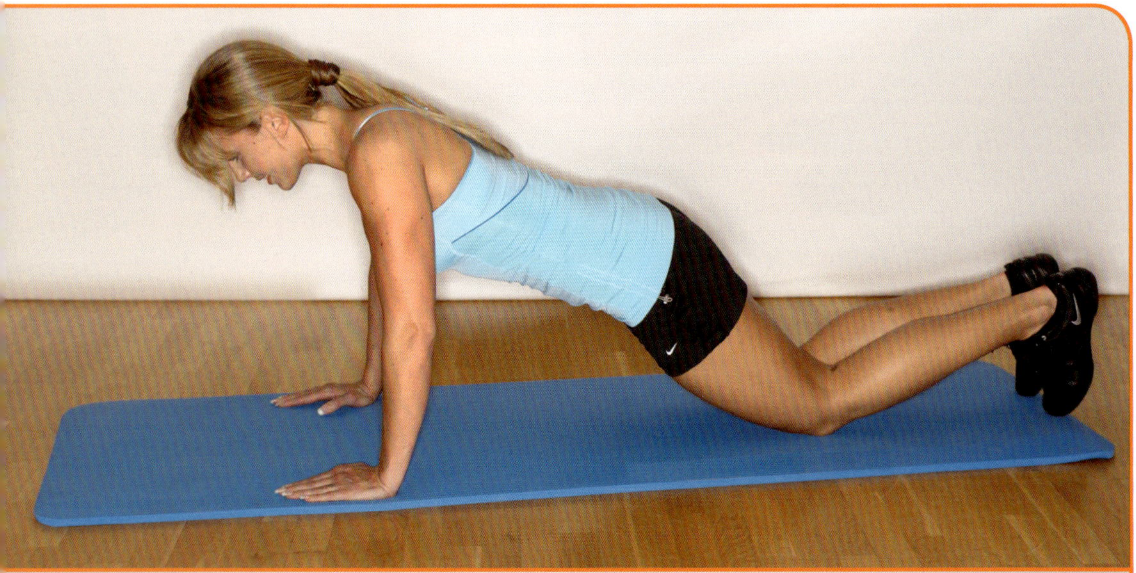

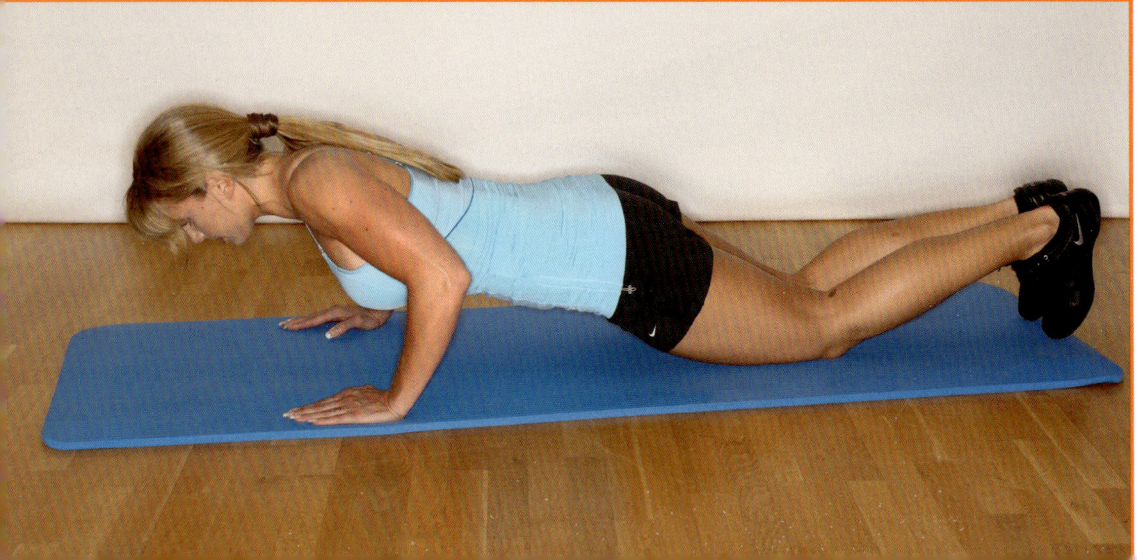

Der Bewegungsablauf, die Hinweise und Informationen aus dem Liegestütz des Basisprogramms für Männer auf den Seiten 64–65 gelten auch hier. Lediglich die Ausgangsposition variiert.

AUSGANGSPOSITION UND BEWEGUNGSABLAUF

Nehmen Sie die Position des Vierfüßlers ein. Wandern Sie nun mit den Händen so weit nach vorne, dass Oberschenkel und Rücken eine Linie bilden. Die Beine sind etwa hüftbreit geöffnet, die Zehenspitzen aufgestellt. Ihre Arme sind mehr als schulterbreit geöffnet und leicht gebeugt, die Fingerspitzen zeigen nach vorne. Für einen guten Halt spreizen Sie Ihre Finger so weit wie möglich, und pressen Sie Ihre Finger fest in den Boden.

Ihr Blick geht Richtung Boden, sodass sich Ihre Halswirbelsäule in Verlängerung zur Brustwirbelsäule befindet und somit eine Überstreckung der Halswirbelsäule vermieden wird.

Fahren Sie nun fort wie beim Liegestütz auf Seite 65 beschrieben. Die Ellbogen zeigen beim Tiefgehen nach außen.

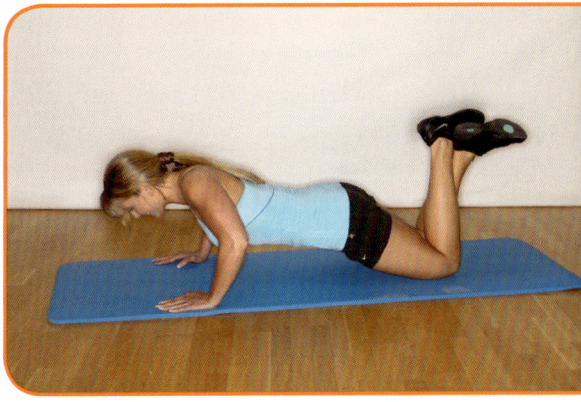

Variante für Einsteiger

Intensitätstechnik: Teilwiederholungen (➜ Seite 53–54)

VARIANTEN

Da bei Frauen oft die Kraft in den Oberarmen noch nicht ausreicht, ist vor allem Einsteigern zu empfehlen, mit der einfachsten Variante zu beginnen wie abgebildet: Die Knie sind abgesenkt, die Zehenspitzen aufgestellt und die Arme im weiten Stütz.

➜ **Für Einsteiger:** Sie können zusätzlich Ihre Unterschenkel kreuzen (➜ Abb.) und anheben oder auch zusätzlich in den engen Stütz gehen wie auf Seite 65 beschrieben. Wenn Sie keine Wiederholungen mehr schaffen, pausieren Sie kurz, und machen Sie anschließend noch einmal so viele Wiederholungen wie möglich.

➜ **Für Trainingserfahrene und Fortgeschrittene:** Wenn Sie im weiten und engen Stütz mit abgesenkten Knien mehr als 15 Wiederholungen schaffen, können Sie jederzeit in die Varianten wie beim Liegestütz für Männer auf Seite 65 beschrieben wechseln.

TIPP

Um die Übung zu intensivieren, können Sie auch zwei Varianten mischen, und zwar wie folgt: Gehen Sie zunächst in den gestreckten Stütz (➜ Seite 87, Variante für Trainingserfahrene), und machen Sie so viele Wiederholungen, wie Sie schaffen (auch wenn es nur ein oder zwei sind). Wechseln Sie dann ohne Pause in die Variante mit den abgesenkten Knien. Sie entscheiden, ob Sie die Übung im weiten oder engen Stütz ausführen möchten.

Basisübung 2: Kniebeuge

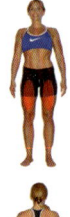

Kniebeugen sind eine einfache, aber sehr effektive Übung und trainieren die gesamte Bein- und Gesäßmuskulatur. Mit Kurzhanteln ausgeführt, werden zusätzlich Bauch-, Brustmuskeln und untere Rückenmuskulatur trainiert.

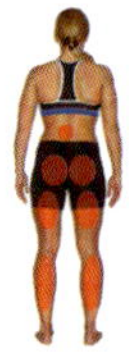

PRIMÄRE MUSKELN: vierköpfiger Oberschenkelmuskel *(Quadriceps femoris)*, großer Gesäßmuskel *(Glutaeus maximus)*, Rückenstrecker *(Erector spinae)*, Halbsehnenmuskel *(Semitendinosus)*

SEKUNDÄRE MUSKELN: zweiköpfiger Oberschenkelmuskel *(Biceps femoris)*, Adduktoren *(Adductor longus, A. magnus)*, zweiköpfiger Wadenmuskel *(Gastrocnemius)*, Schollenmuskel *(Soleus)*, Bauch- und untere Rückenmuskulatur

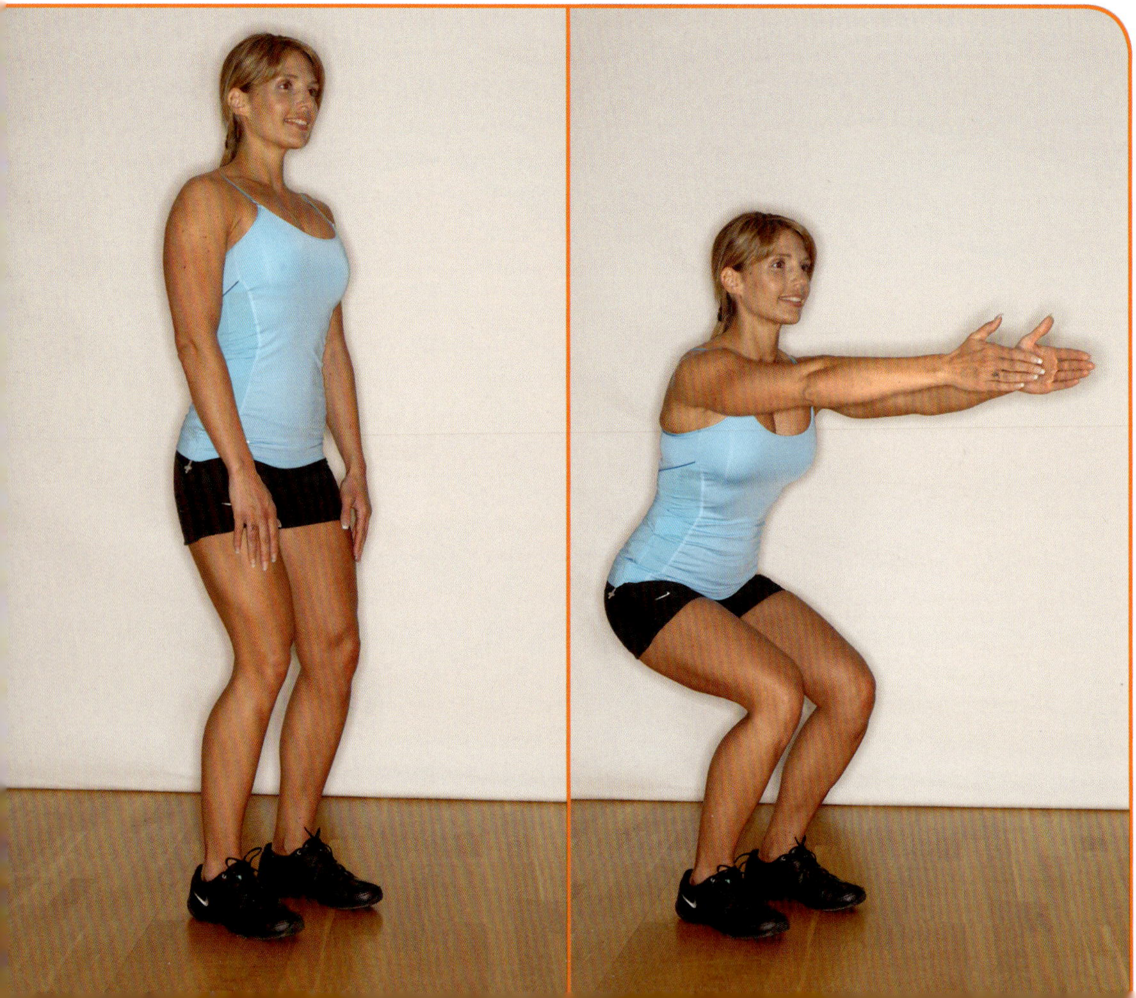

Die Ausgangsposition, die Varianten, Tipps und Hinweise, die bei der Kniebeuge im Basisprogramm für Männer auf den Seiten 66–67 angegeben sind, gelten auch hier. Lediglich der Bewegungsablauf ohne Hanteln variiert.

AUSGANGSPOSITION UND BEWEGUNGSABLAUF

Führen Sie die Übung zunächst ohne Hanteln aus. Nehmen Sie die Ausgangsposition wie auf Seite 67 beschrieben ein. Legen Sie dann Ihre Hände auf den Oberschenkeln ab.
Fahren Sie nun im Bewegungsablauf wie auf Seite 67 beschrieben fort. In der Ab-

wärtsbewegung schieben Sie jedoch nun die Arme nach vorne – fast ganz ausstrecken –, die Handflächen zeigen zueinander. Achten Sie darauf, dass Ihre Schulterblätter weiterhin nach hinten unten gezogen sind. Beim Hochgehen in die Ausgangsposition ziehen Sie die Arme wieder zurück, legen sie aber nicht mehr auf den Oberschenkeln ab, sondern führen Sie Ihre Hände lediglich bis zur Taille. Bei der nächsten Wiederholung schieben Sie die Arme wieder nach vorne.
Intensitätstechnik: Teilwiederholungen (→ Seite 53–54)

VARIANTEN

Wenn Sie in der abgebildeten Variante mehr als 15 Wiederholungen schaffen, greifen Sie zu den Kurzhanteln und gehen Sie zu den Varianten für Einsteiger, Trainingserfahrene und Fortgeschrittene wie im Basisprogramm für Männer auf den Seiten 66–67 beschrieben über.

HINWEISE

■ Da die Kniebeuge eine komplexe Übung ist, erfordert sie eine optimale Körperhaltung und eine gewisse Rumpfstabilität. Beginnen Sie bei den Basisübungen deshalb zunächst in der Variante ohne Hanteln wie abgebildet, um ein Gefühl für die richtige Körperhaltung zu bekommen.
■ Wenn Sie Ihre Arme in der Abwärtsbewegung nach vorne schieben, achten Sie darauf, dass Ihr Rücken gerade und Ihre Schultern tief bleiben. Es ist nicht notwendig, die Arme ganz durchzustrecken oder sie auf Schulterhöhe zu nehmen.
■ In jedem Fall ist es ratsam, zuerst mit einem erfahrenen Trainer die richtige Ausführung zu üben.

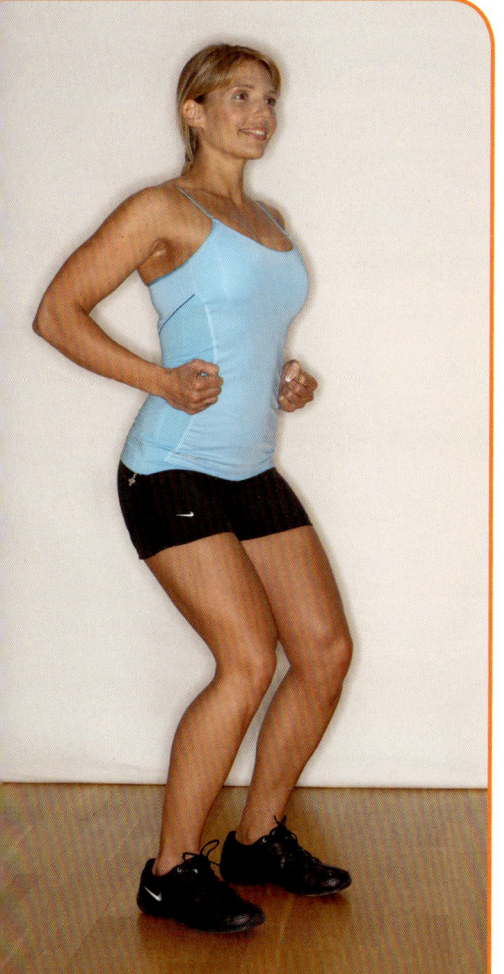

Basisübung 3: Butterfly mit Kurzhanteln

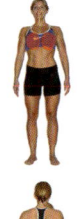

Diese Übung trainiert hauptsächlich den großen Brustmuskel, aber auch Schultern und Arme. Der Butterfly erfordert, wie Kniebeuge und Bizepscurl, eine optimale Körperhaltung und eine gewisse Rumpfstabilität.

PRIMÄRE MUSKELN: großer Brustmuskel *(Pectoralis major)*
SEKUNDÄRE MUSKELN: Deltamuskel *(Deltoideus)* vorderer Anteil *(Pars clavicularis)*, zweiköpfiger Oberarmmuskel *(Biceps brachii)*

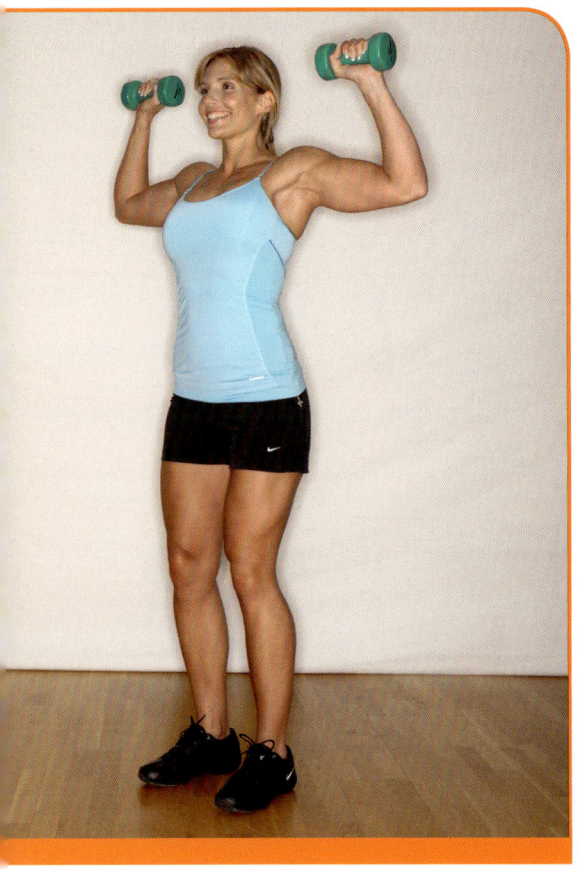

AUSGANGSPOSITION

Greifen Sie die Hanteln im Obergriff (→ Seite 71). Stellen Sie sich aufrecht hin, Ihre Beine sind hüftbreit geöffnet, die Zehenspitzen zeigen nach vorne. Beugen Sie nun leicht Ihre Beine, und kippen Sie das Becken etwas nach vorne. Ziehen Sie Ihre Schulterblätter nach hinten unten, sodass sich das Brustbein leicht hebt, Ihr Rücken ist gestreckt. Jetzt nehmen Sie die Hanteln nach oben, sodass sich Ihre Oberarme in einer Linie mit der Schulterachse befinden. Die Handflächen zeigen nach vorne. Ihr Kopf befindet sich in Verlängerung der Halswirbelsäule.

BEWEGUNGSABLAUF

Spannen Sie nun die Rumpfmuskulatur an, die das Aufrechterhalten des Oberkörpers unterstützt, und drehen Sie Ihre Arme langsam einwärts, am besten so weit, bis sich Ihre Unterarme bzw. die Hanteln berühren. Drehen Sie dann Ihre Arme wieder zurück in die Ausgangsposition.
Intensitätstechnik: Intervalltraining (➔ Seite 53)

VARIANTEN

Einsteiger, Trainingserfahrene und Fortgeschrittene trainieren auf dieselbe Weise. Der Unterschied besteht lediglich in der Wahl der Gewichte. In Kapitel 3, Seite 152, finden Sie eine weitere Variante für das Training im Studio am Butterfly-Gerät.

HINWEISE

■ Achten Sie darauf, dass Sie Ihre Schulterblätter stets nach hinten unten gezogen lassen, sodass sich Ihr Brustbein leicht hebt und Ihr Rücken gerade ist.

■ Führen Sie die Hanteln nicht zu weit nach hinten, da sonst die Schultergelenke zu stark belastet werden.

■ Es ist auf jeden Fall empfehlenswert, vor einem Spiegel zu trainieren, um die Körperhaltung zu kontrollieren.

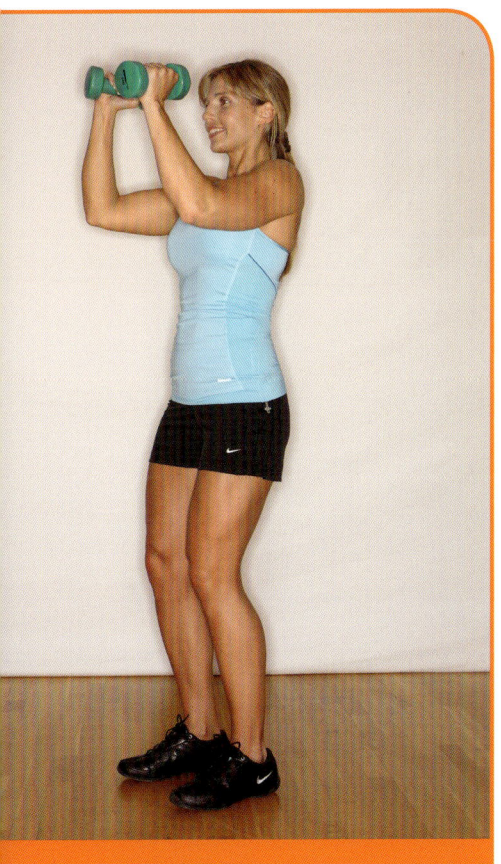

Basisübung 4: Kurzhantelrudern

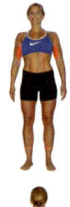

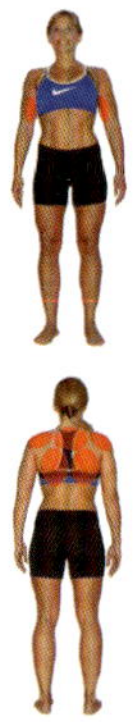

Diese Übung beansprucht den gesamten Rücken. Da die Übung unilateral durchgeführt wird, achten Sie darauf, dass Sie beide Seiten gleichmäßig trainieren.

PRIMÄRE MUSKELN: Kapuzenmuskel *(Trapezius)*, vor allem der mittlere Anteil *(Pars transversa)*, breiter Rückenmuskel *(Latissimus dorsi)*, Rautenmuskeln *(Rhomboidei)*, zweiköpfiger Oberarmmuskel *(Biceps brachii)*
SEKUNDÄRE MUSKELN: Deltamuskel *(Deltoideus)* hinterer Anteil *(Pars spinalis)*, Unterarmbeugemuskeln

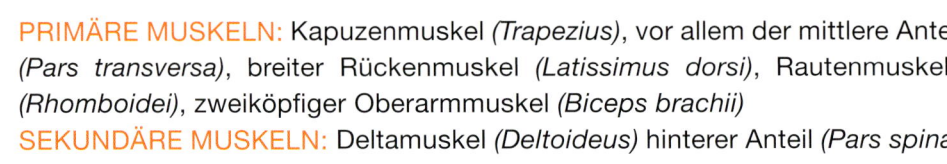

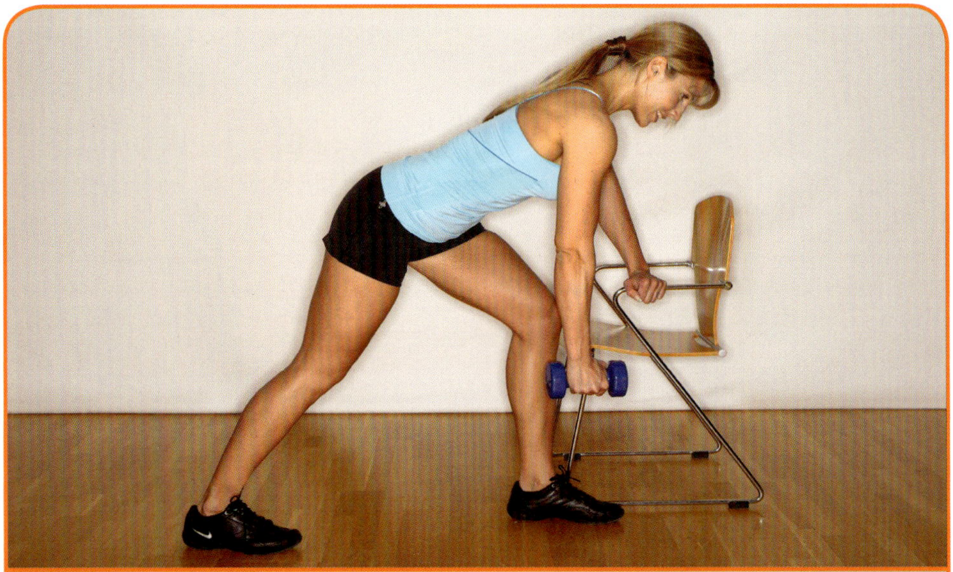

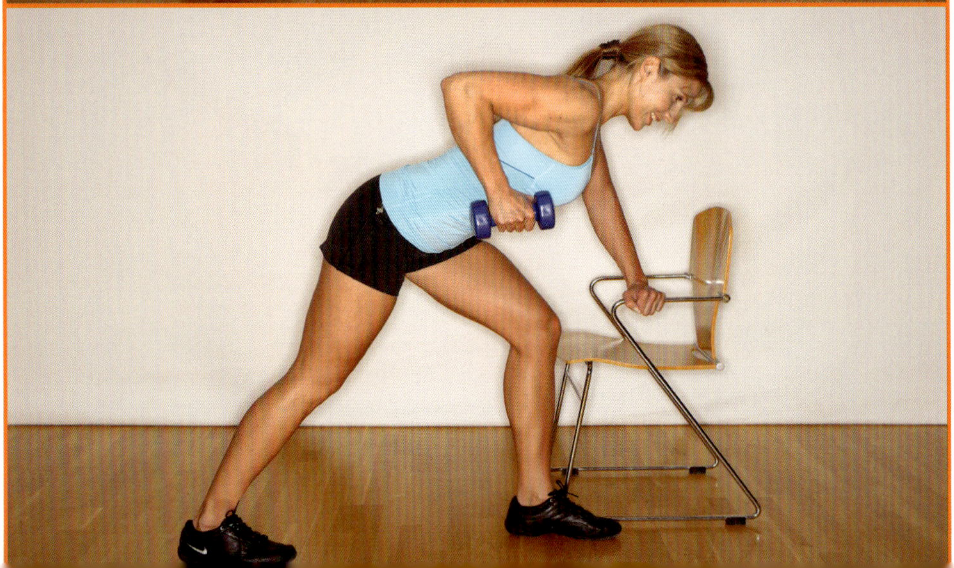

AUSGANGSPOSITION MIT STUHL

Die Übung kann mit einem Stuhl oder einer Flachbank ausgeführt werden. Mit Stuhl nehmen Sie folgende Ausgangsposition ein: Stellen Sie sich seitlich zur Sitzfläche. Ihre Zehenspitzen sind mit der Kante der Sitzfläche in einer Linie. Nehmen Sie eine Hantel in die rechte Hand, und lassen Sie den Arm locker hängen. Machen Sie nun mit dem rechten Bein einen Ausfallschritt nach hinten. Stützen Sie sich mit der linken Hand am Stuhl ab. Ihr linkes Handgelenk ist direkt unter der linken Schulter platziert und der Arm gestreckt. Der gesamte Fuß des gestreckten Beines ist fest auf dem Boden. Der Oberkörper ist nach vorne geneigt und bildet mit dem gestreckten Bein in etwa eine Linie. Das Knie des aufgestellten linken Beines befindet sich direkt über der Ferse. Ihr Kopf ist in Verlängerung der Halswirbelsäule.

AUSGANGSPOSITION MIT FLACHBANK

Stellen Sie sich seitlich zur Bank. Statt des Ausfallschrittes legen Sie Ihren linken Unterschenkel auf der Bank ab, und zwar so, dass der Oberschenkel einen 90-Grad-Winkel zum Oberkörper bildet. Arm- und Handstellung des abstützenden Armes wie oben beschrieben einnehmen. Der Rücken bildet eine Linie, Ihr Oberkörper ist parallel zur Bank. Der Blick ist zum Boden gerichtet, der Kopf befindet sich in Verlängerung der Halswirbelsäule. Führen Sie die Übung wie nachstehend beschrieben aus.

BEWEGUNGSABLAUF

Ziehen Sie die Hantel langsam so weit nach oben, bis der Arm vollständig angewinkelt ist. Der Ellbogen zeigt dabei nach hinten. Halten Sie die Position für eine Sekunde, und senken Sie den Arm wieder langsam ab. Nach Ihren auszuführenden Wiederholungen wechseln Sie die Seite.

Intensitätstechnik: Teilwiederholungen (➔ Seite 53–54)

VARIANTEN

➔ **Für Trainingserfahrene und Fortgeschrittene:** Die Übung kann auch ohne Stuhl ausgeführt werden. Stattdessen stützen Sie Ihre freie Hand auf dem Oberschenkel ab (➔ Kapitel 3, Seite 124). Achten Sie jedoch darauf, dass Ihr Rumpf stabil bleibt und Sie die Wirbelsäule nicht »aufdrehen«, also zur Seite öffnen.

HINWEISE

■ Achten Sie darauf, dass Sie während der Ausführung Ihren Rumpf stabil halten. Die Übung wird nur aus dem Schultergelenk heraus ausgeführt.

■ Einsteiger sollten die richtige Körperhaltung und genaue Ausführung zuerst mit einem erfahrenen Trainer und vor einem Spiegel üben.

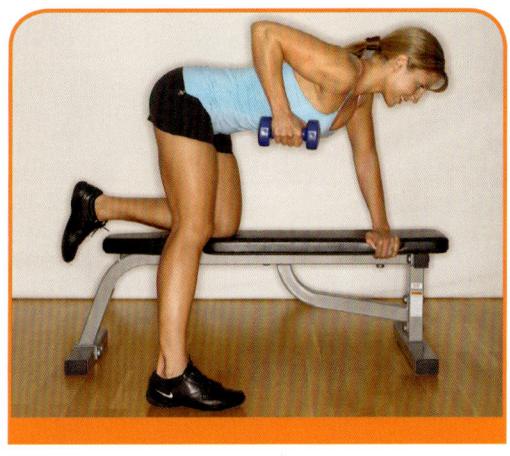

Basisübung 5: Wadenheben

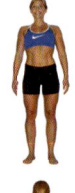
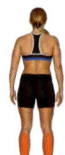

Das Wadenheben eignet sich für Frauen wie für Männer in gleicher Weise. Gehen Sie deshalb wie im Basisprogramm für Männer auf den Seiten 72–73 beschrieben vor, und beachten Sie sämtliche Hinweise und Informationen genau.

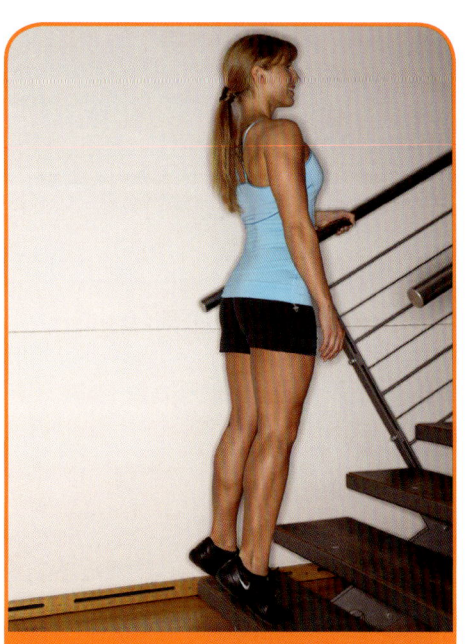

PRIMÄRE MUSKELN: zweiköpfiger Wadenmuskel *(Gastrocnemius)*, Schollenmuskel *(Soleus)*
SEKUNDÄRE MUSKELN: hinterer Schienbeinmuskel *(Tibialis posterior)*, langer und kurzer Wadenbeinmuskel *(Peroneus longus, P. brevis)*, langer Großzehenbeuger *(Flexor hallucis longus)*, langer Zehenbeuger *(Flexor digitorum longus)*

Intensitätstechnik: Teilwiederholungen (➜ Seite 53–54)

Basisübung 6: Trizepsdip

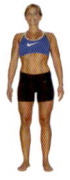

Der Trizepsdip für Frauen wird in ähnlicher Weise wie für Männer ausgeführt. Bewegungsablauf, Varianten und Hinweise aus dem Trizepsdip des Basisprogramms für Männer auf den Seiten 78–79 gelten auch hier. Lediglich die Ausgangsposition variiert.

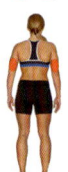
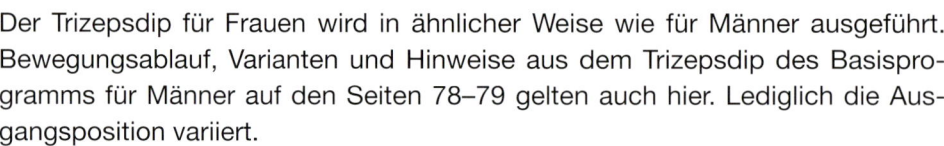

PRIMÄRE MUSKELN: dreiköpfiger Oberarmmuskel *(Triceps brachii)*
SEKUNDÄRE MUSKELN: großer Brustmuskel *(Pectoralis major)*, Kapuzenmuskel *(Trapezius)*, Deltamuskel *(Deltoideus)* vorderer Anteil *(Pars clavicularis)*, Rückenmuskulatur

AUSGANGSPOSITION

Führen Sie den Trizepsdip zu Hause am besten an Treppenstufen aus. Sie können jedoch auch eine ähnliche Erhöhung nehmen, zum Beispiel das Step aus dem Fitnessstudio. Setzen Sie sich darauf, stützen Sie Ihre Hände an der Kante ab, und wandern Sie mit den Füßen so weit nach vorne, dass Sie Ihr Gesäß knapp am Step bzw. an der Stufe vorbeiführen können. Die Ellbogen zeigen nach hinten, die Füße liegen hüftbreit auseinander. Ziehen Sie die Schulterblätter nach hinten unten, sodass sich das Brustbein etwas hebt. Ihr Blick ist nach vorne gerichtet.

BEWEGUNGSABLAUF

1 Spannen Sie Ihre Arm-, Brust-, Bauch- und Beinmuskulatur sowie das Gesäß fest an.
2 Beugen Sie Ihre Arme, und gehen Sie langsam so tief, dass Ihr Gesäß fast den Boden berührt. Drücken Sie sich dann wieder nach oben.
Intensitätstechnik: Teilwiederholungen
(→ Seite 53–54)

VARIANTEN

Wenn Sie mehr als 15 Wiederholungen schaffen, können Sie zu den Varianten aus dem Trizepsdip des Basisprogramms für Männer auf den Seiten 78–79 übergehen.

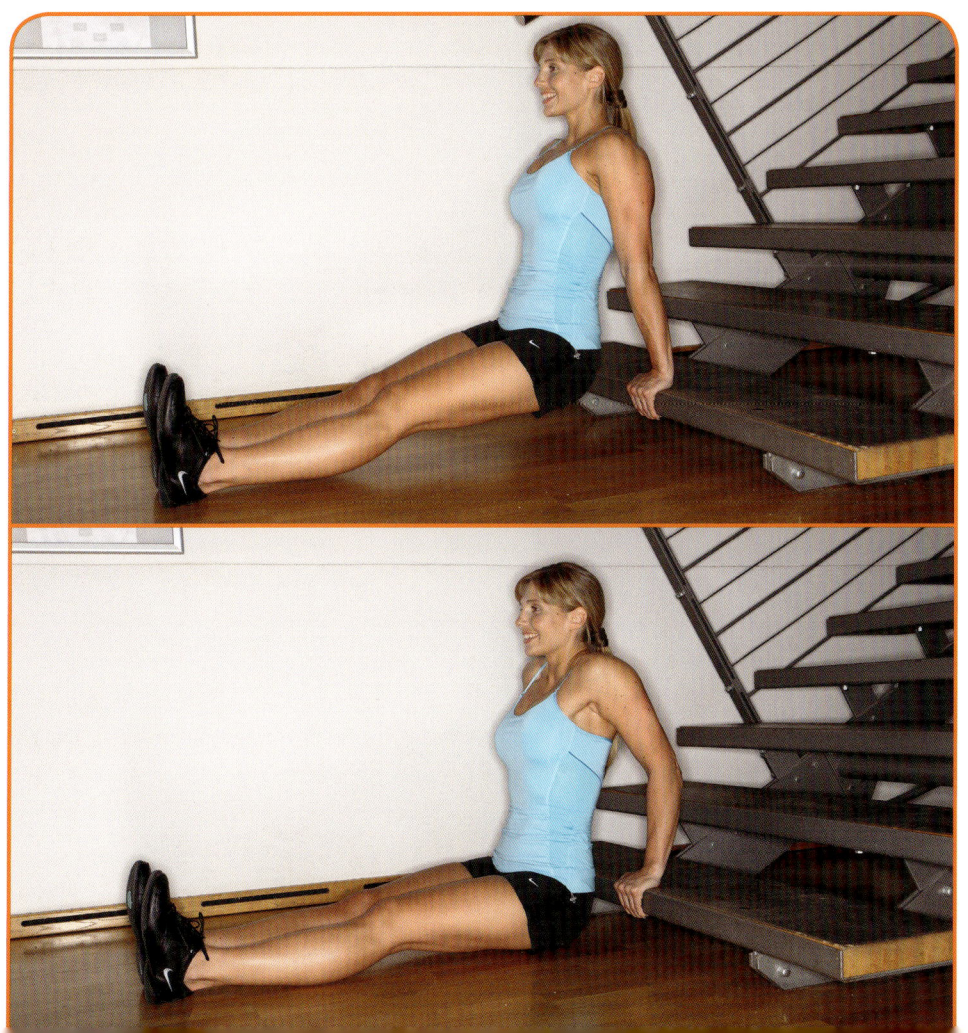

Basisübung 7: Bizepscurl mit Kurzhanteln

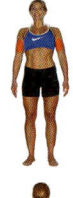
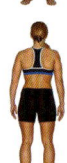

Der Bizepscurl eignet sich für Frauen wie für Männer in gleicher Weise. Gehen Sie deshalb wie im Basisprogramm für Männer auf den Seiten 76–77 beschrieben vor, und beachten Sie sämtliche Hinweise und Informationen genau.

PRIMÄRE MUSKELN: zweiköpfiger Oberarmmuskel *(Biceps brachii)*, Armbeuger *(Brachialis)*, Oberarmspeichenmuskel *(Brachioradialis)*
SEKUNDÄRE MUSKELN: Deltamuskel *(Deltoideus)* vorderer Anteil *(Pars clavicularis)*, Kapuzenmuskel *(Trapezius)*, Unterarmbeugemuskeln

Intensitätstechniken: Intervalltraining (➔ Seite 53) oder Teilwiederholungen (➔ Seite 53–54)

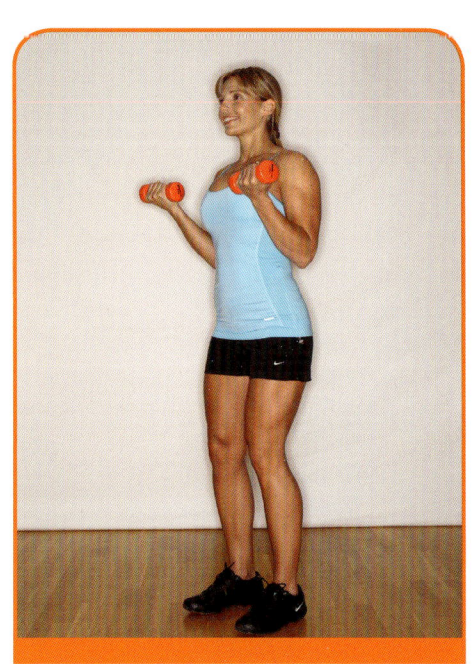

Basisübung 8: Hüftstrecken aus dem Vierfüßler

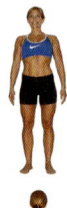

Diese Übung ist eine der effektivsten für das Gesäß. Sie trainiert außerdem die Oberschenkelrückseite und den Rückenstrecker im Bereich der Lendenwirbelsäule. Je nach Variante kann die Übung intensiviert werden.

PRIMÄRE MUSKELN: großer Gesäßmuskel *(Glutaeus maximus)*
SEKUNDÄRE MUSKELN: zweiköpfiger Oberschenkelmuskel *(Biceps femoris)*, Halbsehnenmuskel *(Semitendinosus)*, halbmembranöser Muskel *(Semimembranosus)*, Rückenstrecker *(Erector spinae)*

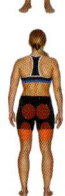

AUSGANGSPOSITION

Gehen Sie in den Vierfüßler, stützen Sie die Ellbogen auf und verklinken Sie die Hände. Die Ellbogen sind direkt unter den Schultern, die Beine hüftbreit geöffnet. Ihre Halswirbelsäule ist in Verlängerung der Brustwirbelsäule, der Blick zum Boden gerichtet. Spannen Sie nun Ihre Bauchmuskeln an, und ziehen Sie den Bauchnabel zur Wirbelsäule, sodass der Rücken eine Linie bildet und nicht »durchhängt«. Zusätzlich schieben Sie Ihre Schulterblätter Richtung Decke. Der Rumpf ist jetzt stabil.

BEWEGUNGSABLAUF

1 Heben Sie das rechte Bein im rechten Winkel nach oben, die Zehenspitzen sind Richtung Schienbein gezogen. Ober- und Unterschenkel bilden einen rechten Winkel.
2 Schieben Sie nun langsam Ihren Oberschenkel über das Gesäß hinaus, ohne dabei die Hüfte aufzudrehen. Senken Sie das Bein wieder ab, und zwar so weit, dass sich Ihr Knie am tiefsten Punkt knapp über dem Boden befindet. Jetzt führen Sie das Bein wieder senkrecht nach oben. Machen Sie Ihre Anzahl an Wiederholungen, und wechseln Sie dann die Seite.
Intensitätstechnik: Teilwiederholungen (➜ Seite 53–54)

VARIANTEN

➜ **Für Einsteiger:** Wenn Sie noch keine 15 Wiederholungen schaffen, verkleinern Sie den Radius, indem Sie das Bein noch nicht über das Gesäß hinausschieben und nur bis zur Waagerechten gehen.
➜ **Für Trainingserfahrene:** Schaffen Sie mehr als 15 Wiederholungen, strecken Sie

das Bein gerade nach hinten aus, und drehen Sie die Zehenspitzen etwas nach außen. Das intensiviert die Übung (➜ Kapitel 3, Seite 133).
➜ **Für Fortgeschrittene:** Gehen Sie in die Ausgangsposition, und stellen Sie Ihre Fußspitzen auf. Nehmen Sie dann das rechte Bein rechtwinklig nach oben, und drücken Sie zusätzlich das linke Knie vom Boden weg, sodass es sich wenige Zentimeter über dem Untergrund befindet. Halten Sie das Knie in dieser Position während der gesamten Ausführung (➜ Kapitel 3, Seite 133).

HINWEISE

■ Halten Sie die Spannung in der Rumpfmuskulatur.
■ Vermeiden Sie jede Schwungbewegung, sowohl nach unten als auch nach oben, da Sie sonst Ihren Rumpf und das Becken nicht mehr stabilisieren können und ein zu großer Druck auf die Lendenwirbelsäule ausgeübt wird.

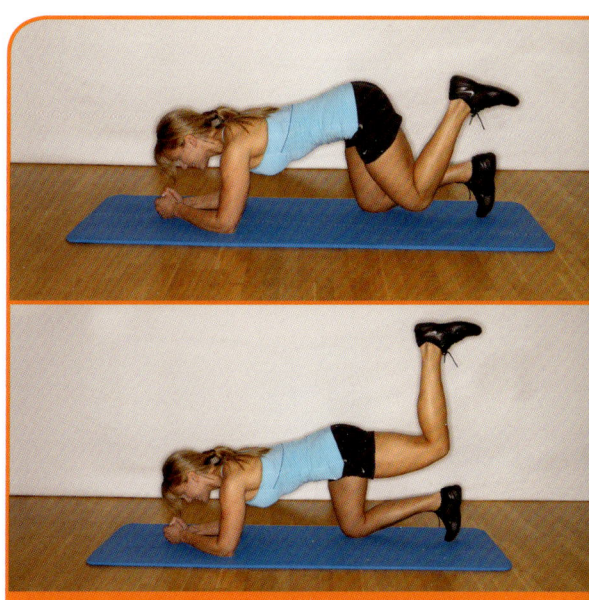

Basisübung 9: seitlicher Crunch

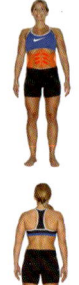

Bewegungsablauf, Varianten und Hinweise aus dem seitlichen Crunch des Basisprogramms für Männer auf den Seiten 80–81 gelten auch hier. Lediglich die Ausgangsposition und eine Variante variieren.

PRIMÄRE MUSKELN: innerer und äußerer schräger Bauchmuskel *(Obliquus internus abdominis, Obliquus externus abdominis)*
SEKUNDÄRE MUSKELN: gerader Bauchmuskel *(Rectus abdominis)*, quer verlaufender Bauchmuskel *(Transversus abdominis)*

AUSGANGSPOSITION UND BEWEGUNGSABLAUF

Nehmen Sie die Ausgangsposition wie auf Seite 81 beschrieben ein. Legen Sie jedoch Ihre Arme nach vorne ausgestreckt neben dem Körper ab. Fahren Sie fort wie beim seitlichen Crunch für Männer auf Seite 81 beschrieben, und ziehen Sie nun den linken Arm zusammen mit dem rechten Arm gestreckt am rechten Oberschenkel vorbei (→ Bild unten). Wechseln Sie nach Ihrem Satz die Seite oder wechseln Sie bei jeder Wiederholung die Seite.
Intensitätstechnik: Teilwiederholungen (→ Seite 53–54)

VARIANTEN

Eine Variante, die zusätzlich zu den inneren und äußeren schrägen Bauchmuskeln noch den viereckigen Lendenmuskel *(Quadratus lumborum)* trainiert, beginnt in der Ausgangsposition mit angehobenen Schultern und Armen. Nun wird der rechte Arm durch eine Seitwärtsbewegung des Oberkörpers nach rechts noch weiter nach vorne Richtung Zehenspitzen geschoben. Kehren Sie zur Mitte zurück, und schieben Sie den linken Arm nach vorne. Die Arme können auch vor der Brust gekreuzt oder – für Trainingserfahrene und Fortgeschrittene – die Ellbogen angewinkelt werden wie auf Seite 80 abgebildet. Wenn Sie in den dargestellten Varianten mehr als 15 Wiederholungen schaffen, gehen Sie zu den Varianten für Trainingserfahrene und Fortgeschrittene auf Seite 131 über.

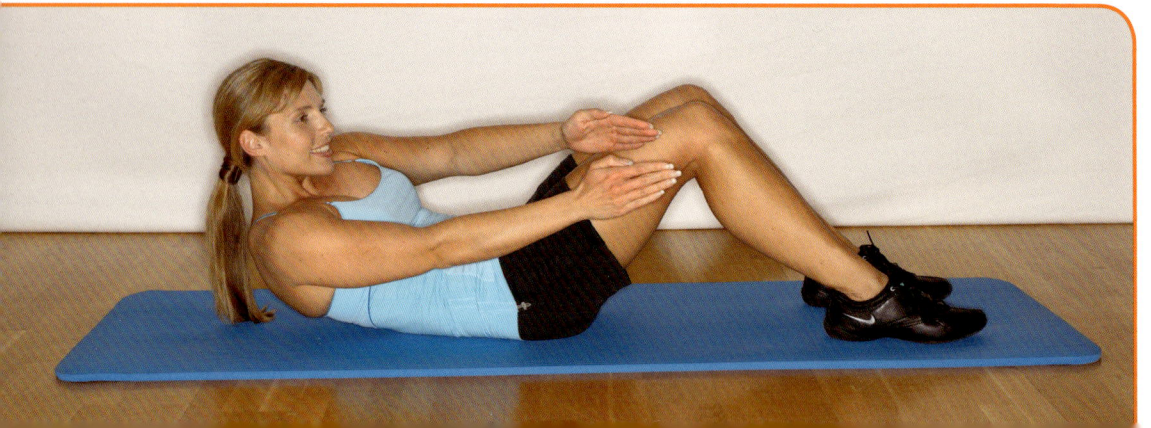

Basisübung 10: gerader Crunch

Bewegungsablauf, Varianten und Hinweise aus dem geraden Crunch des Basisprogramms für Männer auf den Seite 82–83 gelten auch hier. Lediglich die Ausgangsposition variiert.

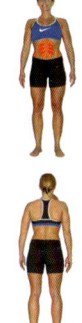

PRIMÄRE MUSKELN: gerader Bauchmuskel *(Rectus abdominis)*, äußerer und innerer schräger Bauchmuskel *(Obliquus externus abdominis, O. internus abdominis)*
SEKUNDÄRE MUSKELN: quer verlaufender Bauchmuskel *(Transversus abdominis)*

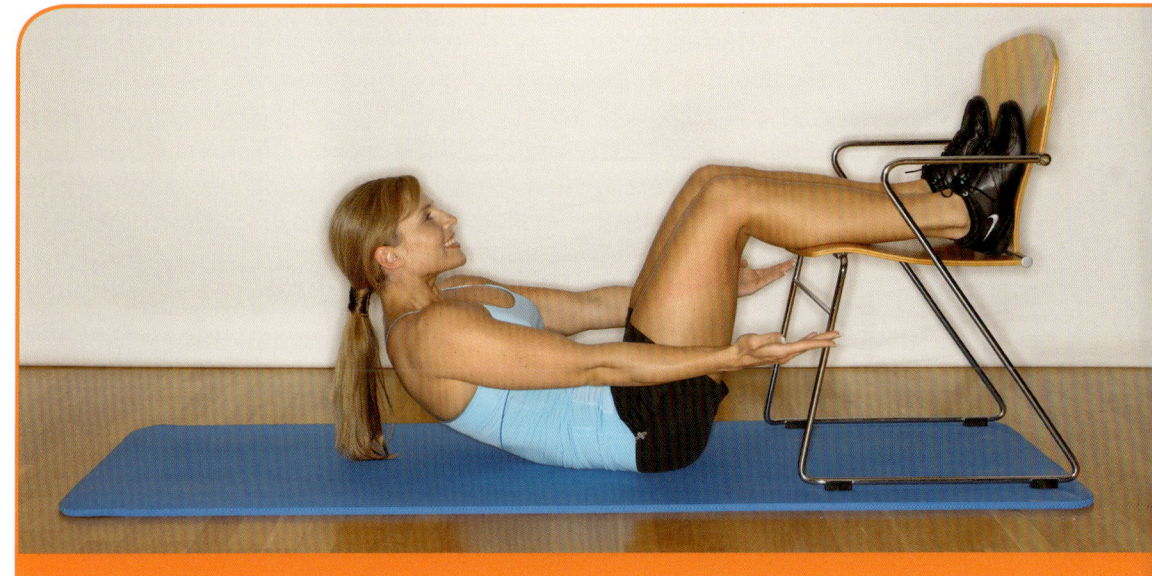

AUSGANGSPOSITION UND BEWEGUNGSABLAUF

Nehmen Sie die Ausgangsposition wie auf Seite 83 beschrieben ein. Legen Sie Ihre Beine jedoch auf einem Stuhl ab, die Arme liegen ausgestreckt neben dem Körper.
Spannen Sie nun Ihre Bauchmuskeln an, und ziehen Sie den Bauchnabel Richtung Wirbelsäule, damit der Rücken fest auf dem Boden bleibt. Lösen Sie Kopf, Schul-tern und Arme vom Boden, und fahren Sie fort wie auf Seite 83 beschrieben. Die Handflächen zeigen nach oben.
Intensitätstechnik: Teilwiederholungen (➔ Seite 53–54)

VARIANTEN

Wenn Sie mehr als 15 Wiederholungen schaffen, können Sie zu den Varianten für Fortgeschrittene auf Seite 131 übergehen.

FRAGEN UND ANTWORTEN

Ist ein Training mit hoher Intensität nicht auf Dauer schädlich?

Beim HIT gilt ebenso wie für alle anderen Arten der sportlichen Betätigung, dass man sich zunächst auf seine Sporttauglichkeit hin untersuchen lassen sollte. Wer unter Bluthochdruck oder einem zu hohen Augeninnendruck leidet, sollte erst diese Beschwerden behandeln lassen, bevor er hochintensiv zu Werke geht. Sobald man von ärztlicher Seite grünes Licht bekommt, kann man ins Training einsteigen und die Intensität schrittweise steigern, bis man beim hochintensiven Training angelangt ist. Dass ein hochintensives Training schädlich für die Gelenke und Sehnen sei, ist ein verbreitetes, aber unzutreffendes Vorurteil. Im Gegenteil: Da man beim HIT alle Bewegungen betont langsam ausführt, können auch nicht die extrem hohen Gewichte verwendet werden, die dann – wie man leider im Studio oft beobachten kann – mit Schwung hochgewuchtet werden. Trotz des geringeren Gewichts werden die Muskeln beim HIT intensiver trainiert, weil durch die langsame Bewegung und gleichzeitig längere Kontraktion der Muskel selbst die ganze Arbeit verrichten muss. Auch die Gefahr des Auftretens von Verschleißerscheinungen durch zu viel Training ist beim HIT geringer, weil jeweils nur ein Satz ausgeführt wird.

Beim HIT-Fitnesstraining macht man nur einen Satz von jeder Übung, diesen aber »hochintensiv«. Wie stelle ich sicher, dass die Intensität auch tatsächlich hoch genug war?

Bei diesem einen Satz gehen Sie bis zum Punkt des momentanen Muskelversagens. Wenn Ihr gewähltes Gewicht zum Beispiel zehn Wiederholungen zulässt, versuchen Sie trotzdem noch die elfte. Irgendwann kommen Sie dann durch die zunehmende muskuläre Erschöpfung an den Punkt, an dem die Bewegung stockt und nicht mehr abgeschlossen werden kann. Dieser Punkt wird als Punkt des momentanen Muskelversagens, kurz PmM, bezeichnet. Das Wort »momentan« drückt dabei aus, dass nach einer kurzen Erholungspause weitere Wiederholungen möglich wären.

Der Begriff »Versagen« hat übrigens sehr großen Anteil an der Skepsis, die dem HIT anfangs entgegengebracht wurde, da er in fast allen Sprachen einen negativen Beiklang hat. Das ist aber nur ein sprachliches Problem, denn der logische Zusammenhang ist ja in Wahrheit ein ganz anderer: Derjenige, der bis zum Muskelversagen trainiert, hat damit sichergestellt, dass er sich an die Grenze seiner aktuellen Leistungsfähigkeit herangetastet und einen überschwelligen und damit wirksamen Trainingsreiz gesetzt hat. Wer jedoch den Satz vor dem PmM beendet, weiß nicht, ob er nicht noch eine oder mehrere Wiederholungen geschafft hätte, wenn er es versucht hätte. Vielleicht fehlten sogar so viele Wiederholungen, dass die erforderliche Reizschwelle nicht erreicht werden konnte und eine Trainingswirkung ausblieb.

Wie kann es sein, dass man beim HIT mit nur zwei kurzen Trainingseinheiten genauso viel oder sogar noch mehr Muskelwachstum auslöst als bei anderen üblichen Trainingsmethoden, bei denen man öfter und länger trainiert?

Ein Trainingsprogramm besteht immer aus den sogenannten Trainingsparametern Häufigkeit, Dauer, Umfang, Dichte und Intensität. Wenn man dauerhafte Trainingseffekte erzielen will, muss man die Trainingsanforderungen kontinuierlich erhöhen, sonst hat der Körper keinen Grund, sich anzupassen. Deshalb muss mindestens einer der Parameter erhöht werden, etwa die Trainingsdauer oder der Trainingsumfang. Wenn jemand 20 Minuten joggen kann, wird er irgendwann versuchen, 25 oder 30 Minuten zu laufen, und irgendwann schafft er eine ganze Stunde. Diese Steigerung des Trainingsumfangs und der Trainingsdauer sind typische und verbreitete Methoden, um die Trainingsanforderungen bei zunehmender Leistungsfähigkeit zu erhöhen. Beim HIT macht man das genauso, wählt aber den umgekehrten Ansatz: Anstatt immer länger und öfter zu trainieren, wird beim HIT die Trainingsintensität und damit auch die Trainingsanforderung erhöht.

Ich habe früher einmal gelernt, dass man beim Drücken ausatmen soll und beim Ziehen einatmen. Bei manchen Übungen habe ich dabei aber ein ungutes Gefühl. Woran kann das liegen?

Die genannte Faustregel trifft in den meisten zu, aber nicht in allen Fällen. Es stimmt, dass die Belastung bei den meisten Übungen während der Druckphase erfolgt, deshalb sollte man dann auch ausatmen. Dies ist bei allen drückenden Übungen der Fall wie beim Liegestütz, Bankdrücken, Schulterdrücken usw. Bei manchen Übungen findet die Hauptanstrengung aber während der Zugphase statt, und zwar bei allen Übungen, bei denen der Körper hochgezogen oder ein Gewicht zum Körper hingezogen wird. Zu diesen Übungen gehören etwa Klimmzüge, Rudern oder Überzüge. Deshalb sollte man sich als Faustregel besser Folgendes einprägen: bei Anstrengung ausatmen, bei Entlastung einatmen.

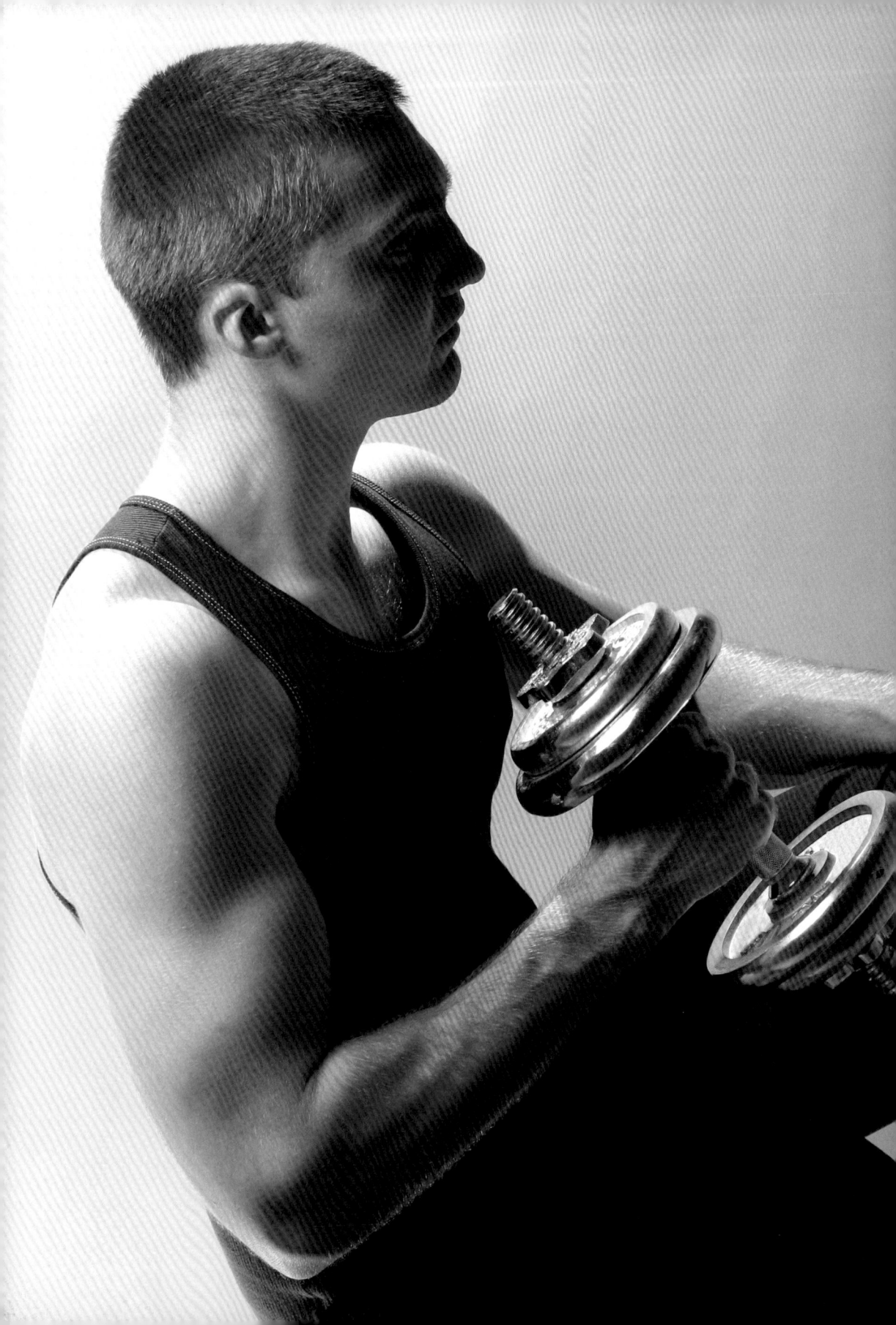

3 DIE TRAININGS-PLÄNE

Ob zu Hause oder im Fitnessstudio, Einsteiger oder

Fortgeschrittene, Mann oder Frau – die HIT-Trainingspläne

sind so zusammengestellt, dass jeder das für seinen

Fitnessgrad geeignete Programm wählen kann. Und damit

Ansporn, Motivation und vor allem Spaß garantiert sind,

trainieren Sie am besten in der Gruppe oder zusammen mit

einem Partner. Legen Sie los!

Wissenswertes zu den Trainingsplänen

Die wesentlichen Merkmale und Vorteile des HIT-Fitnesstrainings sowie die zehn Basisübungen haben Sie bereits in Kapitel 1 und 2 kennengelernt. Aber welcher Trainingsplan ist nun für wen der richtige? Diese Frage lässt sich nicht pauschal beantworten. Prinzipiell könnten Sie mit jedem Trainingsplan starten, denn die Anzahl der Wiederholungen und die Wahl der Gewichte hängen ganz von Ihrem Fitnessgrad ab, wie bereits in Kapitel 1 und 2 ausführlich erläutert.

Einsteiger können die Basisübungen als eigenständiges Programm so lange beibehalten, bis sie einen Fitnessgrad erreicht haben, der es ihnen erlaubt, mit den hier in Kapitel 3 beschriebenen Trainingsplänen für Trainingserfahrene und Fortgeschrittene weiterzumachen. Das ist jedoch auch davon abhängig, wie fit sie zu Beginn des Trainings sind und ob sie die optimale Körperhaltung schon beherrschen. Bevor Sie nun starten, ist es ratsam, dass Sie sich – egal ob Einsteiger oder Fortgeschrittener – die speziellen Anforderungen zur Ausführung der Übungen in Kapitel 2 genau durchlesen und die Hinweise und Tipps dazu beachten.

Der optimale Trainingsrhythmus

Lassen Sie uns nun mit dem wöchentlichen Training starten. Versuchen Sie zuerst einmal, sich für Ihre Trainingseinheiten einen regelmäßigen Rhythmus anzugewöhnen, und planen Sie feste Tage in Ihrem Terminkalender ein. Wenn Sie glauben, keine Zeit zu haben, bedenken Sie, dass Sie nur maximal 45 Minuten pro Trainingseinheit benötigen, und das nur zweimal pro Woche. Sollten Sie beruflich bedingt oder durch andere Verpflichtungen wider Erwarten doch keine Zeit an einem der ausgewählten Trainingstage haben, dann legen Sie von vornherein schon einen Ausweichtermin fest, den Sie dann auch beibehalten. Bei sieben Tagen die Woche sollte das kein Problem sein. Wenn Sie also lieber feste Tage einplanen möchten, können Sie Ihre Trainingseinheiten beispielsweise auf folgende Wochentage verteilen:

Montag und Donnerstag,
Montag und Freitag,
Dienstag und Freitag,
Dienstag und Samstag,
Mittwoch und Samstag,
Mittwoch und Sonntag.

Ob feste oder flexible Wochentage – das Wichtigste dabei ist, dass Sie auf alle Fälle zwei Tage Pause zwischen den Trainingseinheiten einlegen, damit die Muskulatur genügend Zeit hat, sich zu regenerieren, und wachsen kann.

Das Splittraining

Eine wichtige Voraussetzung dafür, dass ein Trainingsprogramm erfolgreich ist und in den gewünschten Verbesserungen resultiert, ist das richtige Verhältnis von Belastung und Erholung. Gerade wenn das Training großen Spaß macht, müssen Sie sich von Zeit zu Zeit selbst daran erinnern, dass Ruhetage wichtig sind. Schließlich wächst der Muskel nicht während des Trainings, sondern während der anschließenden Ruhephase (→ vgl. Superkompensation Seite 30–32). Führen Sie deshalb nicht gleich am nächsten Tag eine weitere intensive Trainingseinheit durch. Doch häufig lässt der berufliche Alltag nur an zwei aufeinanderfolgenden Tagen Zeit zum Trainieren. In diesem Fall wäre es natürlich unsinnig, an zwei Tagen nacheinander jeweils das gleiche Trainingsprogramm zu absolvieren und die Muskeln erneut zu beanspruchen, bevor sie sich von der letzten Trainingseinheit erholt haben. In diesem Fall bietet Ihnen das Splittraining (engl. split = aufteilen) eine Lösung. Hier können Sie beispielsweise am Samstag den Oberkörper (Brust, Schultern, Rücken und Arme) und am Sonntag den Unterkörper (Beinstrecker, Beinbeuger, Waden) und die Bauchmuskulatur trainieren.

Die Trainingspläne im Überblick

Im Folgenden erhalten Sie mit den Tabellen auf den Seiten 108 bis 111 einen Überblick über die verschiedenen HIT-Trainingspläne, die so zu-

INFO

Ganzkörpertraining oder Splittraining?

Das Splittraining kann eine sinnvolle methodische Alternative sein, wenn Trainingstage ausnahmsweise dichter aufeinanderfolgen, als eigentlich ideal wäre. Generell spricht aber nichts gegen ein Ganzkörpertraining. Früher hielt man das Splittraining für notwendig, weil man davon ausging, dass man für jede Muskelgruppe zahlreiche Übungen und Sätze machen müsse, wodurch es natürlich unmöglich wurde, den ganzen Körper in einer Trainingseinheit zu trainieren. Inzwischen weiß man jedoch, dass ein solch hohes Trainingsvolumen erstens gar nicht erforderlich ist und dass es zweitens gar nicht möglich ist, einzelne Muskeln isoliert zu trainieren. Moderne Analyseverfahren haben eindeutig bewiesen, dass die Brustmuskulatur bei fast allen Rückenübungen gar nicht »ruht«, sondern in beachtlichem Umfang mitbeansprucht wird.

sammengestellt sind, dass jeder den für sich selbst zurzeit am besten passenden Trainingsplan heraussuchen kann – egal ob Sie zu Hause oder im Fitnessstudio trainieren möchten. Im Anschluss daran wird jeder Trainingsplan bebildert dargestellt und dessen Übungen werden nur dann detailliert beschrieben (primäre und sekundäre Muskeln, Ausgangsposition, Bewegungsablauf), sofern es eine neue Übung ist, die noch nicht in den Basisübungen vorgestellt wurde, oder andere Muskeln angesprochen werden, wenn an einem Gerät trainiert wird.

Des Weiteren erfahren Sie in diesem Kapitel, wie man das HIT-Fitnesstraining sinnvoll mit einem Ausdauertraining kombinieren kann (→ ab Seite 190), damit nicht nur die Skelettmuskula-tur trainiert wird, sondern auch der Herzmuskel. Durch die Kombination des HIT-Fitnesskrafttrainings mit einem Ausdauertraining profitieren Sie aus gesundheitlicher Sicht also gleich doppelt.

Das Training zu Hause

Dieser Trainingsplan setzt sich – bis auf ein paar Ausnahmen – aus den Übungsvarianten für Trainingserfahrene und Fortgeschrittene aus Kapitel 2 zusammen und stellt lediglich einen Vorschlag dar. Sie können innerhalb einer Übung jederzeit in einen Ihrem Fitnesslevel entsprechenden Schwierigkeitsgrad wechseln.

Der Trainingsplan ist so konzipiert, dass Sie ihn bei minimalem Aufwand durchführen können, ohne sich viele teure Trainingsgeräte anschaffen zu müssen. Mit einer kleinen Basisausstattung und dem eigenen Körpergewicht als Widerstand haben Sie alles, was Sie brauchen. Um über den PmM hinaus zu trainieren, schließen Sie an jeden Satz noch einige Teilwiederholungen an oder nutzen die Intervallmethode (→ Kapitel 2, Seite 53).

Das Training im Studio

Beim Gerätetraining bietet sich die Intensitätstechnik der Reduktionssätze (→ Kapitel 2, Seite 52–53) geradezu an, da die Voraussetzungen optimal sind. Zur Reduzierung des Gewichts müssen Sie nämlich keine Hantelscheiben abladen, sondern einfach nur einen Stift umstecken. Es spielt dabei keine Rolle, ob es für die jeweilige Zielmuskulatur in Ihrem Studio exakt die gleiche Maschine gibt wie im bebilderten Trainingsplan dargestellt. Sie können auch jede andere Trainingsmaschine nutzen, und es funktioniert sogar beim Hanteltraining, ist aber etwas umständlicher, weil Sie am Ende jedes Satzes Hantelscheiben abnehmen müssen.

Trainingsplan mit Nachermüdung

Die Nachermüdung ist eine Intensitätstechnik für weit fortgeschrittene Sportler und sollte erst angewandt werden, wenn man bereits seit mindestens einem Jahr regelmäßig trainiert. Bei der Nachermüdung löst man auf geschickte Weise ein Problem, das bei gut trainierten Sportlern weiteren Fortschritten im Weg stehen kann, nämlich die unterschiedliche Stärke großer und kleiner Muskeln. Hierzu ein Beispiel: Sie sind bereits sehr gut trainiert und wollen Ihre Brustmuskulatur weiter aufbauen. Beim Bankdrücken kann es passieren, dass Sie an den PmM stoßen, weil Ihr Trizeps ermüdet ist, bevor die größere und damit auch stärkere Brustmuskulatur optimal beansprucht wurde. Aus diesem Grund schließt man sofort nach dem Bankdrücken eine weitere Brustübung an wie Butterfly an der Maschine, bei der der Trizeps so gut wie gar nicht beansprucht wird. Die Brustmuskulatur wird dann intensiver trainiert als durch das Bankdrücken allein. Früher wählte man mit der Vorermüdung die umgekehrte Reihenfolge, also erst Butterfly, dann Bankdrücken. Inzwischen aber haben Untersuchungen gezeigt, dass bei der Nachermüdung ein intensiveres Training der Zielmuskulatur möglich ist. Daher sprechen wir auch von der »primären Zielmuskulatur«, auf die man mit dem jeweiligen Supersatz (Kombination zweier Übungen ohne Pause) abzielt. Bei solchen Supersätzen kontrahieren natürlich mehrere Muskeln gleichzeitig. Als primärer Zielmuskel wird deshalb derjenige Muskel bezeich-

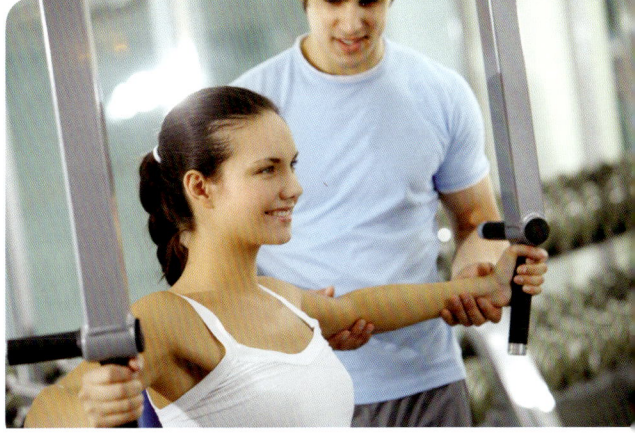

Lassen Sie sich immer zuerst durch einen erfahrenen Trainer am Gerät einweisen.

net, der durch die Nachermüdung besonders intensiv trainiert wird.

Trainingsplan mit Intensivwiederholungen

Dieser Trainingsplan ist für Männer und Frauen gleichermaßen geeignet. Hier nutzt man die Intensitätstechnik der Intensivwiederholungen (→ Kapitel 2, Seite 54). Das heißt, Sie trainieren bis zum Punkt des momentanen Muskelversagens und lassen sich dann anschließend von einem Trainingspartner helfen, um mit ihm noch ein paar Wiederholungen anschließen zu können. Entweder Sie verabreden sich dabei zum gemeinsamen Training oder Sie bitten jemanden im Studio, kurz mit anzufassen. Wie Ihr Trainingspartner am besten Hilfestellung gibt, sehen Sie im bebilderten Trainingsplan ab Seite 112.

Das Training zu Hause

TRAININGSPLAN FÜR MÄNNER

ÜBUNGEN	INTENSITÄTS-TECHNIKEN	ZIELMUSKULATUR
Liegestütz mit Push-up Bars und Variante	Intervalltraining	Brust, Schultern, Trizeps, Bauch
Klimmzug	Intervalltraining oder Teil-wiederholungen	Schultern, oberer Rücken, Bizeps, Bauch
Kniebeuge mit Kurz-hanteln	Intervalltraining	unterer Rücken, Ober-schenkel, Gesäß, Waden
Schulterdrücken (Arnold-Press)	Intervalltraining	Schultern, Trizeps
Bizepscurl mit Kurz-hanteln	Teilwiederholungen	Bizeps
Trizepsdip zwischen drei Stühlen	Teilwiederholungen	Trizeps
Kreuzheben mit Kurz-hanteln	Intervalltraining	Gesäß, Oberschenkel-rückseite, Waden
Wadenheben	Teilwiederholungen	Waden
Crunch und Varianten	Teilwiederholungen	Bauchmuskulatur

TRAININGSPLAN FÜR FRAUEN

ÜBUNGEN	INTENSITÄTS-TECHNIKEN	ZIELMUSKULATUR
Liegestütz mit Push-up Bars und Variante	Intervalltraining	Brust, Schultern, Trizeps, Bauch
Kurzhantelrudern	Intervalltraining	oberer Rücken, Schultern, Bizeps
Kniebeuge mit Kurz-hanteln	Intervalltraining oder Teilwiederholungen	unterer Rücken, Ober-schenkel, Gesäß, Waden
fliegende Bewegung im Liegen	Teilwiederholungen	Brust, Schultern
Bizepscurl mit Kurz-hanteln	Teilwiederholungen	Bizeps
Ausfallschritt mit Kurz-hanteln und Variante	Teilwiederholungen	Gesäß, Oberschenkel, Waden
Trizepsdip zwischen zwei Stühlen	Teilwiederholungen	Trizeps
Crunch	Teilwiederholungen	Bauchmuskulatur
Beckenlift und Varianten	Teilwiederholungen	Gesäß, Oberschenkel-rückseite

Das Training im Studio

TRAININGSPLAN FÜR MÄNNER

ÜBUNGEN	ZIELMUSKULATUR
Bankdrücken an der Maschine oder mit der Langhantel	Brust, Schultern, Trizeps
Latziehen	Rücken, Schulterrückseite, Bizeps
Beinpressen	Gesäß, Oberschenkel, Waden
Schulterdrücken	Schultern, Trizeps
Bizepscurl	Bizeps
Trizepsdrücken am Kabelzug	Trizeps
Wadenheben	Waden
Beincurler und Variante	Oberschenkelrückseite
Crunch an der Maschine oder am Kabelzug	Bauchmuskulatur

TRAININGSPLAN FÜR FRAUEN

ÜBUNGEN	ZIELMUSKULATUR
Bankdrücken	Brust, Schultern, Trizeps
Latziehen	Rücken, Schulterrückseite, Bizeps
Beinpressen	Gesäß, Oberschenkel, Waden
Bizepscurl am Kabelzug	Bizeps
Beincurler und Variante	Gesäß, Oberschenkelrückseite
Butterfly	Brust
Dips an der Maschine	Trizeps
Hüftstreckermaschine oder Hüftstrecken am Kabelzug	Gesäß, Oberschenkelrückseite
Crunch an der Maschine oder am Kabelzug	Bauchmuskulatur

Trainingsplan mit Nachermüdung

TRAININGSPLAN FÜR MÄNNER

ÜBUNGEN	PRIMÄRE ZIELMUSKULATUR
Supersatz: Bankdrücken mit Langhantel und Butterfly an der Maschine	Brust
Supersatz: Klimmzug und Überzug	Rücken
Supersatz: Dips an der Maschine und Trizepsdrücken am Kabelzug	Trizeps
Supersatz: Kreuzheben mit Langhantel und Beincurls an der Maschine	Gesäß, Oberschenkelrückseite
Supersatz: Klimmzug mit engem Kammgriff und Bizepscurl mit Kurzhanteln	Bizeps
Supersatz: Wadenheben und Beincurls an der Maschine	Waden
Supersatz: Schulterdrücken und Seitheben mit Kurzhanteln	Schultern
Supersatz: Beinpressen und Beinstrecken	Oberschenkel
Crunch am Kabelzug (Reduktionssatz)	Bauchmuskulatur

TRAININGSPLAN FÜR FRAUEN

ÜBUNGEN	PRIMÄRE ZIELMUSKULATUR
Supersatz: Bankdrücken und Butterfly an der Maschine	Brust
Supersatz: Latziehen und Überzug	Rücken
Supersatz: Dips an der Maschine und Trizepsdrücken am Kabelzug	Trizeps
Supersatz: Kreuzheben mit Kurzhanteln und Beincurls an der Maschine	Gesäß, Oberschenkelrückseite
Supersatz: Bizepscurl am Kabelzug und Bizepscurl mit Kurzhanteln	Bizeps
Supersatz: Wadenheben und Beincurls an der Maschine	Waden
Supersatz: Schulterdrücken an der Maschine und Seitheben mit Kurzhanteln	Schultern
Supersatz: Beinpressen und Beinstrecken	Oberschenkel
Crunch am Kabelzug (Reduktionssatz)	Bauchmuskulatur

Trainingsplan mit Intensivwiederholungen

(PARTNERTRAINING)

ÜBUNGEN	ZIELMUSKULATUR
Latziehen	Rücken, Bizeps
Bankdrücken an der Maschine	Brust, Schultern, Trizeps
Beinstrecken	Oberschenkel
Schulterdrücken	Schultern, Trizeps
Rudern an der Ruderzugmaschine	Rücken, Bizeps
Beincurler	hintere Oberschenkel, Gesäß, Waden
enges Bankdrücken mit Langhantel	Trizeps
Bizepscurl	Bizeps
Beinpressen	Oberschenkel, Waden
Crunch an der Maschine oder am Kabelzug	Bauchmuskulatur

Liegestütz mit Push-up Bars

Beachten Sie Bewegungsablauf und Hinweise aus dem Basisprogramm auf Seite 64–65. Je nach Fitnessgrad können Sie auch mit der Variante auf Stühlen beginnen.

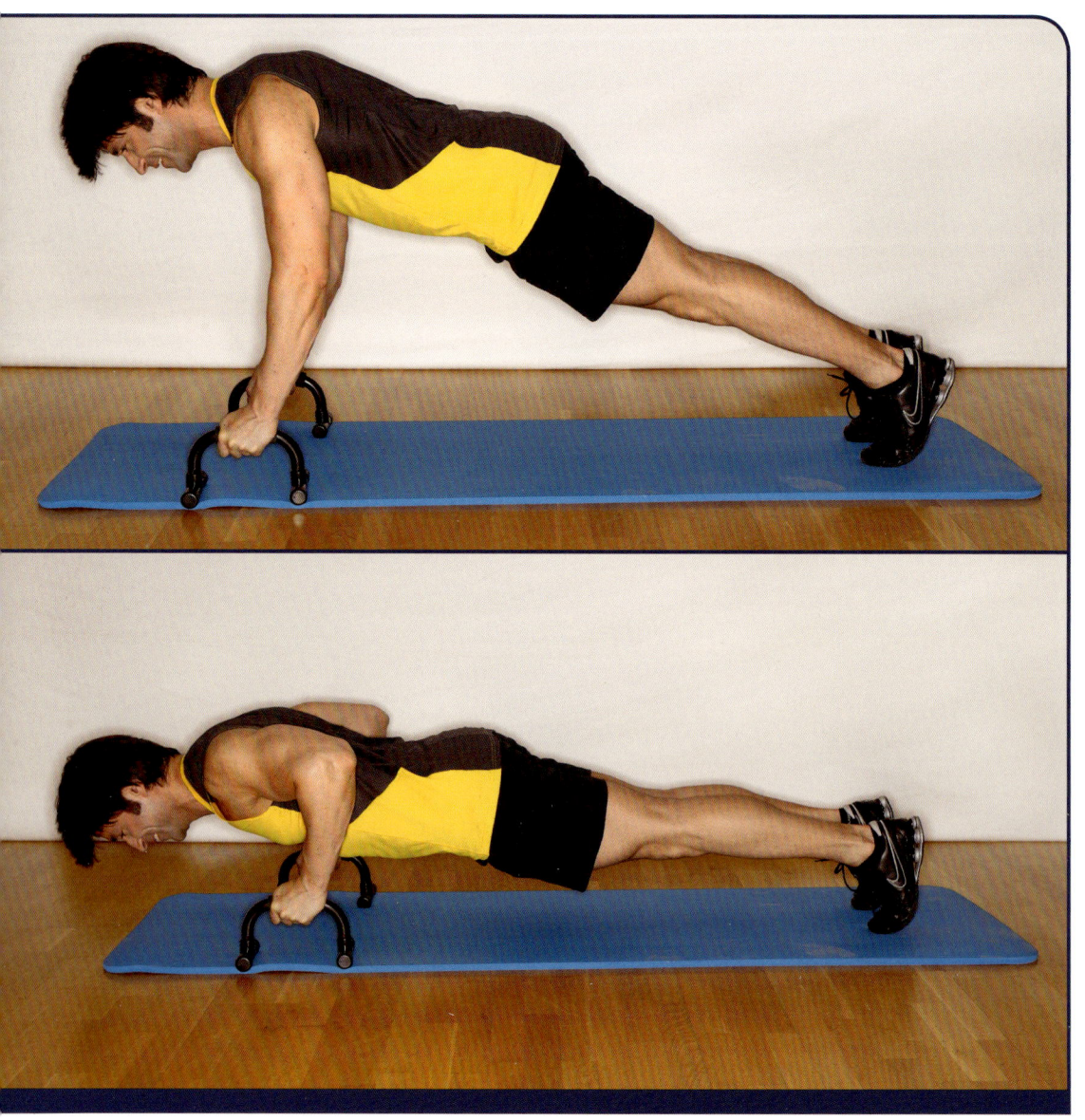

AUSGANGSPOSITION UND BEWEGUNGSABLAUF

Nehmen Sie die Ausgangsposition für Trainingserfahrene wie in Kapitel 2 auf Seite 65 beschrieben ein. Ihre Hände umgreifen zusätzlich Push-up Bars, die Sie direkt unter den Schultern aufstellen. Führen Sie den Liegestütz, wie in der Basisübung beschrieben, im engen Stütz aus. Besonders wichtig: Bauch- und Gesäßmuskeln sind fest angespannt, sodass der Rücken nicht durchhängt.

Intensitätstechnik: Intervalltraining (➜ Seite 53)

VARIANTE

➜ *Für Fortgeschrittene, Variante 2* (➜ Seite 65): Diese Ausführung ist am schwierigsten, da das Hochdrücken aus der tiefen Position eine sehr gute Rumpfstabilität und enorme Kraft in den Armen erfordert. Wenn Sie die Übung mit Stühlen ohne Armlehnen durchführen, können Sie mit dem Oberkörper sogar noch weiter nach unten gehen und sich aus einer noch tieferen Position nach oben drücken. Das ist aber nur sehr weit Fortgeschrittenen zu empfehlen.

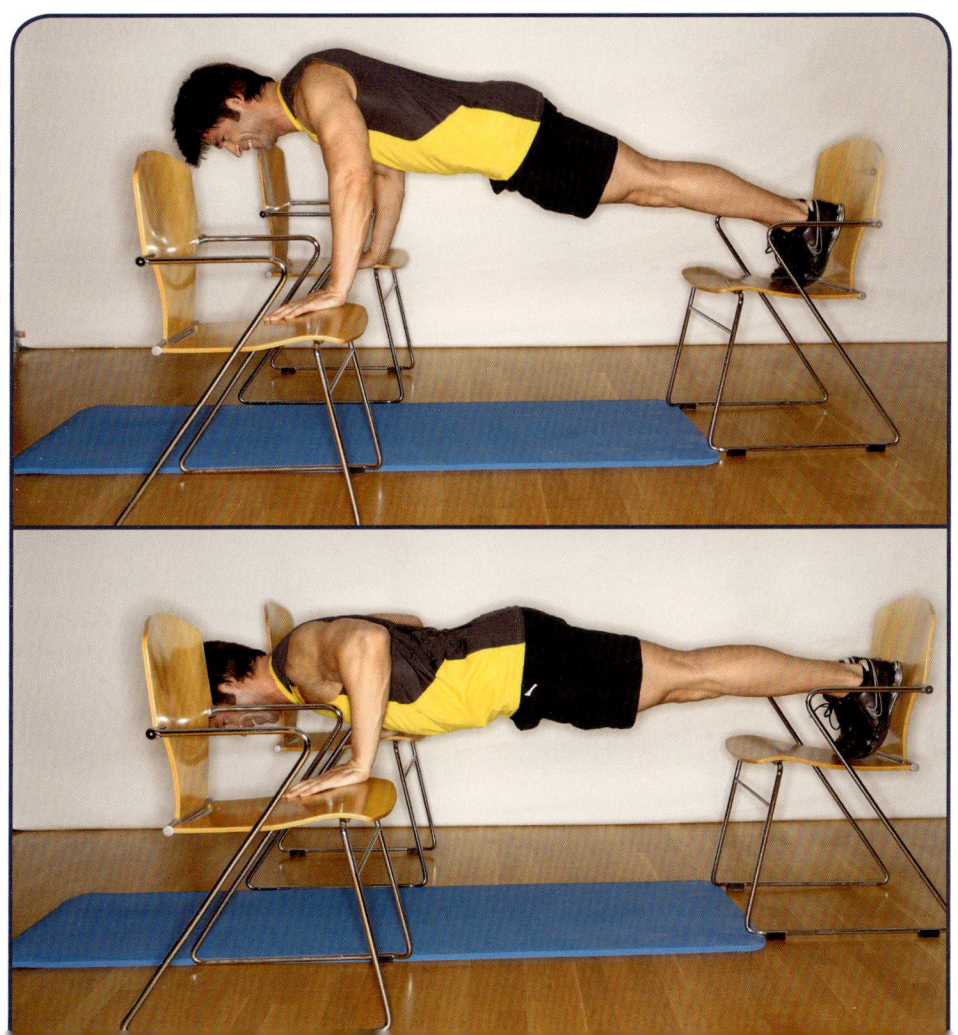

Klimmzug

Beachten Sie Bewegungsablauf und Hinweise aus dem Basisprogramm auf Seite 68–69.

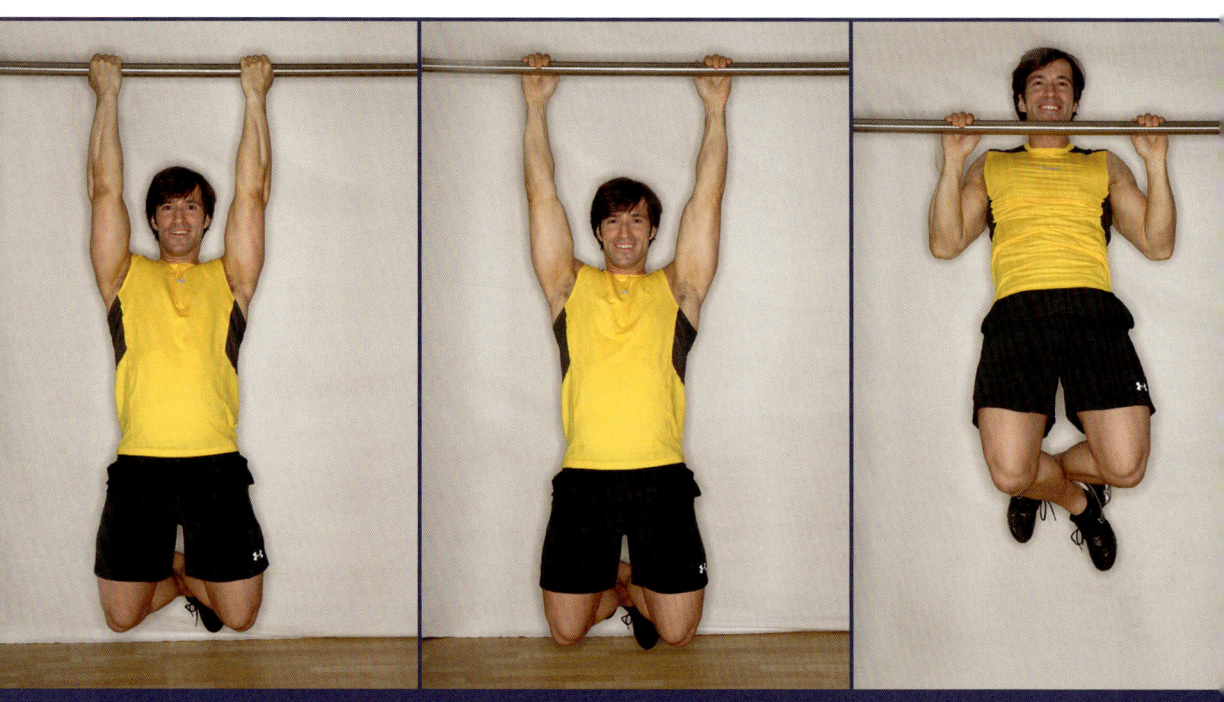

AUSGANGSPOSITION UND BEWEGUNGSABLAUF

Nehmen Sie die Ausgangsposition für Fortgeschrittene wie in Kapitel 2 auf Seite 68 beschrieben ein. Um den Schwierigkeitsgrad noch zu erhöhen, können Sie die Stange etwas enger als schulterbreit fassen. Fahren Sie im Bewegungsablauf wie auf Seite 71 beschrieben fort.

Intensitätstechniken: Intervalltraining
(➜ Seite 53) oder Teilwiederholungen
(➜ Seite 53–54)

VARIANTE

➜ *Für Einsteiger und Trainingserfahrene*
(➜ Seite 69): Fassen Sie die Stange so, dass die Handflächen zum Körper zeigen. Diese Ausführung trainiert verstärkt den Bizeps.

Kniebeuge mit Kurzhanteln

Beachten Sie Bewegungsablauf und Hinweise aus dem Basisprogramm auf Seite 66–67. Durch das Halten der Hanteln in dieser Position wird nicht nur die Rumpf-, sondern auch die Armmuskulatur zusätzlich trainiert.

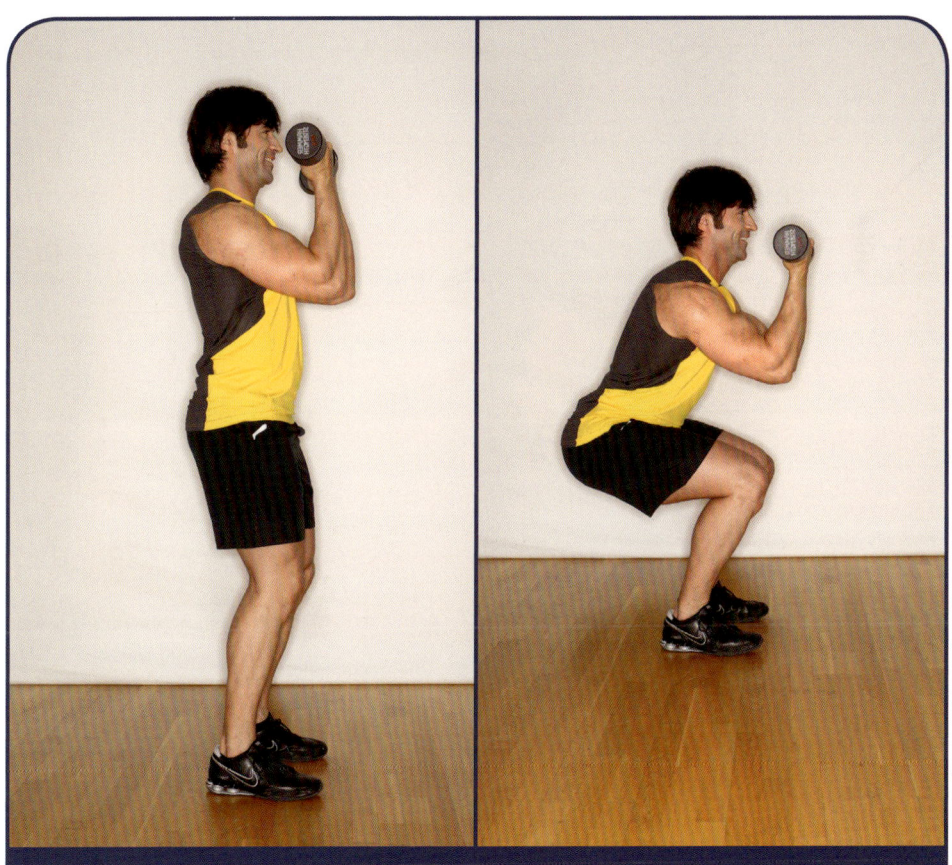

AUSGANGSPOSITION UND BEWEGUNGSABLAUF

Nehmen Sie die Ausgangsposition für Trainingserfahrene und Fortgeschrittene, Variante 1, wie in Kapitel 2 auf Seite 67 beschrieben, ein und fahren Sie im Bewegungsablauf fort.

Um den Schwierigkeitsgrad noch zu erhöhen, können Sie beim Hochgehen zusätzlich in den Zehenstand gehen.
Intensitätstechniken: Intervalltraining (➜ Seite 53) oder Teilwiederholungen (➜ Seite 53–54)

Schulterdrücken (Arnold-Press)

Beachten Sie Bewegungsablauf und Hinweise aus dem Basisprogramm auf Seite 74–75.

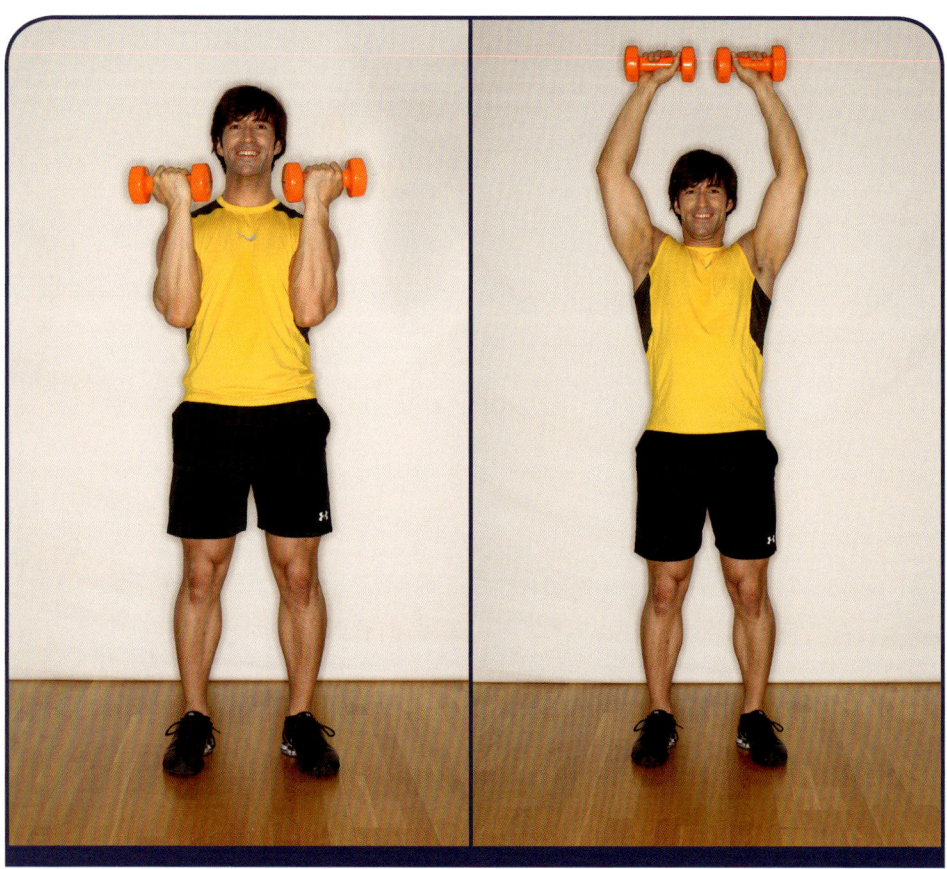

AUSGANGSPOSITION UND BEWEGUNGSABLAUF

Nehmen Sie die Ausgangsposition wie in Kapitel 2 auf Seite 75 beschrieben ein. Die Armstellung variiert jedoch wie folgt: Greifen Sie die Hanteln im Untergriff (→ Seite 67). Beugen Sie die Arme so weit, dass die Hanteln knapp über Schulterhöhe positioniert sind, die Handflächen zeigen zum Körper. Die Oberarme liegen eng am Oberkörper an. Durch diese Ausgangsposi-tion wird zum einen der Bewegungsradius beim Hochdrücken vergrößert, zum ande-ren erfordert der längere Hebel nach oben einen erhöhten Kraftaufwand in den Armen. Je höher die Gewichte, desto mehr Kraft ist notwendig.

Während des Hochdrückens drehen Sie nur die Handgelenke so, dass die Handflächen in der höchsten Position nach vorne zeigen. **Intensitätstechnik:** Intervalltraining (→ Seite 53)

Bizepscurl mit Kurzhanteln

Beachten Sie Bewegungsablauf und Hinweise aus dem Basisprogramm auf Seite 76–77.

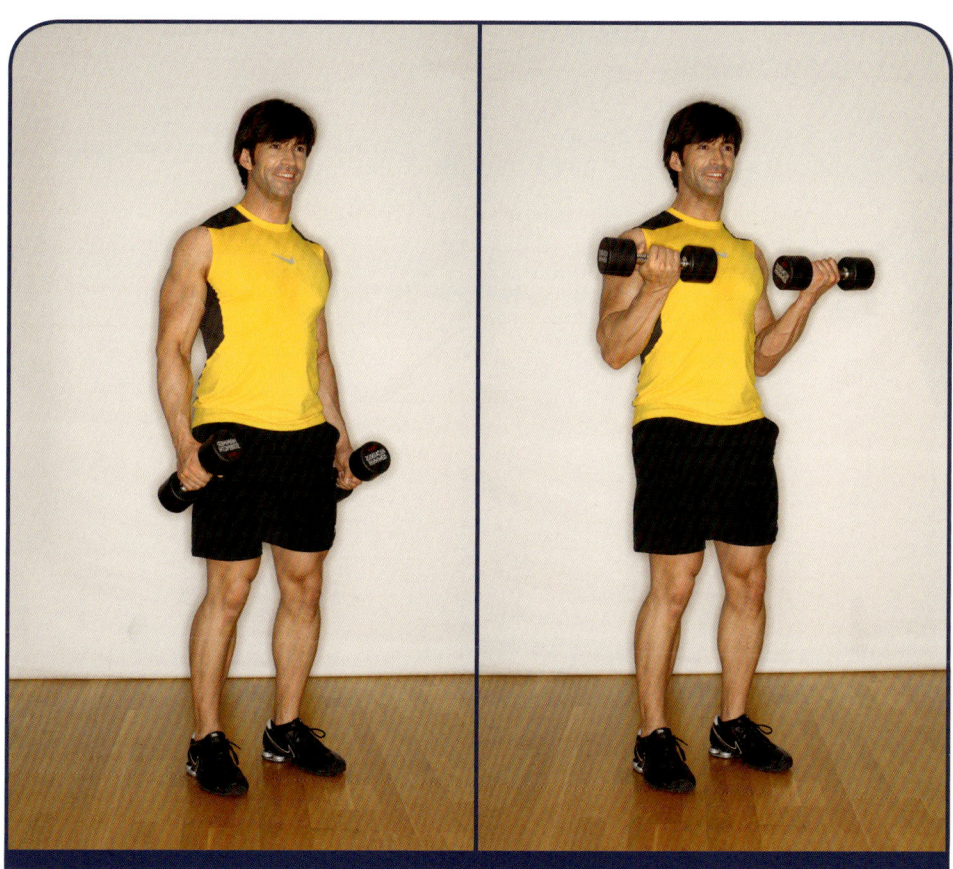

AUSGANGSPOSITION UND BEWEGUNGSABLAUF

Nehmen Sie die Ausgangsposition wie in Kapitel 2 auf Seite 77 beschrieben ein. Die Armstellung variiert so wie in der Variante für Trainingserfahrene und Fortgeschrittene beschrieben und wie hier abgebildet: Die Handgelenke befinden sich in einer neutralen Position, das heißt, sie zeigen zueinander.

Während des Hochdrückens drehen Sie Ihre Unterarme bzw. Handgelenke so, dass die Handflächen in der Endposition nach oben zeigen.

Intensitätstechnik: Teilwiederholungen (➔ Seite 53–54)

Trizepsdip zwischen drei Stühlen

Beachten Sie Bewegungsablauf und Hinweise aus dem Basisprogramm auf Seite 78–79.

AUSGANGSPOSITION UND BEWEGUNGSABLAUF

Nehmen Sie die Ausgangsposition wie in Kapitel 2 auf Seite 79 beschrieben ein. Die Fersen befinden sich jetzt auf gleicher Höhe wie die Handflächen, der Oberkörper ist aufrecht, die gestreckten Beine bilden einen rechten Winkel dazu. Spannen Sie Ihre gesamte Rumpfmuskulatur sowie Arm- und Beinmuskeln fest an, um den Körper zu stabilisieren. Fahren Sie im Bewegungsablauf wie auf Seite 79 beschrieben fort.

Intensitätstechnik: Teilwiederholungen (→ Seite 53–54)

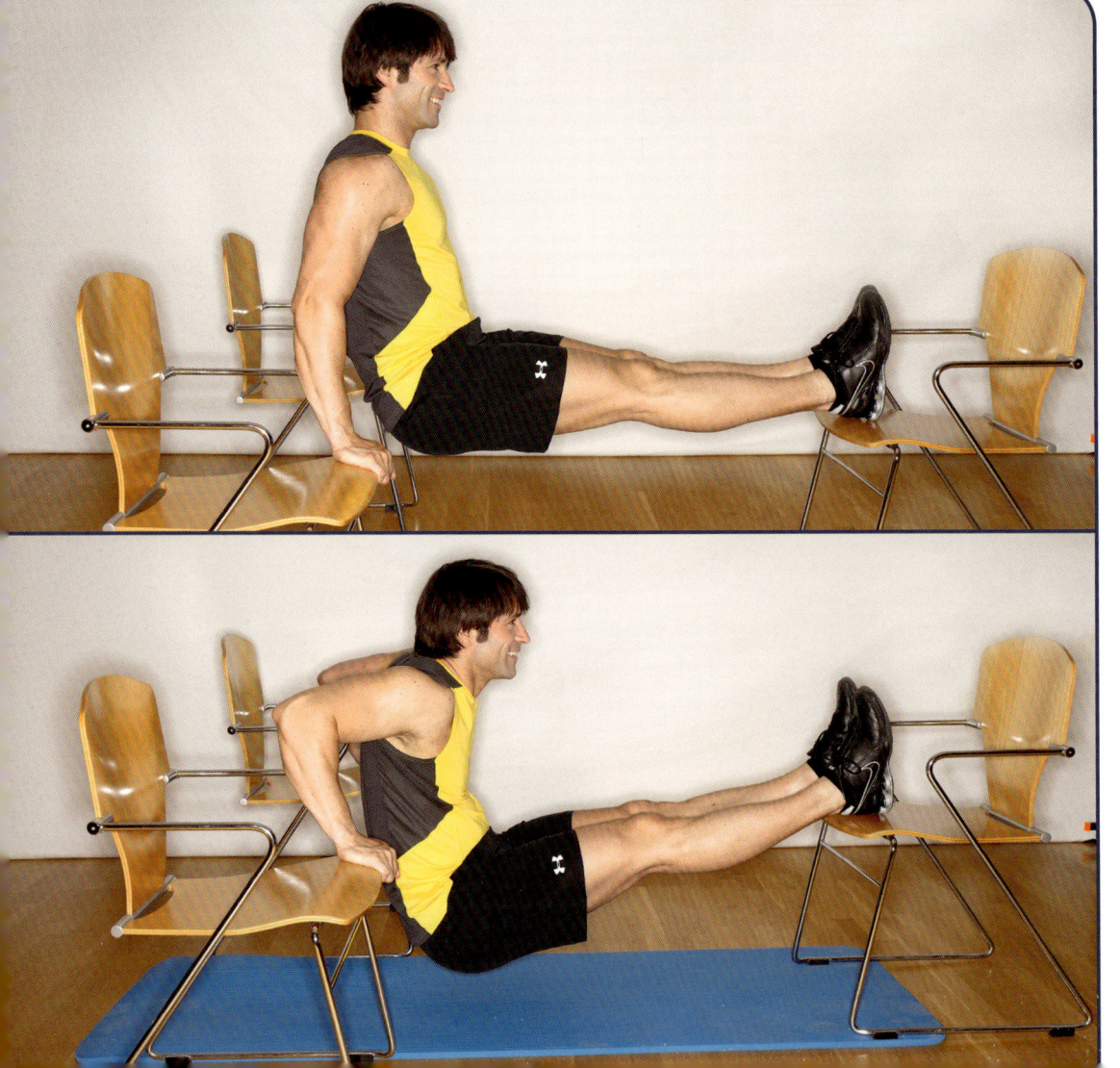

Kreuzheben mit Kurzhanteln

Beachten Sie Bewegungsablauf und Hinweise aus dem Basisprogramm auf Seite 70–71.

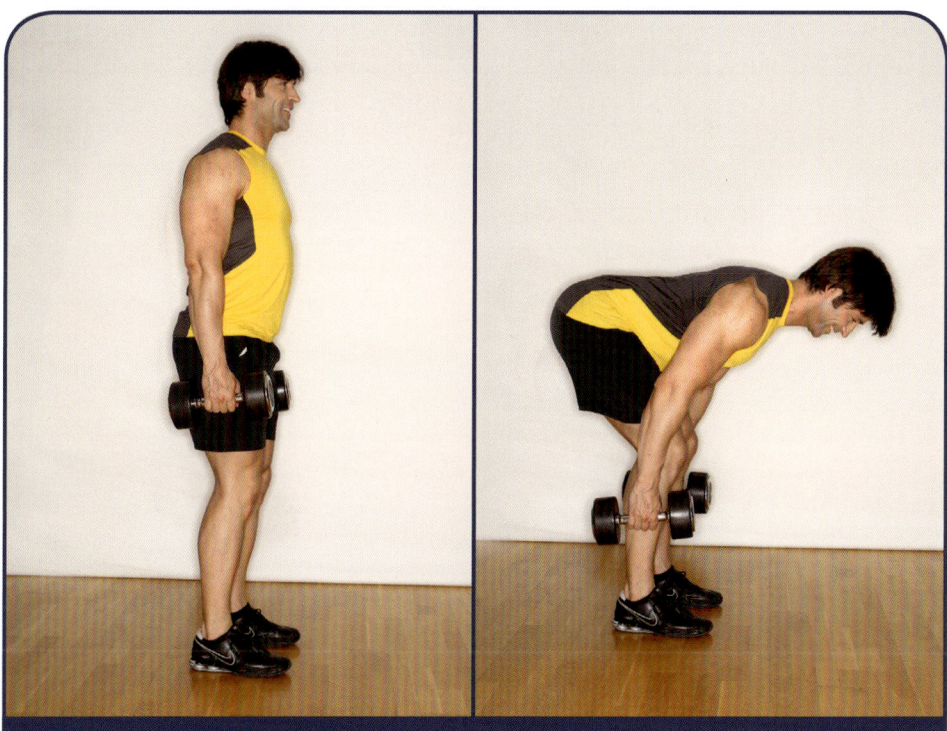

AUSGANGSPOSITION UND BEWEGUNGSABLAUF

Nehmen Sie die Ausgangsposition wie in Kapitel 2 auf Seite 71 beschrieben ein und fahren Sie im Bewegungsablauf fort. Jetzt gehen Sie mit dem Oberkörper bis in die Horizontale.

Intensitätstechnik: Intervalltraining (➔ Seite 53)

Wadenheben

Beachten Sie Bewegungsablauf und Hinweise aus dem Basisprogramm auf Seite 72–73.

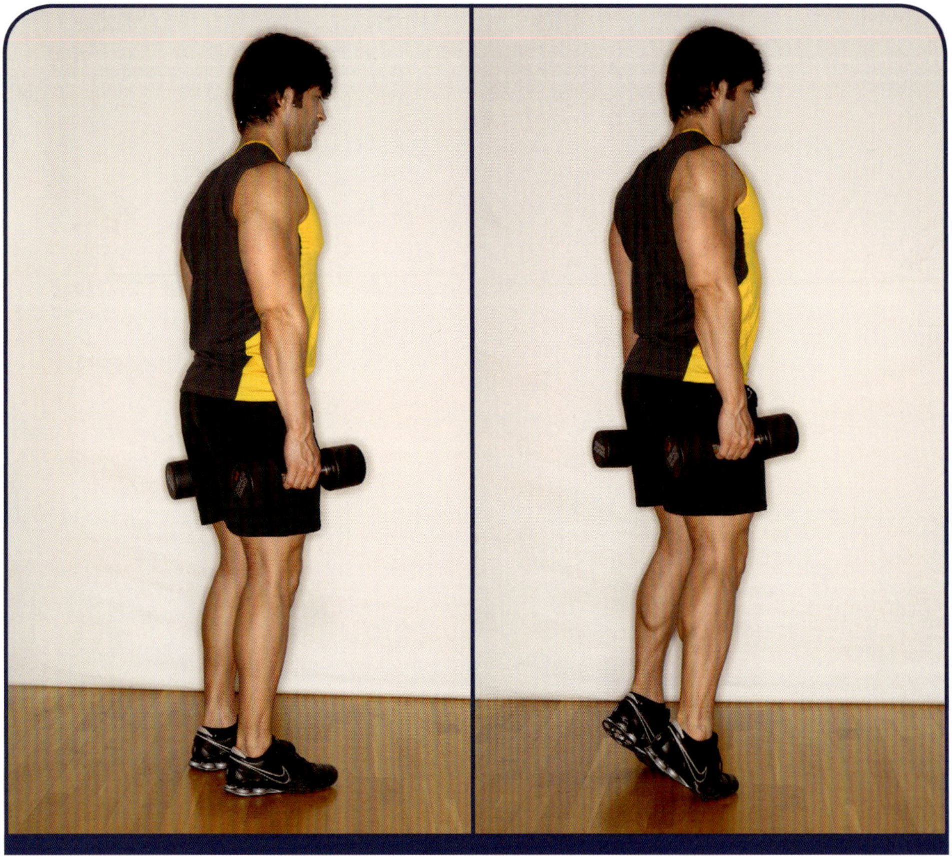

AUSGANGSPOSITION UND BEWEGUNGSABLAUF

Nehmen Sie die Ausgangsposition der Variante 2 für Trainingserfahrene und Fortgeschrittene, wie in Kapitel 2 auf Seite 73 beschrieben, ein. Sie beginnen auf dem Boden stehend mit jeweils einer Hantel in der Hand. Achten Sie darauf, dass Sie Ihre Schultern nach hinten unten ziehen, damit sich Ihr Brustbein leicht hebt und so Ihr Oberkörper aufrecht ist. Ihr Blick ist nach vorne gerichtet. Spannen Sie zu Ihren Waden auch die Rumpf-, Arm- und Gesäßmuskel fest an, das zusätzliche Gewicht beanspruch verstärkt die Arm- und Schultermuskula tur.

Intensitätstechnik: Teilwiederholungen (➔ Seite 53–54)

Crunch

Beachten Sie Bewegungsablauf und Hinweise aus dem Basisprogramm auf Seite 82–83.

AUSGANGSPOSITION UND BEWEGUNGSABLAUF

Nehmen Sie die Ausgangsposition der Variante für Trainingserfahrene und Fortgeschrittene, wie in Kapitel 2 auf Seite 83 beschrieben, ein. Sie können die Arme entweder vor der Brust kreuzen und den Widerstand durch eine Hantelscheibe auf der Brust erhöhen, wie oben abgebildet, oder die Ellbogen zur Seite nehmen wie in der mittleren Abbildung rechts dargestellt.

Intensitätstechnik: Teilwiederholungen (→ Seite 53–54)

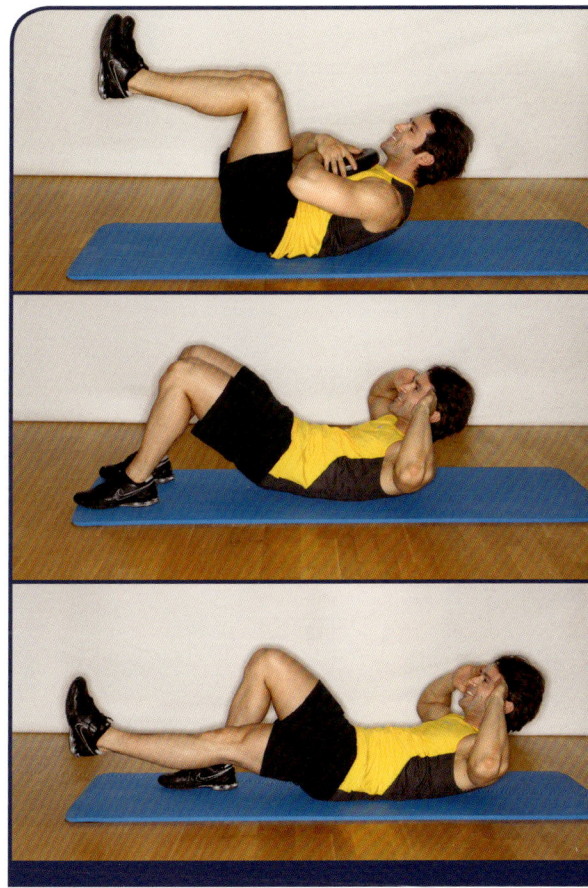

VARIANTE

➡ *Für Fortgeschrittene, Variante 2:* Spannen Sie die Bauchmuskeln fest an, vor allem den Unterbauch, und heben Sie das Steißbein vom Boden weg. In dieser Position können Sie sowohl den geraden als auch den seitlichen Crunch durchführen (→ Seite 80–83).

➡ *Für Fortgeschrittene, Variante 3:* Sehr weit Fortgeschrittene können bis zur Hälfte ihrer Wiederholungen das rechte Bein nach vorne ausstrecken und knapp über dem Boden halten, dann wieder aufstellen, und das linke Bein nach vorne strecken und halten, wie in der unteren Abbildung dargestellt.

Liegestütz mit Push-up Bars

Beachten Sie Bewegungsablauf und Hinweise aus dem Basisprogramm auf Seite 64–65 und 86–87. Je nach Fitnessgrad können Sie auch mit der Variante auf Stühlen beginnen.

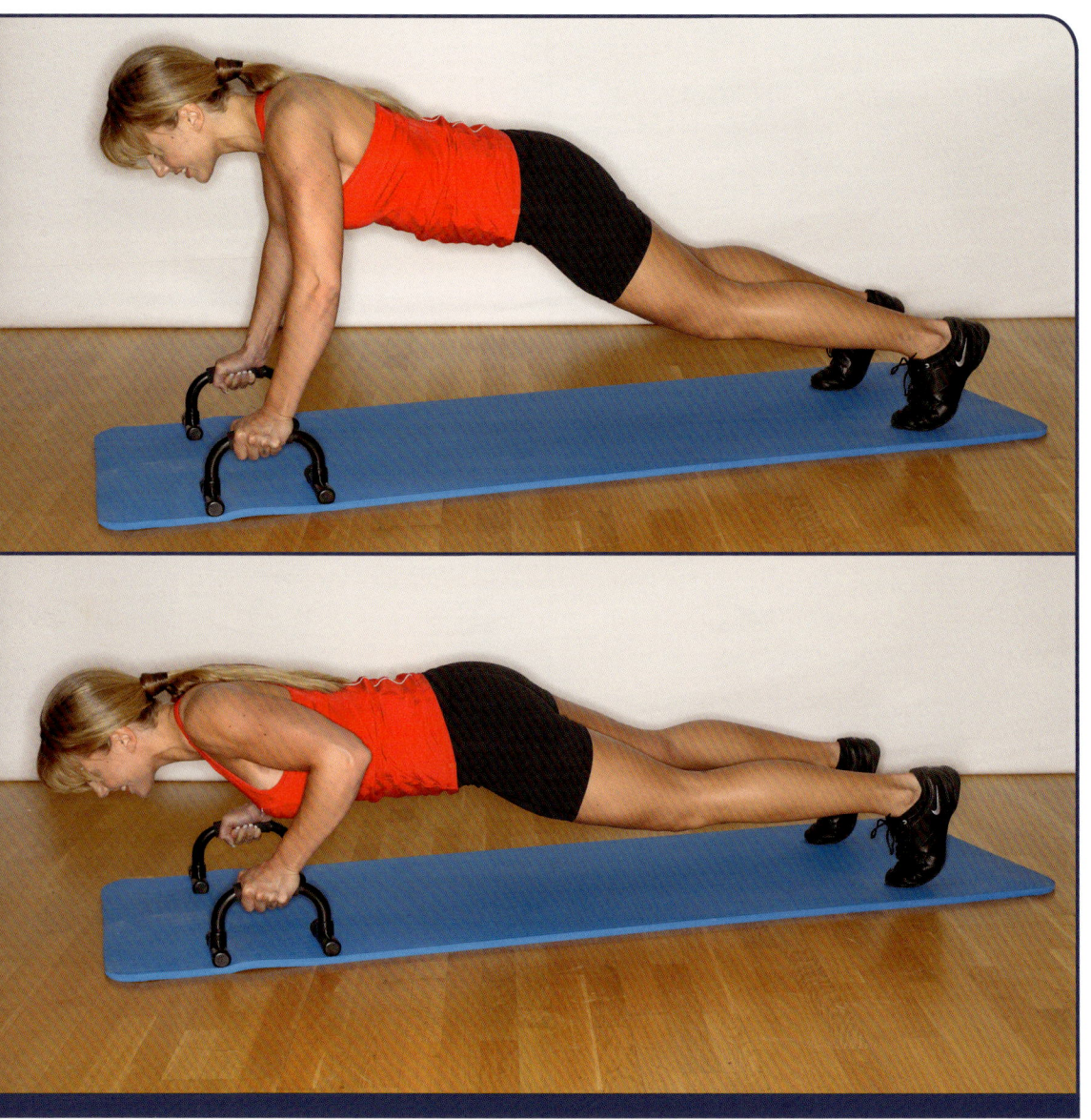

AUSGANGSPOSITION UND BEWEGUNGSABLAUF

Nehmen Sie die Ausgangsposition für Trainingserfahrene, wie in Kapitel 2 auf Seite 65 beschrieben, ein. Ihre Hände umgreifen zusätzlich Push-up Bars, die Sie direkt unter den Schultern (für den engen Stütz) oder etwas mehr als schulterbreit (für den weiten Stütz) aufstellen können. Fahren Sie wie in der Basisübung beschrieben fort. Besonders wichtig: Bauch- und Gesäßmuskeln sind fest angespannt, sodass der Rücken nicht durchhängt.

Sie können jederzeit in eine einfachere Variante mit abgesenkten Knien wechseln.
Intensitätstechnik: Intervalltraining
(→ Seite 53)

VARIANTE

➜ *Für Fortgeschrittene, Variante 2* (→ Seite 65): Bringen Sie nun Ihre Hände in eine erhöhte Position, und fahren Sie im Bewegungsablauf wie auf Seite 65 beschrieben fort.

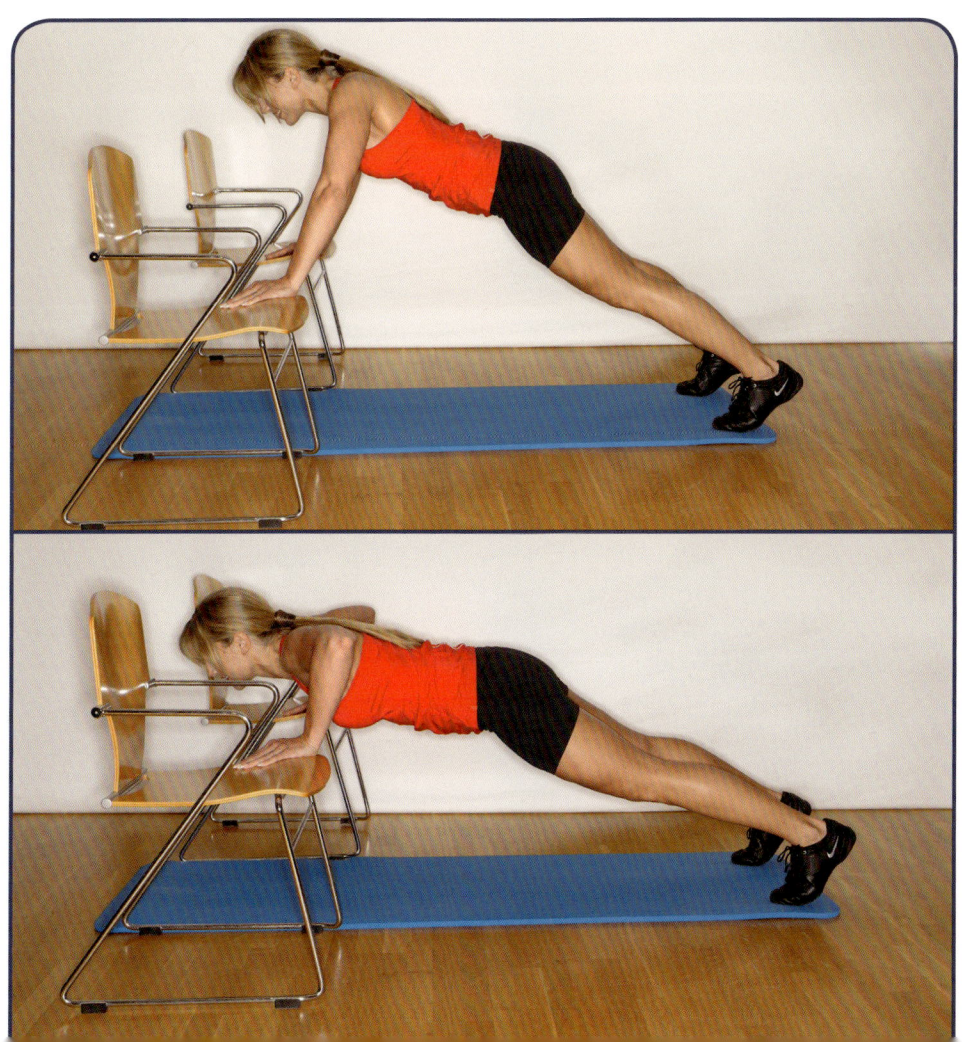

Kurzhantelrudern

Beachten Sie Bewegungsablauf und Hinweise aus dem Basisprogramm auf Seite 92–93.

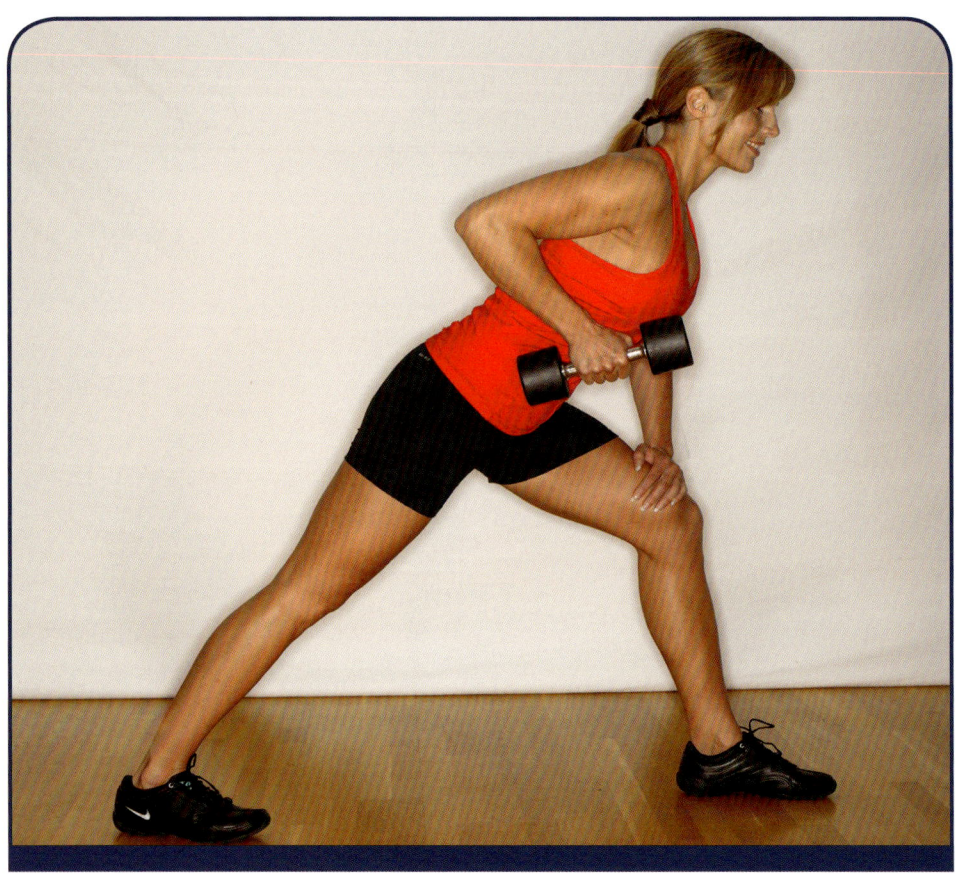

AUSGANGSPOSITION UND BEWEGUNGSABLAUF

Nehmen Sie die Ausgangsposition für Trainingserfahrene und Fortgeschrittene, wie in Kapitel 2 auf Seite 93 beschrieben, ein. Wenn Sie zuerst mit dem rechten Bein einen Ausfallschritt machen, legen Sie die linke Hand auf dem Oberschenkel ab und umgekehrt. Fahren Sie im Bewegungsablauf fort wie auf Seite 93 beschrieben.

Intensitätstechnik: Intervalltraining (→ Seite 53)

HINWEISE

Stützen Sie nicht Ihr Körpergewicht au dem Oberschenkel ab, da der Rumpf durc ein eventuelles Aufdrehen der Hüfte sons nicht stabil und der Rücken nicht gerade is Die Position sollte allein aus der Muskelan spannung im Oberkörper gehalten werder

Kniebeuge mit Kurzhanteln

Beachten Sie die Hinweise aus dem Basisprogramm sowohl auf Seite 67 als auch auf Seite 89. Durch das Halten der Hanteln in dieser Position wird nicht nur die Rumpf-, sondern auch die Armmuskulatur zusätzlich trainiert.

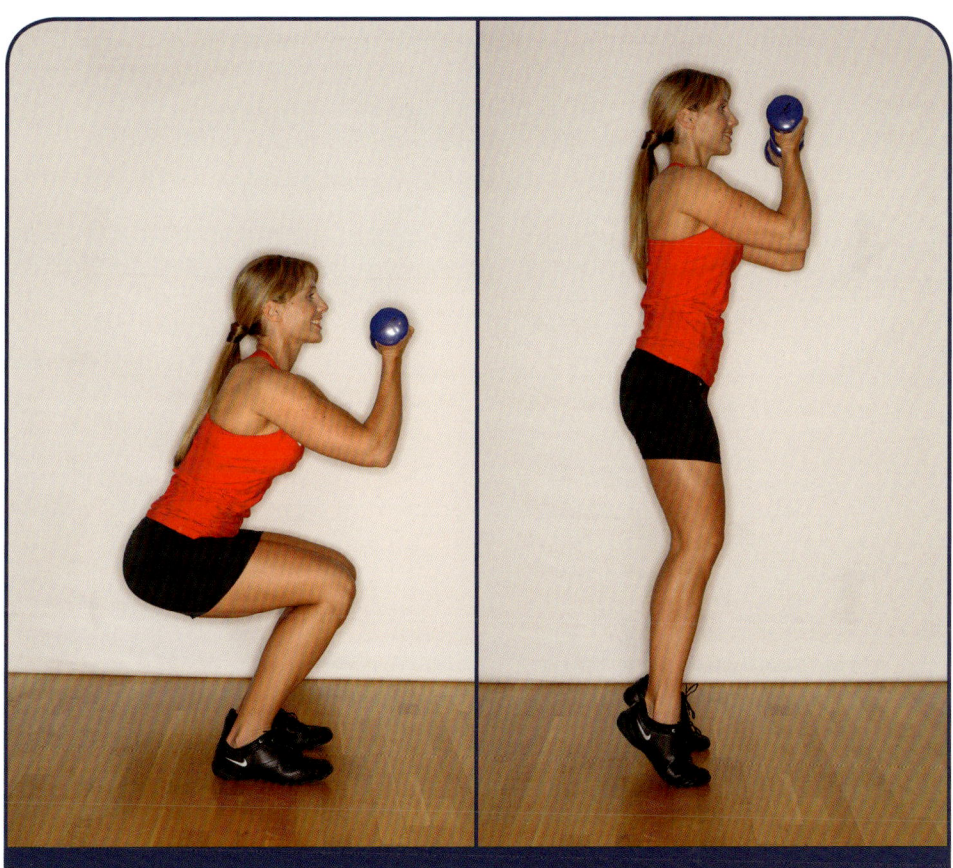

AUSGANGSPOSITION UND BEWEGUNGSABLAUF

Nehmen Sie als Ausgangsposition die Endposition der Variante 1 für Trainingserfahrene und Fortgeschrittene, wie in Kapitel 2 auf Seite 67 beschrieben, ein. Sie entspricht dem Schwierigkeitsgrad von Variante 2. Aus dieser tiefen Position richten Sie sich bis in den Zehenstand auf. Die Hanteln bleiben während der gesamten Ausführung in der sogenannten Vorhalteposition.

Beachten Sie auf Seite 67 die Hinweise im Bewegungsablauf für die optimale Körperhaltung sowie sämtliche weitere Hinweise und Tipps auf den Seiten 67 und 89.

Intensitätstechniken: Intervalltraining (➜ Seite 53) oder Teilwiederholungen (➜ Seite 53–54)

Fliegende Bewegung im Liegen

Beachten Sie die Hinweise aus dem Basisprogramm auf Seite 83. Die primären und sekundären Muskeln entsprechen denen des Butterflys, Seite 90. Zusätzlich werden die Bauchmuskeln trainiert.

AUSGANGSPOSITION UND BEWEGUNGSABLAUF

Nehmen Sie die Ausgangsposition wie in Kapitel 2 auf Seite 83 beschrieben ein. Kopf und Schultern sind jedoch auf dem Boden abgelegt. Die Arme mit jeweils einer Hantel in der Hand sind seitlich ausgestreckt, leicht gebeugt und knapp über dem Boden. Führen Sie nun die Hanteln in etwa drei bis vier Sekunden nach oben, bis sie sich berühren, und senken Sie sie anschließend wieder ab zurück in die Ausgangsposition. **Intensitätstechnik:** Teilwiederholungen (→ Seite 53–54)

HINWEIS

Die Bauchmuskeln fest anspannen, damit die Wirbelsäule auf dem Boden bleibt.

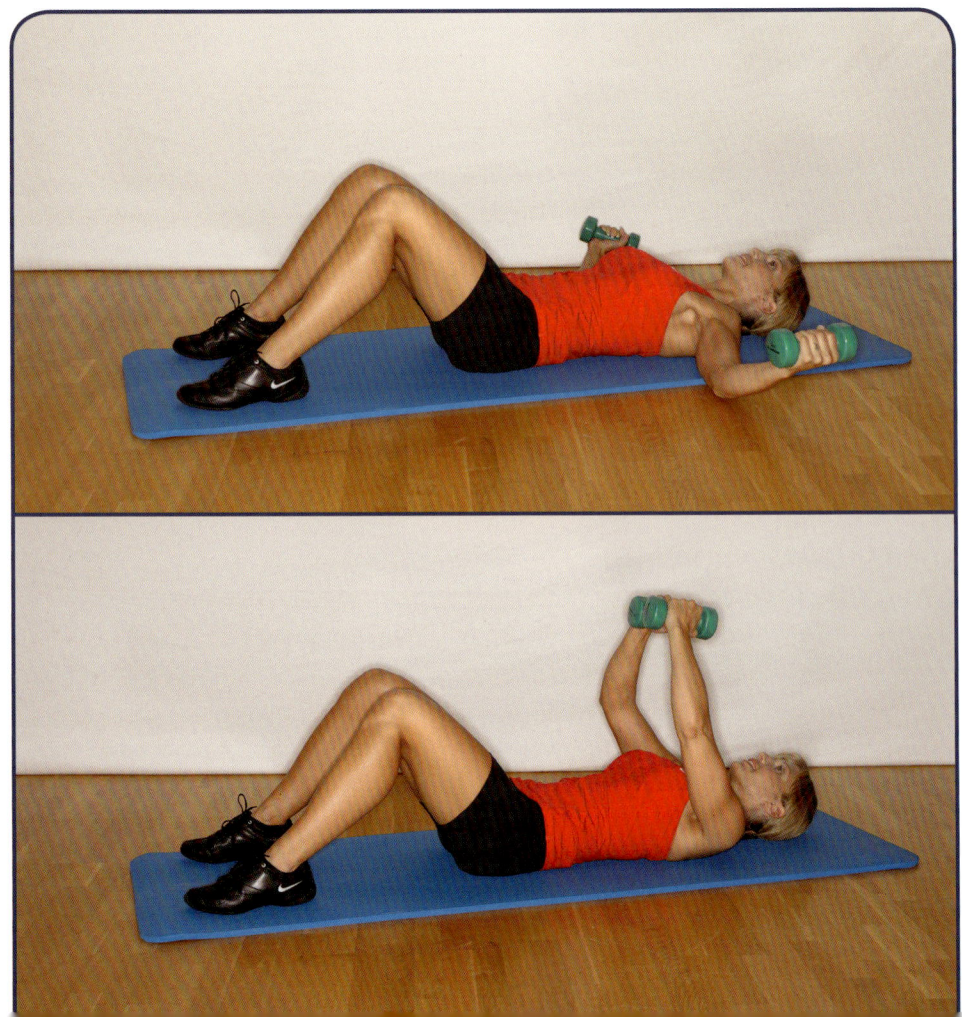

Bizepscurl mit Kurzhanteln

Beachten Sie Bewegungsablauf und Hinweise aus dem Basisprogramm auf Seite 76–77.

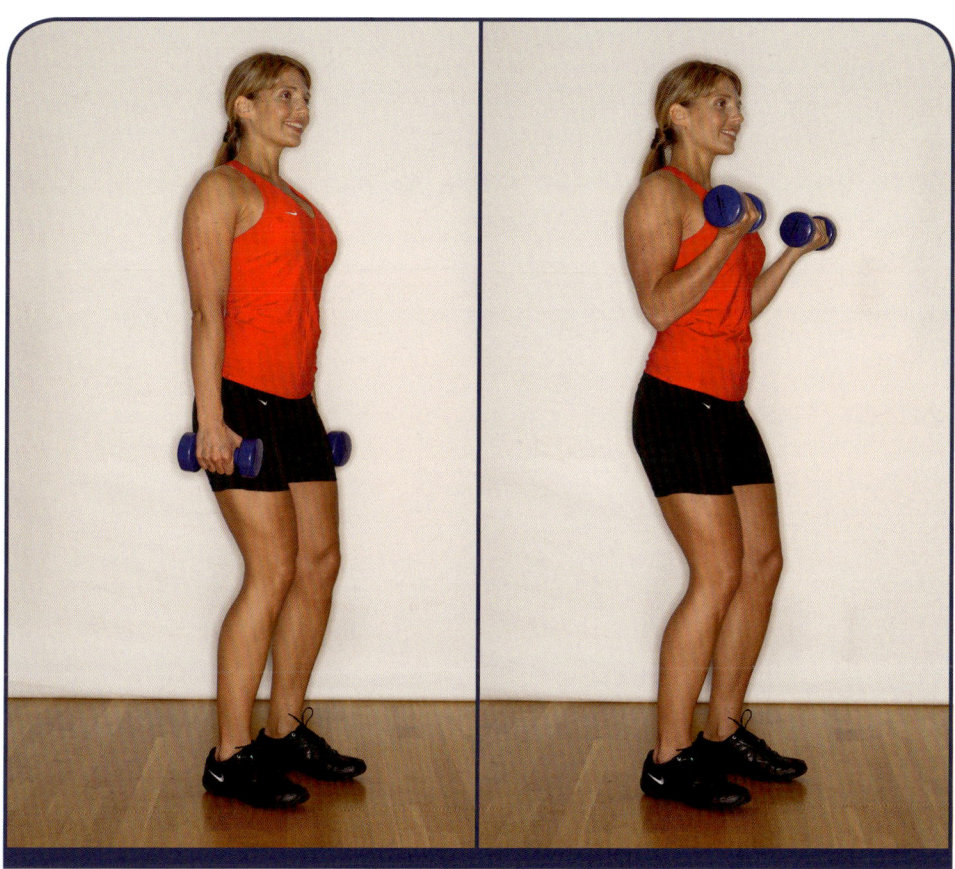

AUSGANGSPOSITION UND BEWEGUNGSABLAUF

Nehmen Sie die Ausgangsposition wie in Kapitel 2 auf Seite 77 beschrieben ein. Die Armstellung variiert so, wie in der Variante für Trainingserfahrene und Fortgeschrittene beschrieben und wie hier abgebildet: Die Handgelenke befinden sich in einer neutralen Position, das heißt, sie zeigen zueinander.

Während des Hochdrückens drehen Sie Ihre Unterarme bzw. Handgelenke so, dass die Handflächen in der Endposition nach oben zeigen.

Intensitätstechnik: Teilwiederholungen (➜ Seite 53–54)

Ausfallschritt mit Kurzhanteln

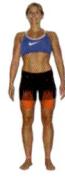

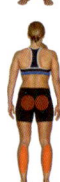

Der Ausfallschritt erfordert eine gute Koordination in der Bewegung. Es werden vor allem die unteren Extremitäten trainiert.

PRIMÄRE MUSKELN: großer Gesäßmuskel *(Glutaeus maximus)*, vierköpfiger und zweiköpfiger Oberschenkelmuskel *(Quadriceps femoris, Biceps femoris)*, Halbsehnenmuskel *(Semitendinosus)*, Wadenmuskel *(Gastrocnemius)*, Schollenmuskel *(Soleus)*

SEKUNDÄRE MUSKELN: mittelgroßer und kleiner Gesäßmuskel *(Glutaeus medius, G. minimus)*, Rückenstrecker *(Erector spinae)*, Bauchmuskulatur und Adduktoren

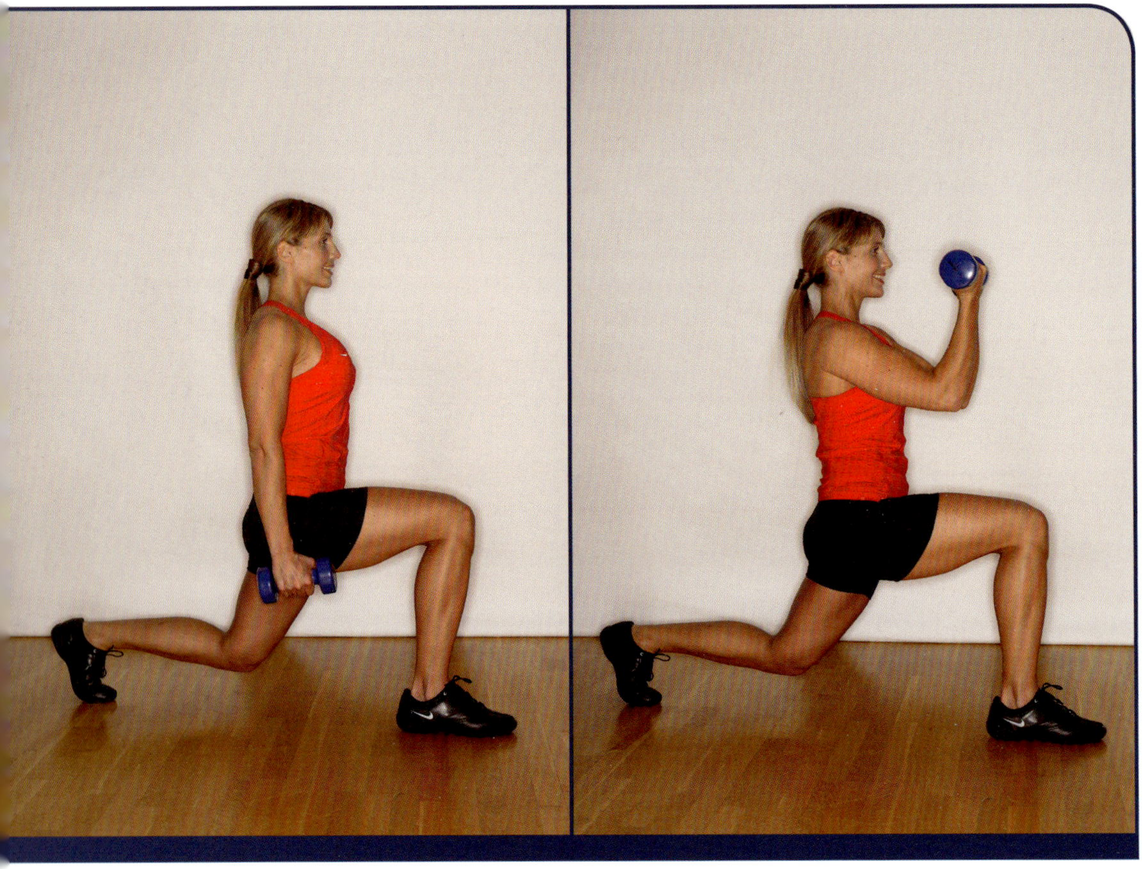

AUSGANGSPOSITION

Nehmen Sie jeweils eine Hantel im Obergriff (→ Seite 71). Stellen Sie sich aufrecht hin, die Füße stehen hüftbreit auseinander, die Zehenspitzen zeigen nach vorne. Die Knie sind nicht ganz durchgestreckt. Das Becken befindet sich in einer neutralen Position, und der Oberkörper ist aufrecht. Ziehen Sie Ihre Schulterblätter nach hinten unten, sodass sich das Brustbein leicht hebt. Ihr Blick ist nach vorne gerichtet.

BEWEGUNGSABLAUF

1 Machen Sie nun mit einem Bein einen langsamen Ausfallschritt nach hinten. Senken Sie dann das Becken so weit nach unten, dass der vordere Oberschenkel parallel zum Boden ist und sich das Knie direkt über dem Fußgelenk befindet. Das hintere Knie ist knapp über dem Boden. Ihr Körpergewicht sollte sich gleichmäßig auf den vorderen und hinteren Fuß verteilen, sodass der Schwerpunkt genau in der Mitte liegt.

2 Aus dieser Position drücken Sie sich nun mit dem vorderen Fuß – nicht mit dem hinteren – wieder vom Boden ab und gehen zurück in die Ausgangsposition. Wechseln Sie dann das Bein.

Achten Sie darauf, dass Ihr Oberkörper während der Ausführung aufrecht bleibt und auch Ihre Arme nicht zu schaukeln beginnen. Spannen Sie deshalb zusätzlich Ihre Bauchmuskeln an, um dem Rumpf mehr Stabilität zu verleihen.

Intensitätstechnik: Teilwiederholungen (→ Seite 53–54)

VARIANTEN

Wenn Sie schon sehr geübt sind in der Ausführung und im Bewegungsablauf, können Sie die Hanteln, wie schon bei der Kniebeuge, in die sogenannte Vorhalteposition bringen. Die Hanteln werden während der Ausführung vor dem Körper gehalten. Achten Sie darauf, dass Sie Ihre Schultern nicht nach vorne krümmen, sondern nach hinten unten gezogen halten. Das erfordert zusätzlich zum Ausfallschritt eine erhöhte Anspannung in der Rumpfmuskulatur und setzt Trainingsroutine voraus.

HINWEISE

■ Die Übung ist nur für Trainingserfahrene und Fortgeschrittene geeignet.

■ Führen Sie den Ausfallschritt ohne jeden Schwung aus, und machen Sie kontrollierte Bewegungen.

■ Achten Sie darauf, dass der vordere Fuß fest auf dem Boden bleibt und sich die Ferse nicht hebt.

INFO

Der Ausfallschritt nach hinten ist besser als der nach vorne, da die Belastung des Kniegelenkes geringer ist. Außerdem werden dabei die Gesäßmuskeln besser trainiert als bei einem Vorwärtsschritt.

Trizepsdip zwischen zwei Stühlen

Beachten Sie Bewegungsablauf und Hinweise aus dem Basisprogramm auf Seite 78–79.

AUSGANGSPOSITION UND BEWEGUNGSABLAUF

Nehmen Sie die Ausgangsposition wie in Kapitel 2 auf Seite 79 beschrieben ein. Setzen Sie die Fersen jedoch nur so weit vorne auf, dass sich Ihr Oberkörper in einer aufrechten Position befindet. Die Arme sind gestreckt,

Ihr Blick ist nach vorne gerichtet. Spannen Sie nun Ihre Rumpfmuskulatur sowie Arm- und Beinmuskeln fest an, um den Körper zu stabilisieren. Fahren Sie im Bewegungsablauf wie auf Seite 79 beschrieben fort.

Intensitätstechnik: Teilwiederholungen (→ Seite 53–54)

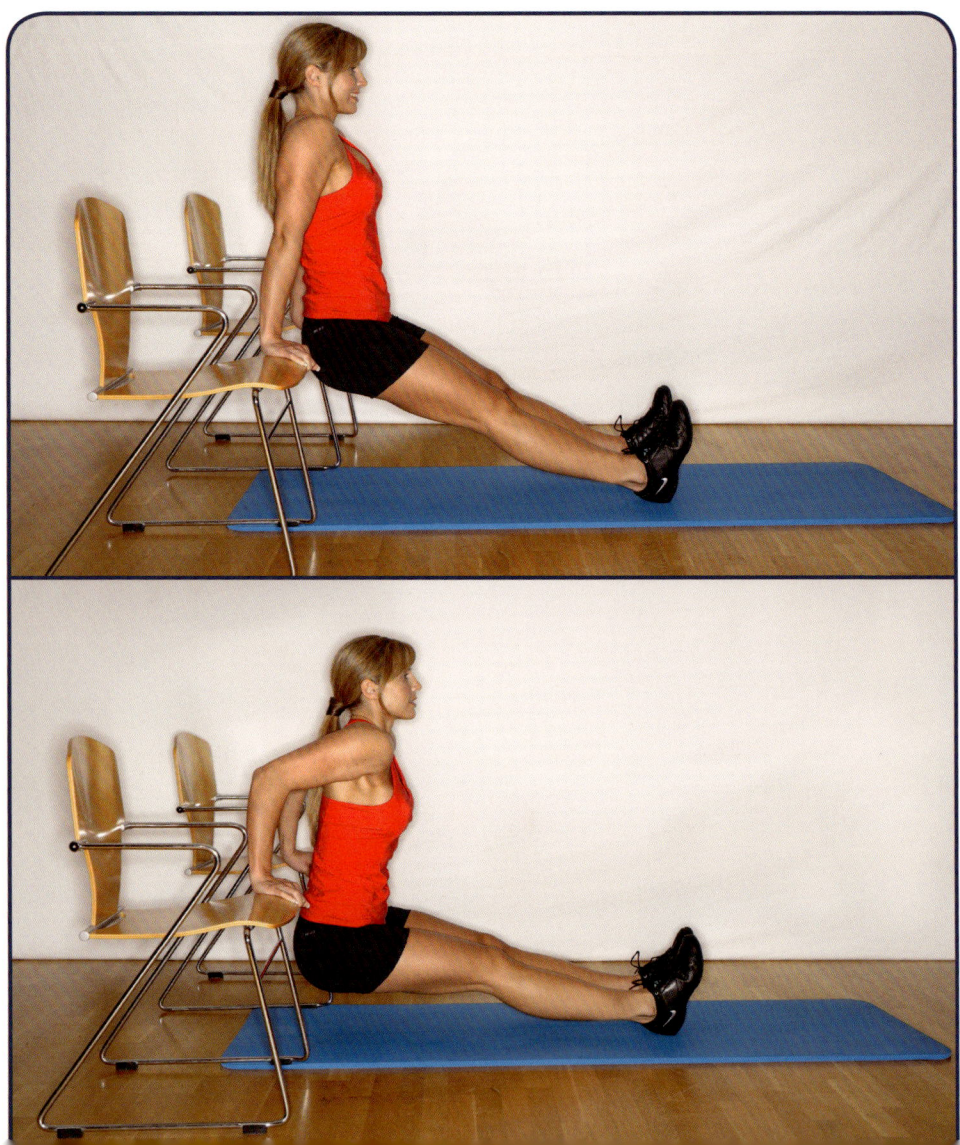

Gerader und seitlicher Crunch

Beachten Sie die Hinweise aus dem Basisprogramm auf Seite 81. Diese Übung ist eine Kombination aus geradem und seitlichem Crunch und deshalb sehr komplex in der Ausführung. Sie beansprucht zusätzlich die unteren Bauchmuskeln.

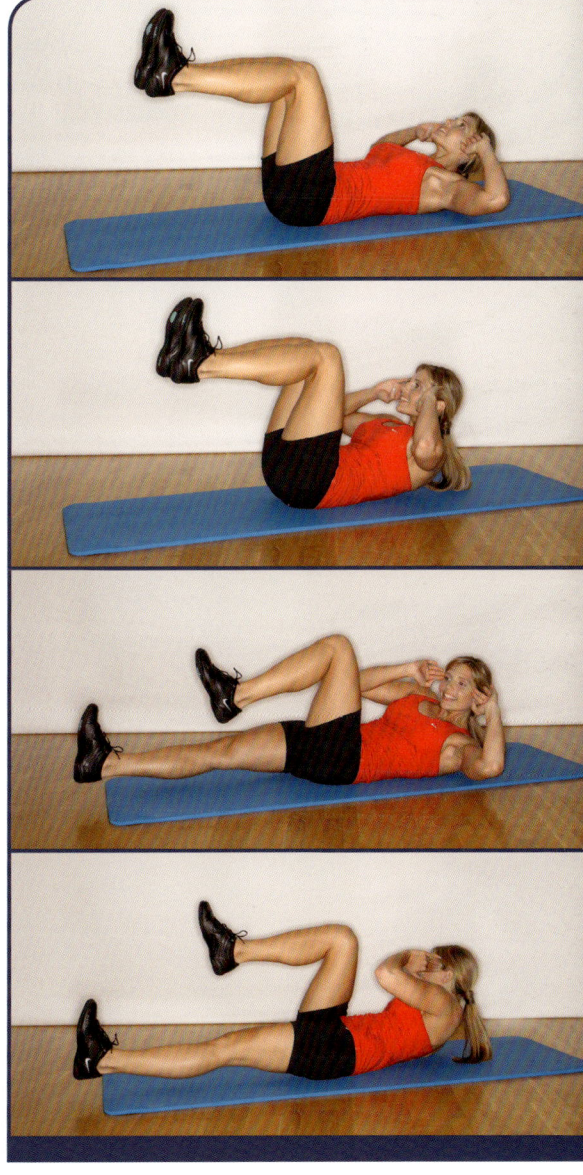

AUSGANGSPOSITION

Nehmen Sie die Ausgangsposition der Variante für Trainingserfahrene und Fortgeschrittene, wie in Kapitel 2 auf Seite 81 beschrieben und im Bild oben dargestellt, ein.

BEWEGUNGSABLAUF

1 Beginnen Sie mit dem geraden Crunch, indem Sie Ihren Oberkörper nach oben rollen und gleichzeitig die Beine etwas mehr Richtung Brust ziehen (➔ zweites Bild von oben). So werden auch die unteren Bauchmuskeln stärker beansprucht.

2 Gehen Sie in einer fließenden Bewegung zurück in die Ausgangsposition und schließen Sie sodann einen seitlichen Crunch an, indem Sie das rechte Bein mit angezogenen Zehenspitzen nach vorne ausstrecken und knapp über dem Boden halten, während Ihr rechter Ellbogen Richtung linkes Knie zieht (➔ zweites Bild von unten).

3 Wechseln Sie jetzt wieder in den geraden Crunch, und gehen Sie anschließend nahtlos in den seitlichen Crunch zur anderen Seite über (➔ Bild unten).

Intensitätstechnik: Teilwiederholungen (➔ Seite 53–54)

Beckenlift

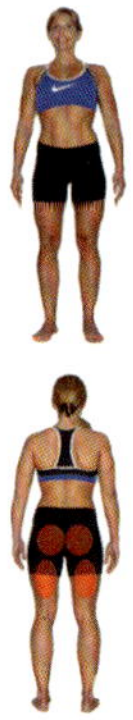

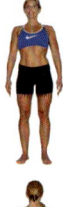

Je nach Variante ist der Beckenlift eine anspruchsvolle Übung und erfordert eine Grundstabilität im gesamten Rumpf. Es werden vor allem Gesäß- und Oberschenkelmuskulatur trainiert.

PRIMÄRE MUSKELN: großer Gesäßmuskel *(Glutaeus maximus)*, zweiköpfiger Oberschenkelmuskel *(Biceps femoris)*, Halbsehnenmuskel *(Semitendinosus)*, halbmembranöser Muskel *(Semimembranosus)*
SEKUNDÄRE MUSKELN: vierköpfiger Oberschenkelmuskel *(Quadriceps femoris)*, Schenkelbindenspanner *(Tensor fasciae latae)*

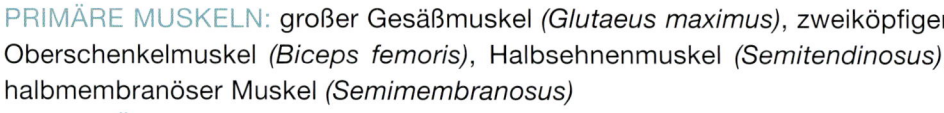

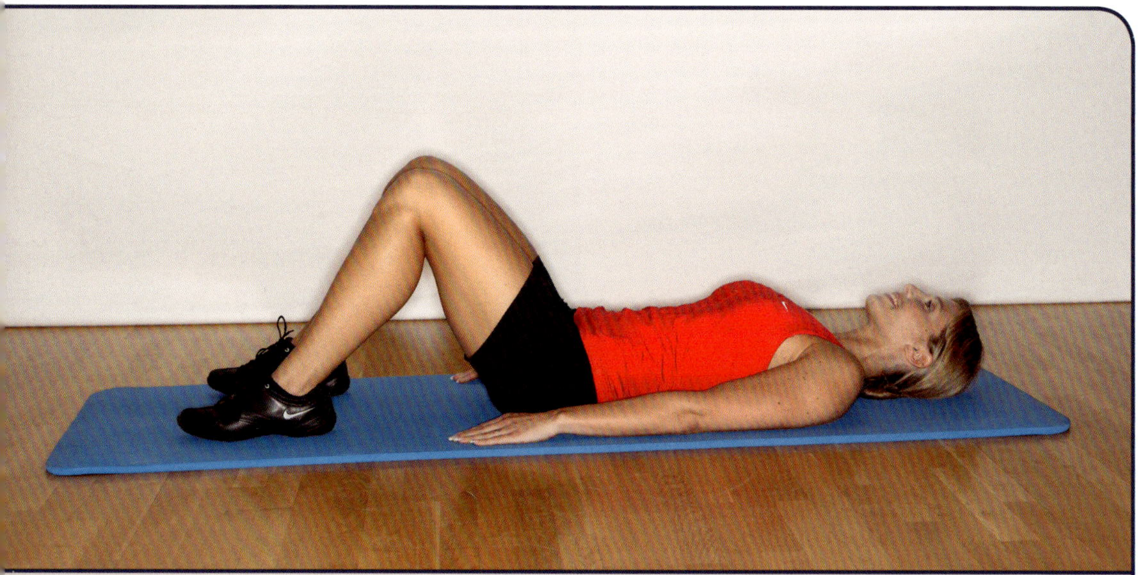

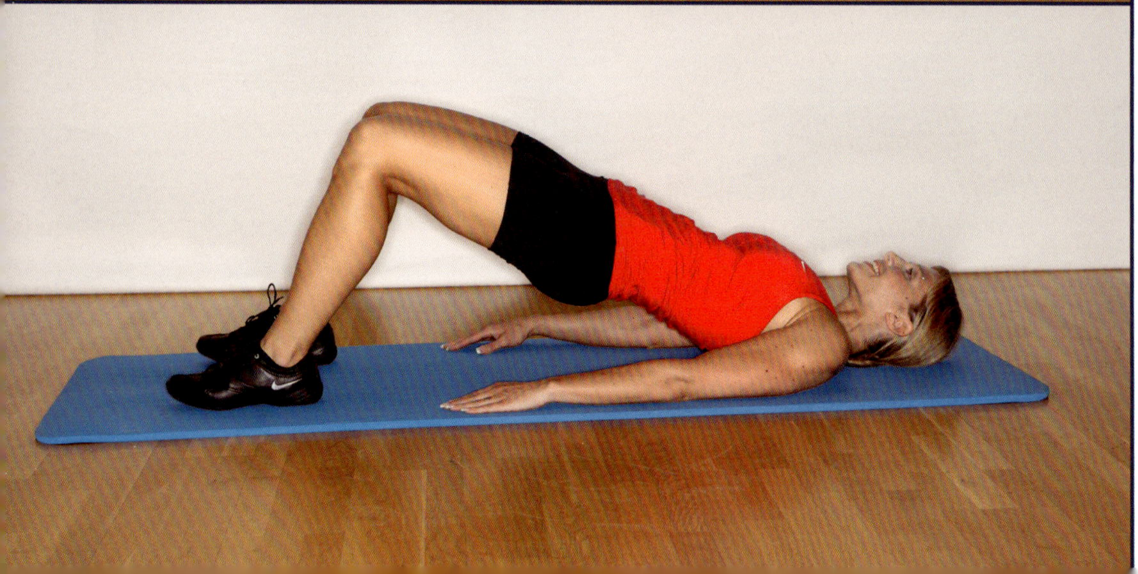

AUSGANGSPOSITION

Stellen Sie in Rückenlage Ihre Beine hüftbreit auf. Die Arme liegen ausgestreckt mit den Handflächen nach unten auf dem Boden. Sie dienen beim Hochdrücken zur Rumpfstabilisation.

BEWEGUNGSABLAUF

1 Spannen Sie nun die Gesäß-, Oberschenkel- und Bauchmuskeln fest an und schieben Sie das Becken in etwa drei Sekunden nach oben, bis Oberschenkel, Hüfte und Oberkörper eine Linie bilden.
2 Senken Sie dann das Becken so weit ab, bis das Steißbein fast den Boden berührt. Die Muskeln bleiben während der Ausführung angespannt.
Intensitätstechnik: Teilwiederholungen (→ Seite 53–54)

VARIANTEN

→ *Variante 1:* Um den Widerstand zu erhöhen, können Sie in den Hüftbeugern jeweils eine Hantel ablegen (→ Bild oben). Dies erfordert jedoch eine erhöhte Rumpfstabilität, da die abstützende Wirkung der Arme fehlt.
→ *Variante 2:* Rücken Sie einen Fuß etwas nach innen, sodass er weniger als hüftbreit aufgestellt ist, und verlagern Sie Ihr Gewicht auf diesen Fuß. Das andere Bein strecken Sie aus und halten es knapp über dem Boden, die Zehenspitzen dabei leicht anziehen. Schieben Sie jetzt Ihr Becken Richtung Decke, bis Oberschenkel, Hüfte und Oberkörper eine Linie bilden (→ zweites Bild von oben). Senken Sie dann Ihr Becken wieder so weit ab, bis das Steißbein fast den Boden berührt und das gestreckte Bein knapp über dem Boden gehalten wird. Wechseln Sie die Seite.

→ *Varianten für Trainingserfahrene und Fortgeschrittene* (→ Seite 97): Sie können auch die Varianten aus dem Hüftstrecken ausführen, da dieselben Muskeln trainiert werden (→ zweites Bild von unten und Bild unten).

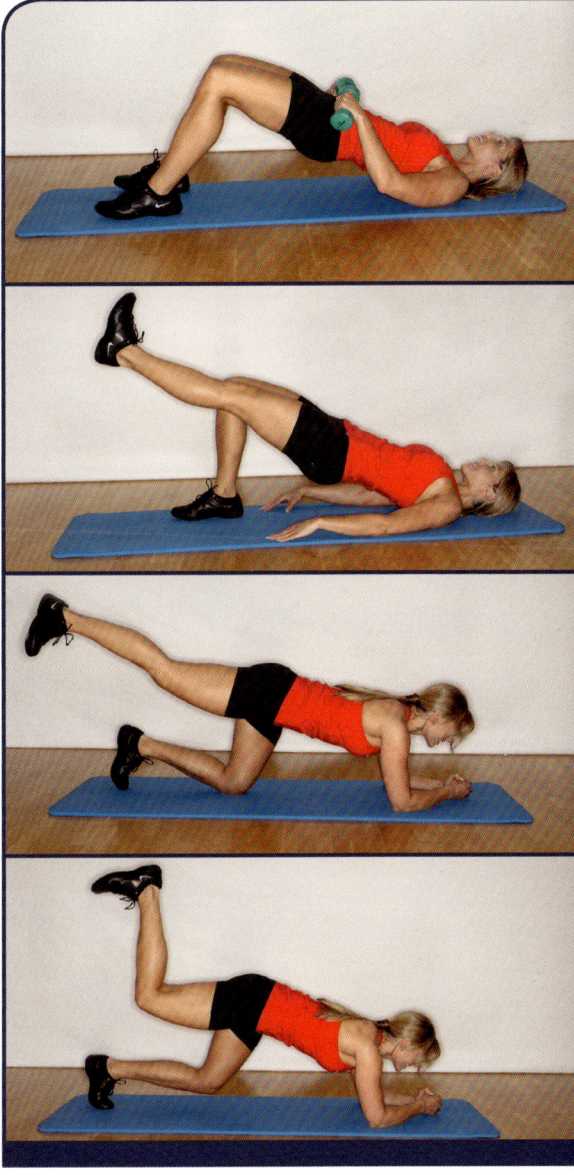

Bankdrücken an der Maschine oder mit der Langhantel

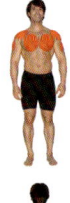

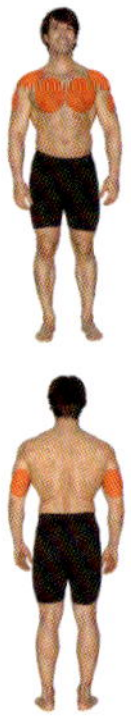

Für das Training mit Langhantel ist mehr Erfahrung erforderlich als für das Gerät, da die Hantel koordiniert geführt werden muss. Das Bankdrücken ist äußerst effektiv für die gesamte Brustmuskulatur.

PRIMÄRE MUSKELN: großer Brustmuskel (Pectoralis major), dreiköpfiger Oberarmmuskel (Triceps brachii)
SEKUNDÄRE MUSKELN: Deltamuskel (Deltoideus) vorderer Anteil (Pars clavicularis), vorderer Sägezahnmuskel (Serratus anterior)

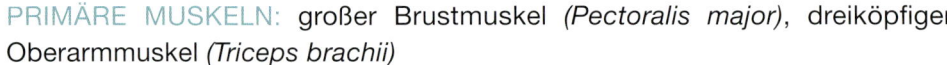

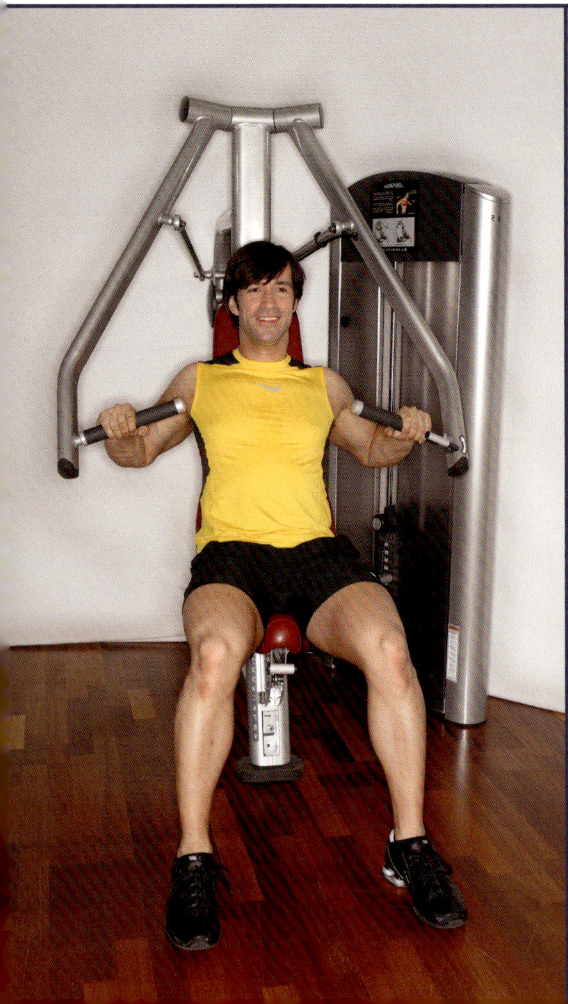

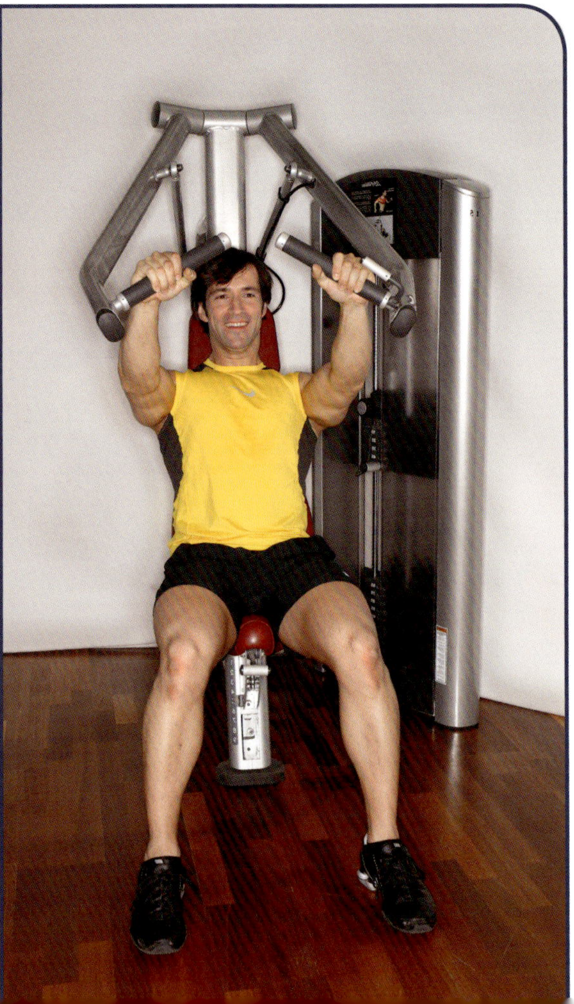

AUSGANGSPOSITION AN DER MASCHINE

Stellen Sie zuerst die Griffe so ein, dass sie auf Höhe der Brust sind. Setzen Sie sich dann aufrecht hin, sodass der gesamte Rücken die Lehne berührt. Die Beine sind mehr als hüftbreit fest auf dem Boden aufgestellt. Fassen Sie nun die Griffe, und achten Sie darauf, dass Sie Ihre Handgelenke nicht abknicken.

BEWEGUNGSABLAUF

Bewegen Sie nun die Griffe langsam nach vorne, bis Ihre Ellbogen fast gestreckt sind. Anschließend führen Sie die Arme wieder langsam und kontrolliert zurück.

AUSGANGSPOSITION MIT LANGHANTEL

Legen Sie sich auf die Hantelbank und stellen Sie die Beine mehr als hüftbreit fest auf den Boden. Greifen Sie nun die Langhantel, wobei die Hände mehr als schulterbreit auseinander liegen, und heben Sie sie aus der Halterung.

BEWEGUNGSABLAUF

1 Spannen Sie die Rumpfmuskulatur an, damit Ihr Rücken fest auf der Bank bleibt und Sie nicht ins Hohlkreuz geraten. Senken Sie jetzt die Hantel in etwa vier Sekunden langsam und kontrolliert Richtung Brustbein ab, ohne sie jedoch abzusetzen.
2 Drücken Sie nun die Hantel in etwa zwei bis drei Sekunden wieder nach oben, aber nur so weit, dass Ihre Ellbogen nicht ganz durchgestreckt sind. So bleibt auch die Muskelanspannung am höchsten Punkt erhalten.

HINWEISE

■ Das Bankdrücken im Liegen ist koordinativ anspruchsvoller durch die freie Führung der Hantel. Bei der Verwendung von zwei Kurzhanteln anstelle einer Langhantel wird dieser Effekt noch verstärkt und erfordert deshalb noch mehr Erfahrung.
■ Führen Sie beim Training am Gerät die Ellbogen nicht zu weit nach hinten, da die Belastung für das Schultergelenk sonst zu groß wird.
■ Je enger Sie die Stange greifen, desto mehr wird die Belastung von der Brust auf den Trizeps verlagert.

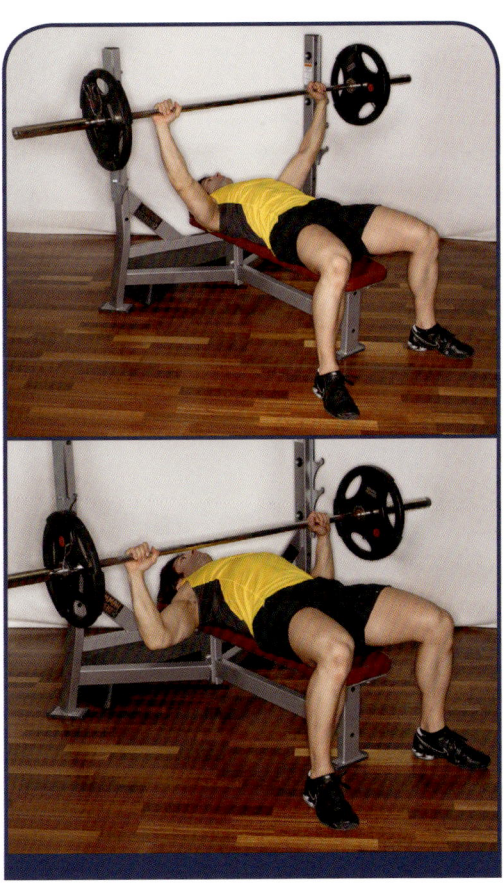

Latziehen

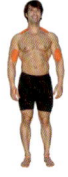

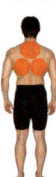

Je nach Studioausstattung gibt es neben der Latissimusmaschine (wie abgebildet) auch den freien Latissimuszug. Das Latziehen trainiert fast den gesamten Rücken.

PRIMÄRE MUSKELN: breiter Rückenmuskel (*Latissimus dorsi*), Kapuzenmuskel (*Trapezius*), Rautenmuskeln (*Rhomboidei*), großer Rundmuskel (*Teres major*), zweiköpfiger Oberarmmuskel (*Biceps brachii*)
SEKUNDÄRE MUSKELN: Deltamuskel (*Deltoideus*) hinterer Anteil (*Pars spinalis*), großer Brustmuskel (*Pectoralis major*), vorderer Sägezahnmuskel (*Serratus anterior*), Unterarmbeugemuskeln

AUSGANGSPOSITION
Stellen Sie die Sitzhöhe so ein, dass Ihre Beine etwa rechtwinklig aufgestellt und die Oberschenkel gut fixiert sind. Der Oberkörper ist aufrecht, Ihre Schultern möglichst neutral und der Blick nach vorne gerichtet. Fassen Sie die Griffe.

BEWEGUNGSABLAUF
Ziehen Sie nun unter Anspannung Ihrer Rumpf- und Armmuskulatur die Griffe in zwei bis drei Sekunden tief bis etwa Schulterhöhe. Anschließend führen Sie sie in etwa vier Sekunden wieder hoch, aber nur so weit, dass Ihre Ellbogen noch leicht gebeugt sind. Halten Sie während der Ausführung die Muskelspannung, und ziehen Sie die Schultern nicht nach oben.

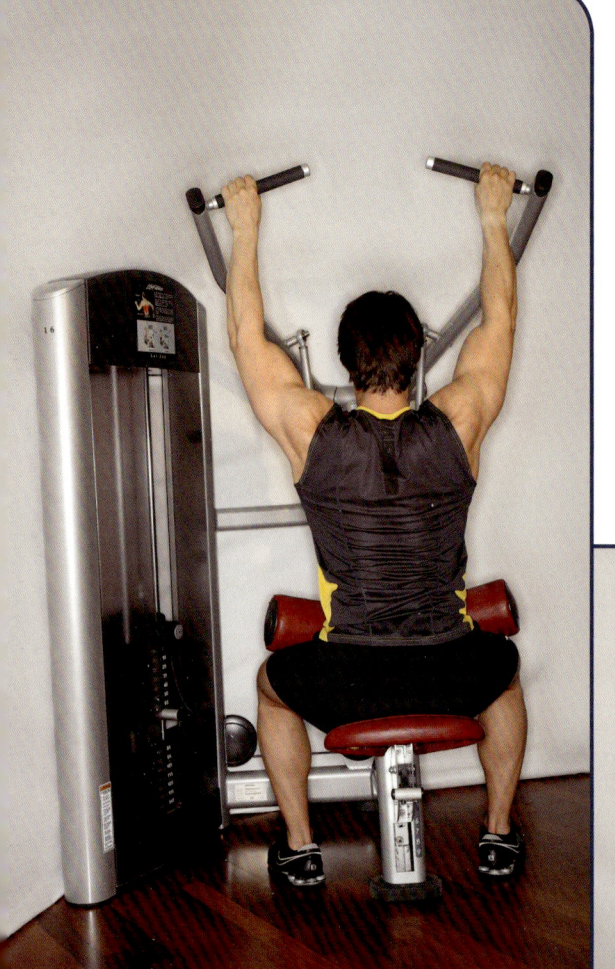

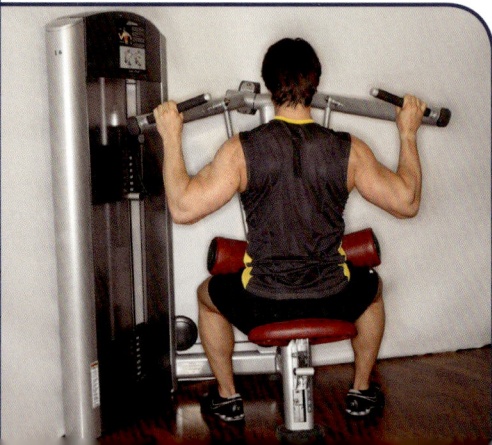

Beinpressen

Hier werden vor allem Gesäß und Quadrizeps trainiert. Je weiter oben Sie die Füße platzieren, desto stärker werden die Gesäßmuskeln beansprucht, je weiter unten, desto stärker ist der Quadrizeps gefordert.

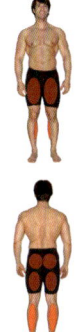

PRIMÄRE MUSKELN: vier- und zweiköpfiger Oberschenkelmuskel *(Quadriceps, Biceps femoris)*, großer Gesäßmuskel *(Glutaeus maximus)*, Halbsehnenmuskel *(Semitendinosus)*, halbmembranöser Muskel *(Semimembranosus)*
SEKUNDÄRE MUSKELN: Schenkelbindenspanner *(Tensor fasciae latae)*, zweiköpfiger Wadenmuskel *(Gastrocnemius)*, Schollenmuskel *(Soleus)*, Adduktorengruppe

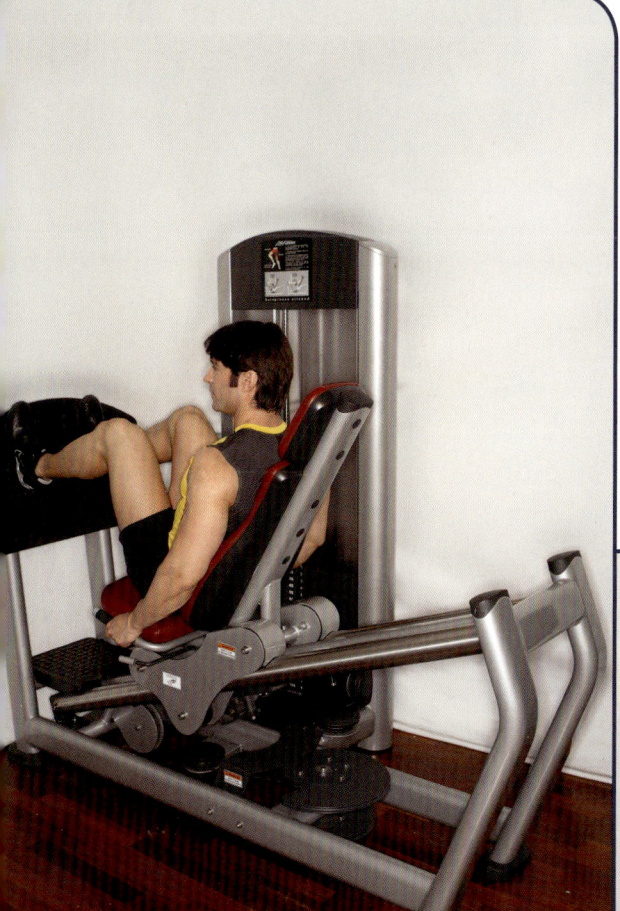

AUSGANGSPOSITION

Platzieren Sie die Füße etwa hüftbreit und parallel zueinander auf der Platte. Die Beine sind fast rechtwinklig. Der ganze Rücken berührt die Lehne.

BEWEGUNGSABLAUF

Fassen Sie die Griffe seitlich und spannen Sie die Rumpfmuskeln an. Nun drücken Sie langsam die Platte nach vorne, bis die Beine fast – aber nicht ganz – gestreckt sind. Achten Sie darauf, dass Sie die Beine immer parallel zueinander halten und die Knie nicht nach außen oder innen kippen.

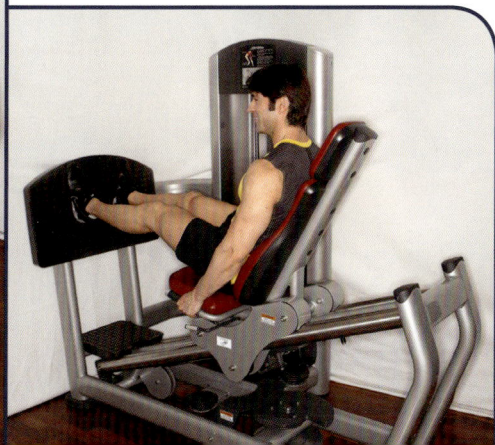

Schulterdrücken

Eine sehr effektive Übung für Schulter- und Armmuskulatur sowie zusätzlich für die Brustmuskeln. Das Trainieren am Gerät beansprucht dieselben Muskeln wie das Schulterdrücken mit Kurzhanteln (→ Seite 74–75).

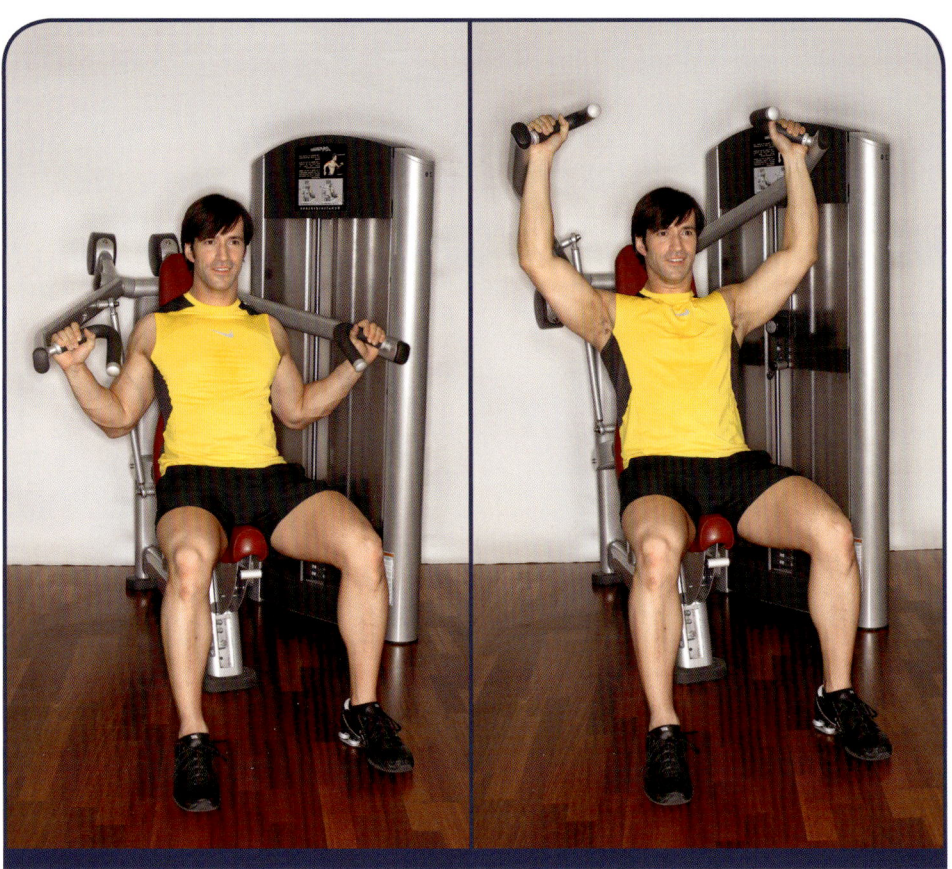

AUSGANGSPOSITION

Nehmen Sie die Sitzposition wie beim Bankdrücken am Gerät ein (→ Seite 134). Achten Sie darauf, dass Beine und Oberkörper stabil sind. Ihr Blick ist nach vorne gerichtet. Fassen Sie die Griffe entweder schulterbreit so, dass die Handflächen nach vorne zeigen, was zusätzlich eine Außenrotation der Schultergelenke bewirkt, oder etwas enger, dann zeigen sie zueinander.

Das aktiviert die Schultermuskulatur etwas weniger, dafür aber den Trizeps stärker.

BEWEGUNGSABLAUF

Spannen Sie nun Ihre Rumpfmuskeln an und drücken Sie die Griffe langsam und kontrolliert nach oben, bis ihre Ellbogen fast gestreckt sind. Ziehen Sie nicht die Schultern nach oben.

Bizepscurl

Der Bizepscurl an Maschine und Kabelzug (→ Seite 149) trainiert dieselben Muskeln wie der Bizepscurl mit Kurzhanteln (→ Seite 76–77). Durch die abgestützten Arme liegt der Fokus verstärkt auf Bizeps und Armbeuger.

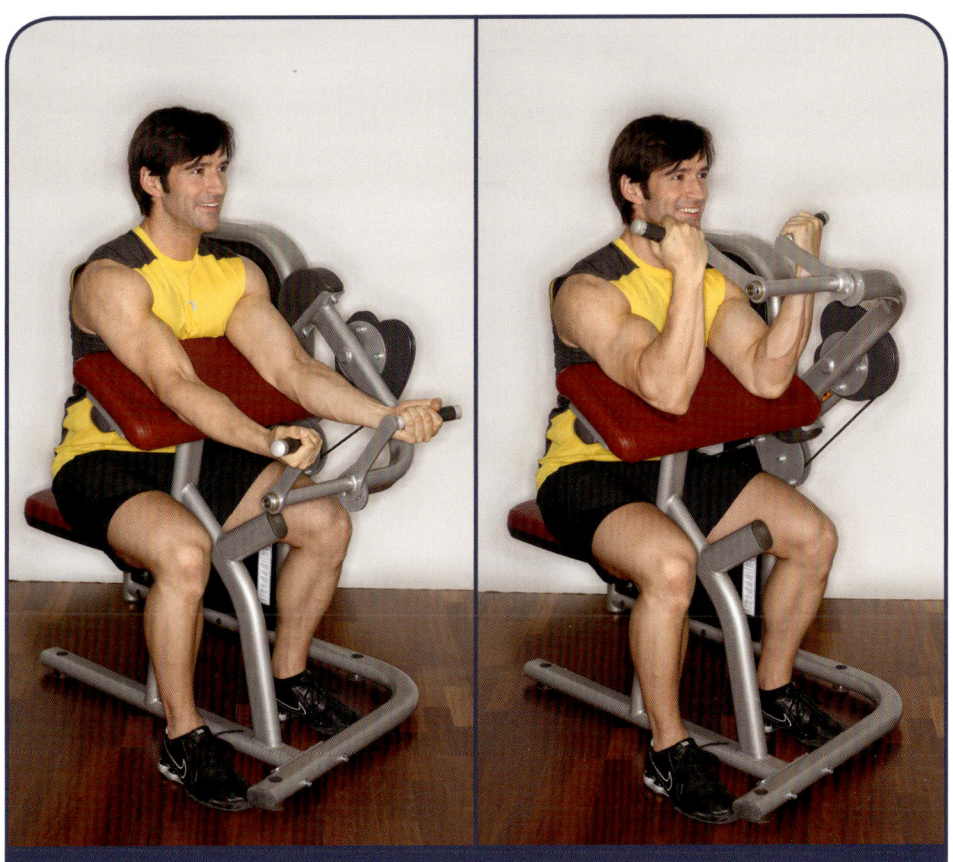

AUSGANGSPOSITION

Setzen Sie sich aufrecht hin. Die Beine sind etwa rechtwinklig und hüftbreit aufgestellt. Legen Sie die Oberarme parallel zueinander auf dem Polster ab.

BEWEGUNGSABLAUF

Fassen Sie die Griffe so, dass die Handflächen nach oben zeigen. Achten Sie darauf, dass Sie die Handgelenke während der Ausführung stabil halten und nicht beugen. Ziehen Sie die Griffe langsam nach oben, bis die Unterarme nicht mehr ganz einen rechten Winkel zu den Oberarmen bilden. Gehen Sie zurück in die Ausgangsposition, strecken Sie jedoch die Ellbogen nicht ganz durch.

Trizepsdrücken am Kabelzug

Bis auf den Brustmuskel werden am Kabelzug dieselben Muskeln trainiert wie beim Trizepsdip auf Stühlen (→ Seite 78–79). Das Trainieren mit dem eigenen Körpergewicht und am Kabelzug erfordert zusätzlich eine gute Rumpfstabilität, um die Belastung auf den Trizeps zu konzentrieren.

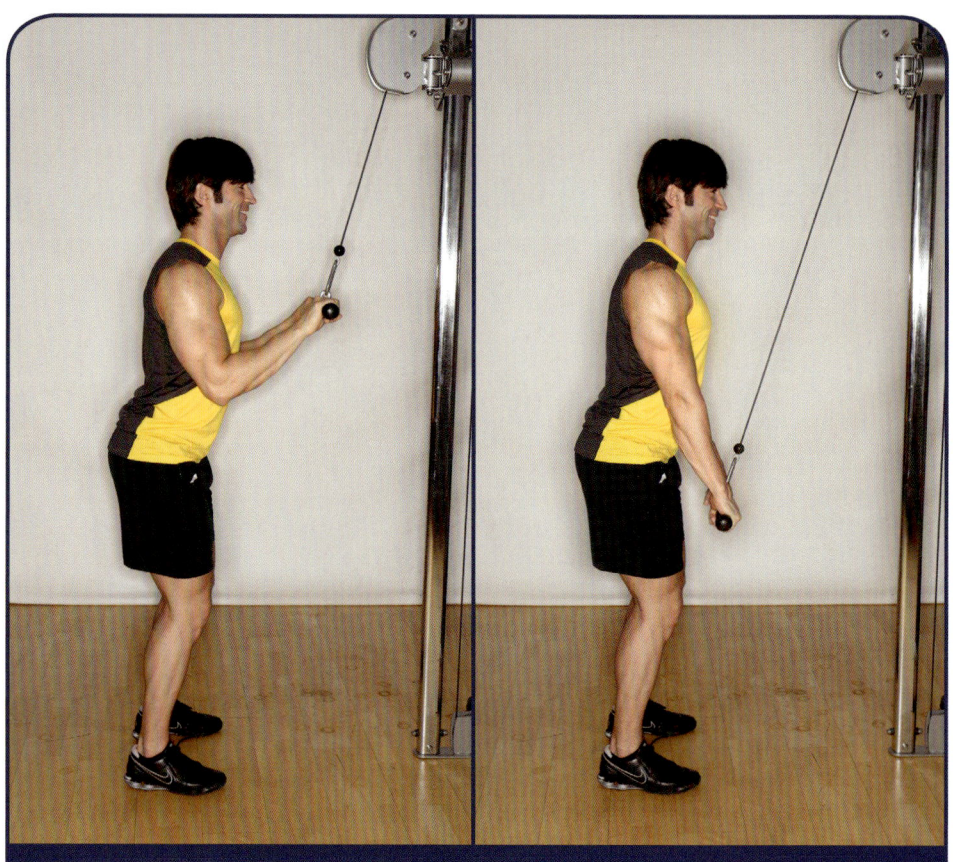

AUSGANGSPOSITION

Fassen Sie die Griffe des Kabelzugs. Nehmen Sie die übliche Ausgangsposition für stehende Übungen ein, wie etwa beim Bizepscurl auf Seite 76. Die Oberarme sind seitlich am Oberkörper fixiert, die Unterarme so weit gebeugt, dass die Hände in etwa auf Brusthöhe sind.

BEWEGUNGSABLAUF

Drücken Sie nun mit fixierten Handgelenken den Griff langsam nach unten, bis Ihre Arme gestreckt sind. Verharren Sie kurz und gehen Sie zurück in die Ausgangsposition. Je steiler der Winkel in der Armbeuge, desto schwieriger die Ausführung durch den längeren Hebel.

Wadenheben

Beim Wadenheben an der Maschine werden dieselben Muskeln trainiert wie beim Wadenheben auf Treppenstufen (→ Seite 72–73). Der Vorteil am Gerät ist, dass Sie mit mehr Widerstand trainieren können als mit dem eigenen Körpergewicht und so die Übung intensiviert wird.

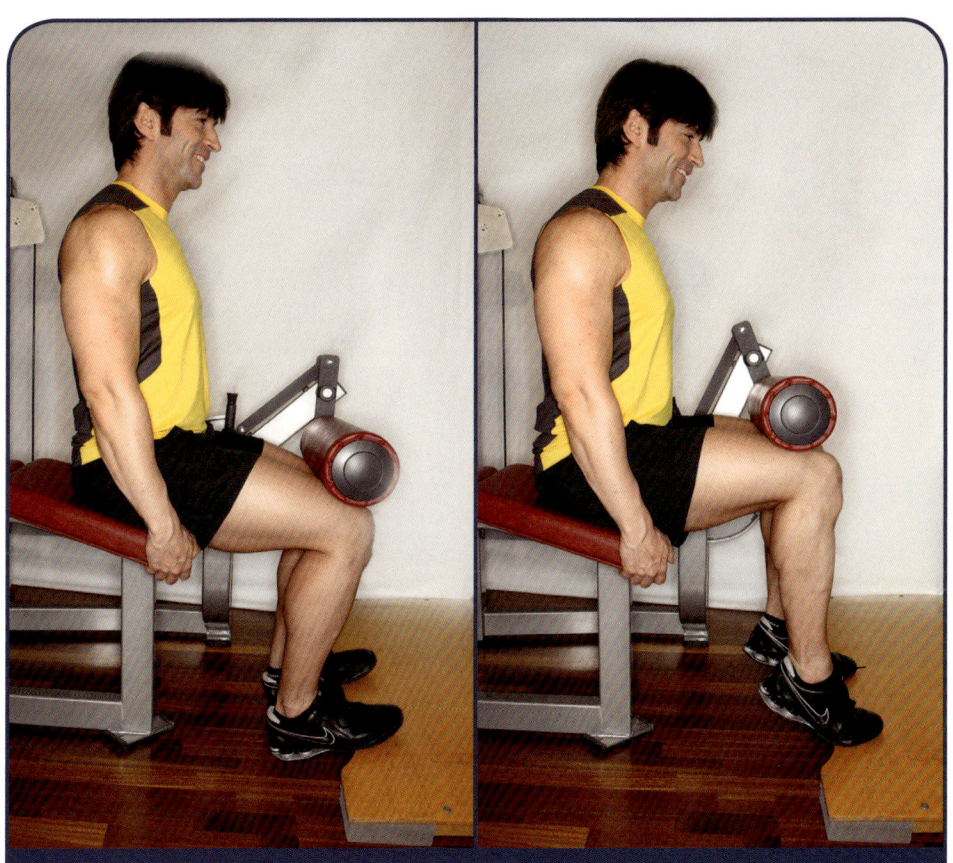

AUSGANGSPOSITION

Stellen Sie die Höhe des Polsters so ein, dass Ober- und Unterschenkel einen rechten Winkel bilden. Platzieren Sie Ihre Fußballen hüftbreit auf dem Podest, das Polster fixiert die Oberschenkel. Greifen Sie das Sitzpolster, die Rolle (→ Seite 173) oder eventuell vorhandene Griffe, um den Oberkörper zu stabilisieren.

BEWEGUNGSABLAUF

Spannen Sie Ihre Oberschenkel- und Wadenmuskulatur fest an, und drücken Sie das Polster langsam nach oben. Gehen Sie zurück in die Ausgangsposition. Um die Übung zu intensivieren, stellen Sie das Polster so ein, dass Ihre Fersen etwas tiefer als das Podest sind.

Beincurler

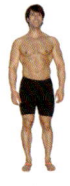

Der Beincurler trainiert sehr effektiv die Beinbeugemuskulatur. Die liegende Variante hat jedoch im Vergleich zur sitzenden den Vorteil, dass die gerade zu trainierende Muskulatur sich frei bewegen kann und man nicht darauf sitzt.

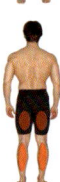

PRIMÄRE MUSKELN: zweiköpfiger Oberschenkelmuskel *(Biceps femoris)*, Halbsehnenmuskeln *(Semitendinosus)*, halbmembranöser Muskel *(Semimembranosus)*
SEKUNDÄRE MUSKELN: Schneidermuskel *(Sartorius)*, schlanker Muskel *(Gracilis)*, großer Gesäßmuskel *(Glutaeus maximus)*

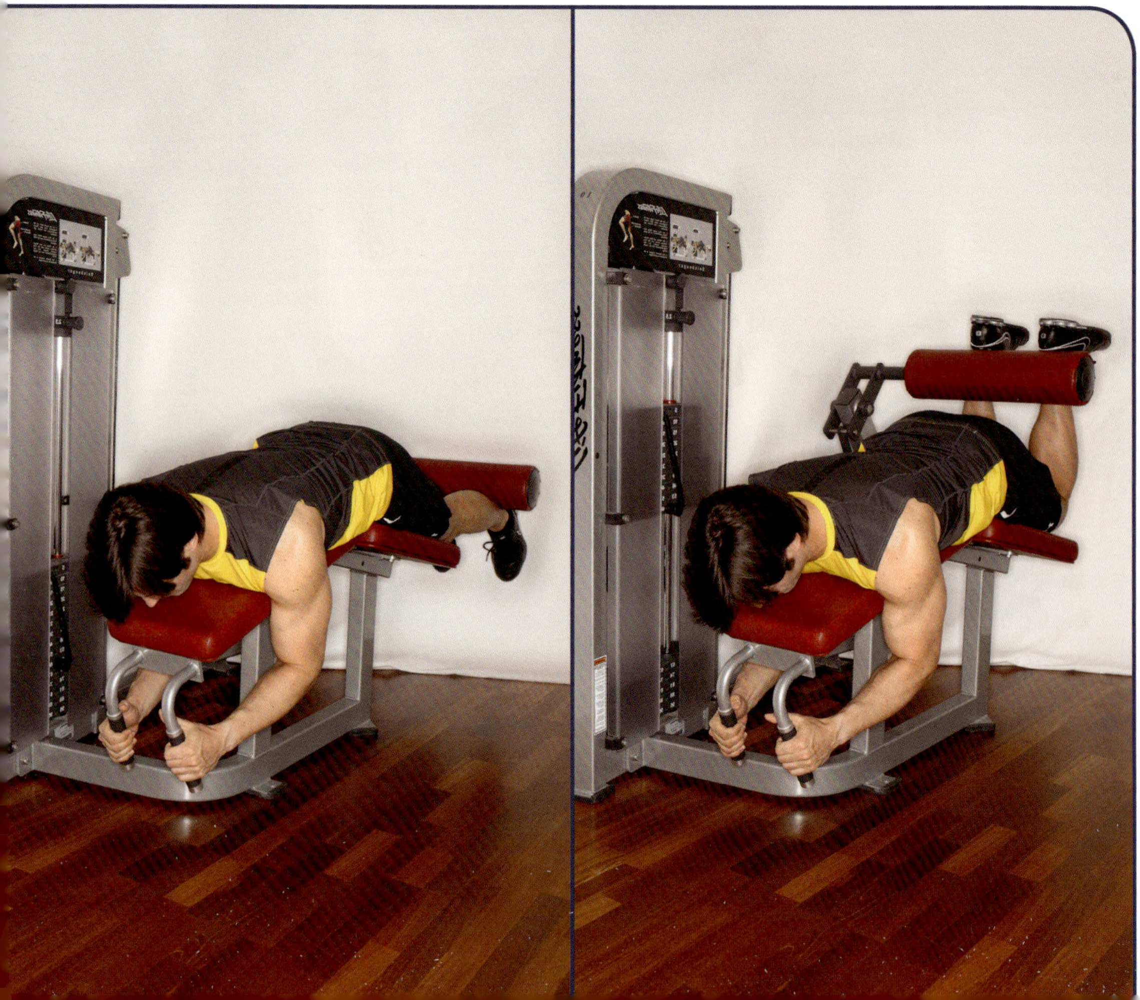

AUSGANGSPOSITION LIEGEND

Rutschen Sie so weit nach hinten, dass Ihre Knie nicht mehr auf der Liegefläche ruhen, und stellen Sie das Polster so ein, dass es während der Ausführung im Bereich der Fußfesseln aufliegt. Fassen Sie die Griffe, um den Körper zu stabilisieren, und spannen Sie zusätzlich Ihre Gesäß- und Rumpfmuskulatur an.

BEWEGUNGSABLAUF

1 Drücken Sie nun das Polster langsam und ohne Schwung nach oben. Sie können die Beine so weit beugen, bis Sie das Polster auf der Oberschenkelrückseite spüren. Ein 90-Grad-Winkel genügt für den Trainingseffekt aber ebenso.
2 Halten Sie kurz inne, und lassen Sie dann das Polster wieder langsam sinken, bis Sie die Ausgangsposition erreicht haben. Ihre Beine sind jedoch nicht ganz durchgestreckt, das Kniegelenk also nicht eingerastet.
Halten Sie die Spannung während der Ausführung in der Gesäß- und Oberschenkelmuskulatur und zusätzlich in der Rumpfmuskulatur.

AUSGANGSPOSITION SITZEND

Stellen Sie das Polster wieder so ein, dass es sich während der Ausführung im Bereich der Fußfesseln bewegt. Das andere Polster fixiert Ihre Oberschenkel. Fassen Sie die Griffe, um Ihren Oberkörper zu stabilisieren, lassen Sie aber während der Ausführung Ihren gesamten Rücken an der Lehne aufliegen. Achten Sie darauf, dass Ihr Rücken bzw. der Oberkörper aufrecht bleibt und Sie nicht in ein Hohlkreuz fallen.

BEWEGUNGSABLAUF

Drücken Sie nun das Polster langsam und kontrolliert nach unten, bis Ihre Beine annähernd einen 90-Grad-Winkel bilden. Dann gehen Sie zurück in die Ausgangsposition. Auch hier sind die Kniegelenke nicht eingerastet.

HINWEISE

Je nach Studioausstattung gibt es den Beincurler auch noch in einer stehenden Variante, die einbeinig ausgeführt wird. Lassen Sie sich von einem Trainer in das Gerät einweisen, bevor Sie damit trainieren.

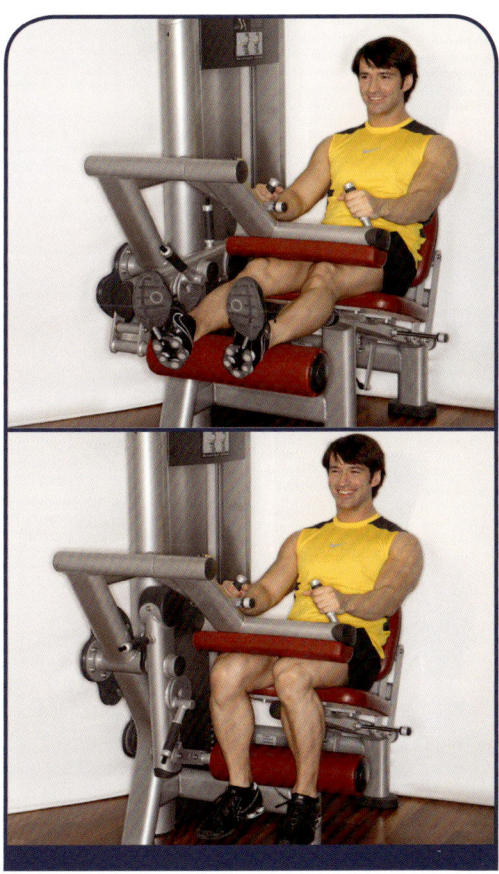

Crunch an der Maschine oder am Kabelzug

Sowohl an der Maschine als auch am Kabelzug werden dieselben Muskeln trainiert wie beim geraden Crunch auf Seite 82–83. Durch die Wahl des Gewichtes kann hier jedoch das Training intensiviert werden. Der Crunch am Kabelzug erfordert eine gute Stabilität im gesamten Körper, da dieser während der Bewegung nicht mehr durch das Gerät geführt wird.

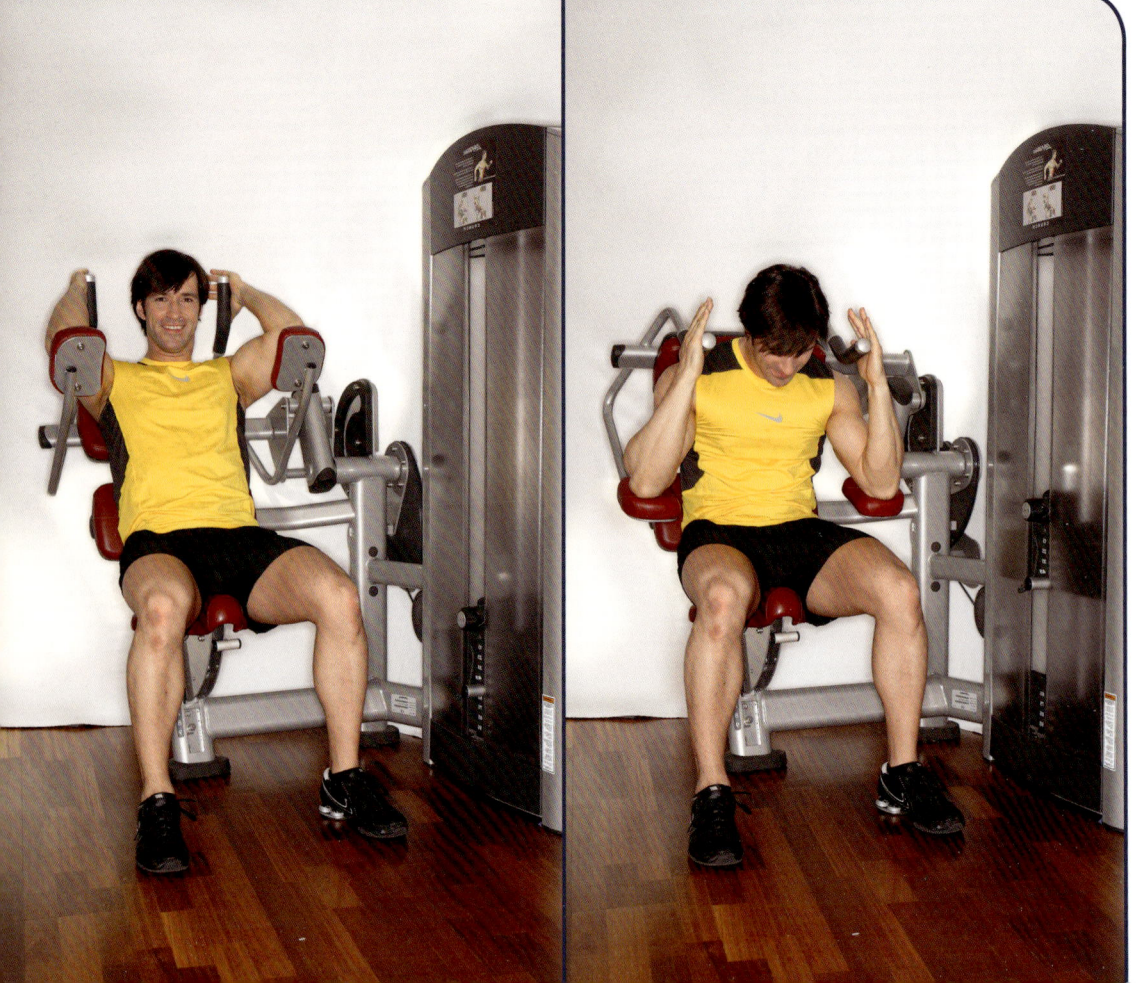

AUSGANGSPOSITION AN DER MASCHINE

Setzen Sie sich aufrecht hin, die Füße sind mehr als hüftbreit geöffnet, der Rücken berührt die gesamte Lehne. Bei dem hier abgebildeten Gerät gibt es zusätzlich zu den Haltegriffen ein Stützpolster für die Ellbogen, was sehr komfortabel ist. Sie können nun die Griffe umfassen oder die Handflächen mit etwas Druck nur anlegen (wie abgebildet). Dies bewirkt, dass Sie sich während der Ausführung nicht selbst beschummeln können und etwa mehr mit den Armmuskeln das Gewicht nach vorne ziehen als mit den Bauchmuskeln.

BEWEGUNGSABLAUF

Spannen Sie nun Ihre gesamte Bauchmuskulatur fest an, und rollen Sie Ihren Oberkörper Wirbel für Wirbel nach vorne ein. Rollen Sie sich nur so weit nach vorne, dass keine Beugung in der Hüfte zu spüren ist. Verharren Sie kurz und gehen Sie dann wieder Wirbel für Wirbel in die Ausgangsposition zurück.

AUSGANGSPOSITION AM KABELZUG

Knien Sie sich hüftbreit auf ein Polster, und stellen Sie Ihre Fußspitzen auf. Ziehen Sie die Griffe etwa bis auf Augenhöhe herab. Um den Körper zu stabilisieren, spannen Sie Ihre Rumpfmuskulatur fest an und drücken Sie die Fußspitzen fest in den Boden. Die Arme sind rechtwinklig gebeugt, die Ellbogen etwas einwärts gedreht.

BEWEGUNGSABLAUF

Rollen Sie nun wie am Gerät Ihren Oberkörper langsam mit der Kraft Ihrer Bauch-muskeln so weit nach vorne unten, dass gerade keine Beugung mehr in der Hüfte zu spüren ist. Die Arme bleiben während der Ausführung fixiert, so wie in der Ausgangsposition abgebildet. Halten Sie kurz inne, und rollen Sie sich dann wieder in einer langsamen und kontrollierten Bewegung nach oben.

HINWEISE

Es gibt zahlreiche Varianten von Bauchtrainingsgeräten. Lassen Sie sich im Bedarfsfall von einem Trainer vorher in das jeweilige Gerät einweisen.

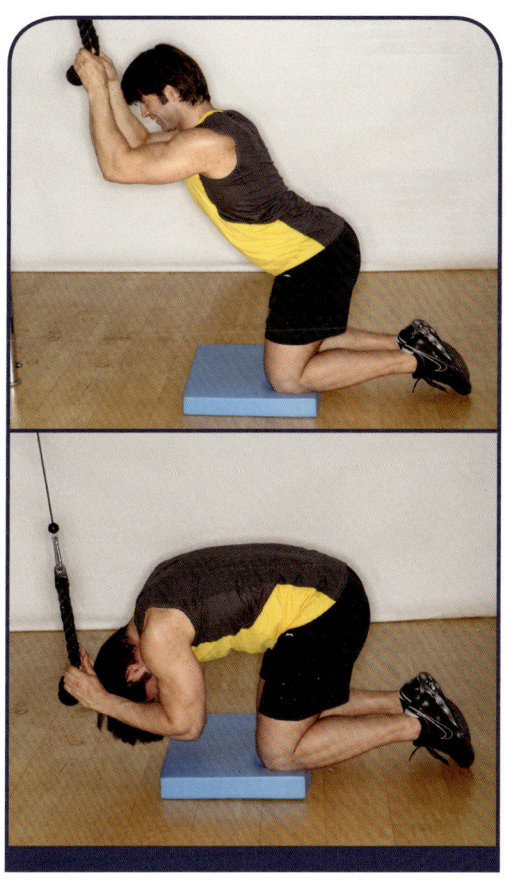

Bankdrücken

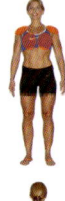

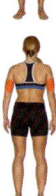

Das Bankdrücken ist äußerst effektiv für die gesamte Brustmuskulatur. Es trainiert sowohl den oberen *(Pars clavicularis)*, mittleren *(P. sternocostalis)* und unteren *(P. abdominalis)* Teil.

PRIMÄRE MUSKELN: großer Brustmuskel *(Pectoralis major)*, dreiköpfiger Oberarmmuskel *(Triceps brachii)*
SEKUNDÄRE MUSKELN: Deltamuskel *(Deltoideus)* vorderer Anteil *(Pars clavicularis)*, vorderer Sägezahnmuskel *(Serratus anterior)*

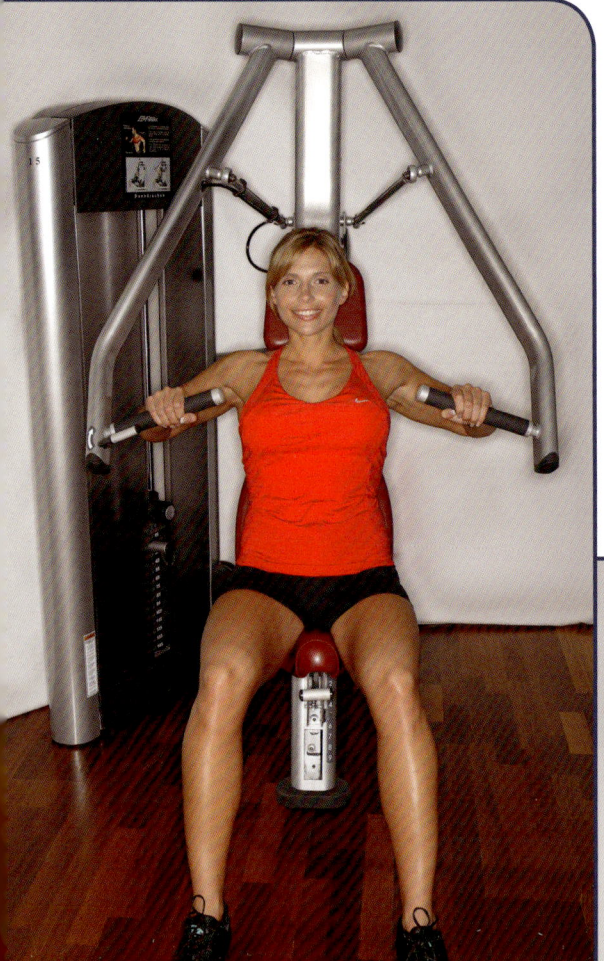

AUSGANGSPOSITION
Stellen Sie zuerst die Griffe so ein, dass sie auf Höhe der Brust sind. Setzen Sie sich dann aufrecht hin, sodass der gesamte Rücken die Lehne berührt. Die Beine sind mehr als hüftbreit auseinander fest auf dem Boden aufgestellt. Fassen Sie nun die Griffe, und achten Sie darauf, dass Sie Ihre Handgelenke nicht abknicken.

BEWEGUNGSABLAUF
Bewegen Sie nun die Griffe langsam nach vorne, bis Ihre Ellbogen fast gestreckt sind. Anschließend führen Sie die Arme wieder langsam und kontrolliert zurück.

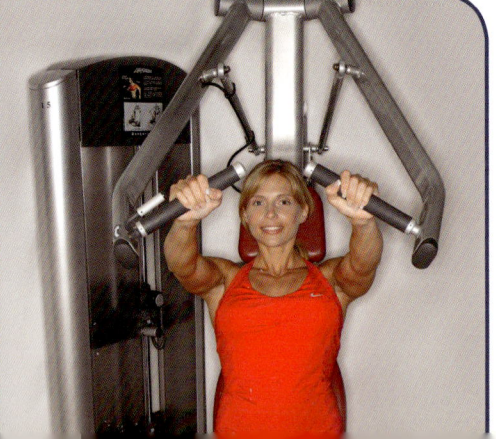

Latziehen

Je nach Studioausstattung gibt es neben der Latissimusmaschine (wie abgebildet) auch den freien Latissimuszug. Das Latziehen trainiert fast den gesamten Rücken.

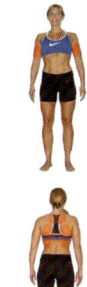

PRIMÄRE MUSKELN: breiter Rückenmuskel *(Latissimus dorsi)*, Kapuzenmuskel *(Trapezius)*, Rautenmuskeln *(Rhomboidei)*, großer Rundmuskel *(Teres
major)*, zweiköpfiger Oberarmmuskel *(Biceps brachii)*
SEKUNDÄRE MUSKELN: Deltamuskel *(Deltoideus)* hinterer Anteil *(Pars spinalis)*, großer Brustmuskel *(Pectoralis major)*, vorderer Sägezahnmuskel *(Serratus
anterior)*, Unterarmbeugemuskeln

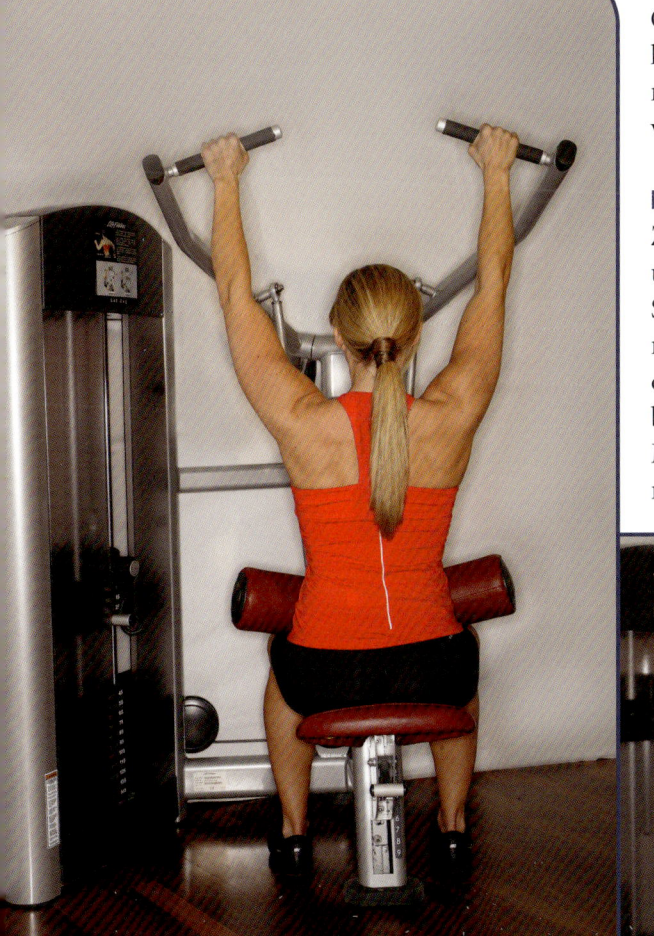

AUSGANGSPOSITION
Stellen Sie die Sitzhöhe so ein, dass Ihre
Beine etwa rechtwinklig aufgestellt und die
Oberschenkel gut fixiert sind. Der Oberkörper ist aufrecht, Ihre Schultern sind
möglichst neutral und der Blick ist nach
vorne gerichtet. Fassen Sie die Griffe.

BEWEGUNGSABLAUF
Ziehen Sie unter Anspannung Ihrer Rumpf-
und Armmuskeln die Griffe in zwei bis drei
Sekunden tief bis etwa Schulterhöhe. Führen Sie sie dann in etwa vier Sekunden wieder hoch, Ihre Ellbogen bleiben leicht gebeugt. Halten Sie die ganze Zeit die
Muskelspannung, ziehen Sie die Schultern
nicht nach oben.

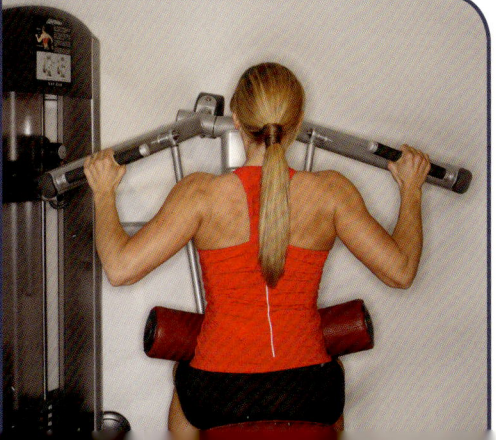

Beinpressen

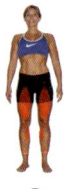

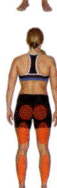

Hier werden vor allem Gesäß und Quadrizeps trainiert. Je weiter oben Sie die Füße platzieren, desto stärker werden die Gesäßmuskeln beansprucht, je weiter unten, desto stärker ist der Quadrizeps gefordert.

PRIMÄRE MUSKELN: vier- und zweiköpfiger Oberschenkelmuskel *(Quadriceps, Biceps femoris)*, großer Gesäßmuskel *(Glutaeus maximus)*, Halbsehnenmuskel *(Semitendinosus)*, halbmembranöser Muskel *(Semimembranosus)*
SEKUNDÄRE MUSKELN: Schenkelbindenspanner *(Tensor fasciae latae)*, zweiköpfiger Wadenmuskel *(Gastrocnemius)*, Schollenmuskel *(Soleus)*, Adduktorengruppe

AUSGANGSPOSITION

Platzieren Sie die Füße etwa hüftbreit auseinander und parallel zueinander auf der Platte. Die Beine sind fast rechtwinklig. Der ganze Rücken berührt die Lehne.

BEWEGUNGSABLAUF

Fassen Sie die Griffe seitlich und spannen Sie die Rumpfmuskeln an. Nun drücken Sie langsam die Platte nach vorne, bis die Beine fast – aber nicht ganz – gestreckt sind. Achten Sie darauf, dass Sie die Beine immer parallel zueinander halten und die Knie nicht nach außen oder innen kippen.

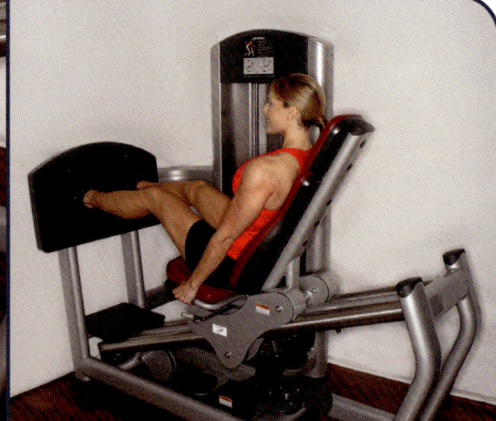

Bizepscurl am Kabelzug

Der Bizepscurl am Kabelzug erfordert, wie alle Übungen am Kabelzug, eine gute Rumpfstabilität für kontrollierte Bewegungen ohne Schwung. Es werden dieselben Muskeln trainiert wie beim Bizepscurl mit Kurzhanteln (→ Seite 96).

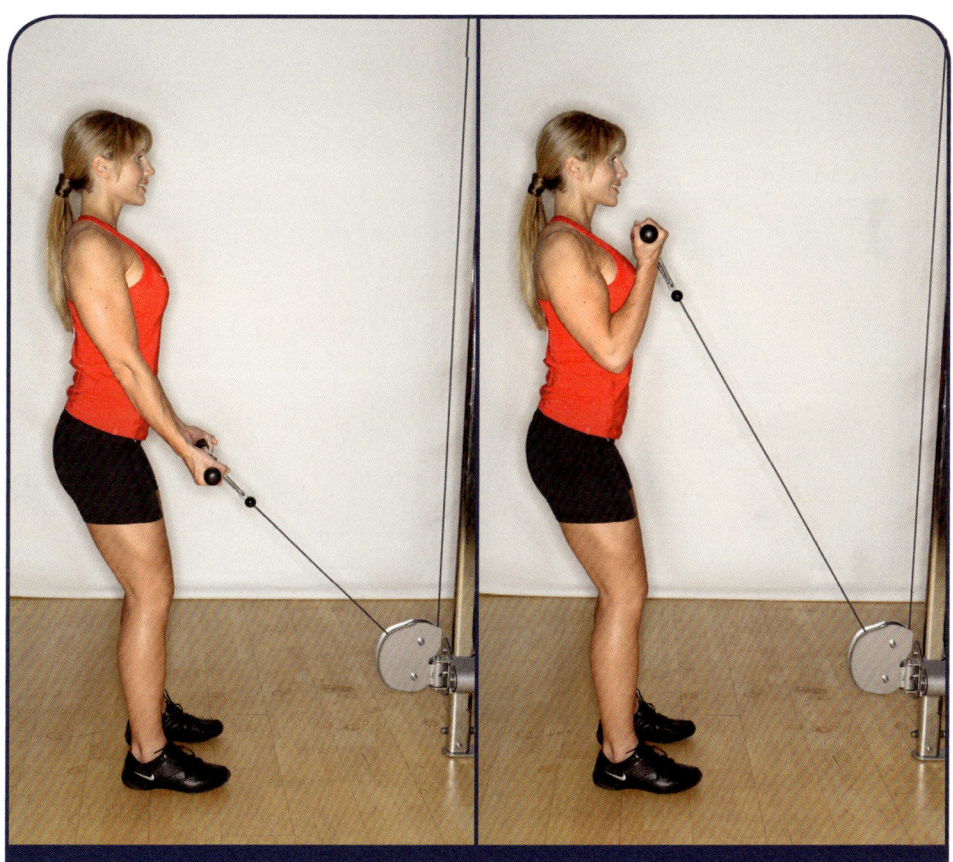

AUSGANGSPOSITION

Fassen Sie die Stange schulterbreit im Untergriff, so wie die Hanteln beim Bizepscurl. Die Arme sind fast gestreckt. Fixieren Sie nun die Oberarme am Körper. Ihre Füße sind hüftbreit geöffnet, die Zehenspitzen zeigen nach vorne. Das Becken ist leicht nach vorne gekippt. Ziehen Sie die Schulterblätter nach hinten unten, sodass sich das Brustbein leicht hebt und der Ober-

körper aufrecht ist. Ihr Blick ist nach vorne gerichtet.

BEWEGUNGSABLAUF

Beugen Sie gegen den Widerstand langsam die Unterarme, so weit es Ihnen möglich ist. Achten Sie darauf, dass Ihre Oberarme fest am Körper bleiben. Gehen Sie zurück in die Ausgangsposition, aber nur so weit, dass Ihre Ellbogen leicht gebeugt sind.

Beincurler

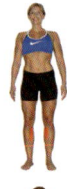
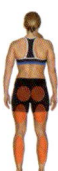

Der Beincurler trainiert sehr effektiv die Beinbeugemuskulatur. Die liegende Variante hat jedoch im Vergleich zur sitzenden den Vorteil, dass die gerade zu trainierende Muskulatur sich frei bewegen kann und man nicht darauf sitzt.

PRIMÄRE MUSKELN: zweiköpfiger Oberschenkelmuskel *(Biceps femoris)*, Halbsehnenmuskeln *(Semitendinosus)*, halbmembranöser Muskel *(Semimembranosus)*

SEKUNDÄRE MUSKELN: Schneidermuskel *(Sartorius)*, schlanker Muskel *(Gracilis)*, großer Gesäßmuskel *(Glutaeus maximus)*

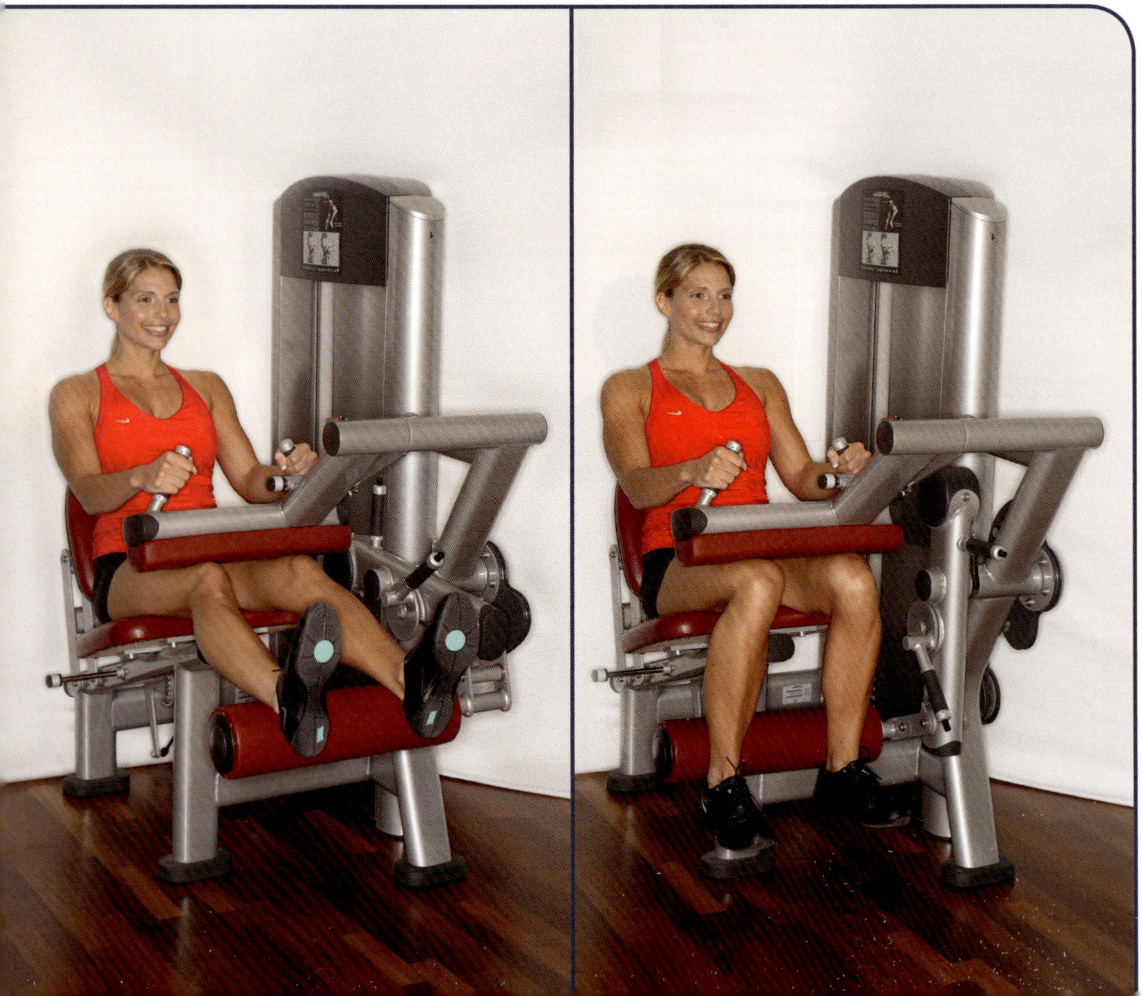

AUSGANGSPOSITION SITZEND

Stellen Sie das Polster wieder so ein, dass es sich während der Ausführung im Bereich der Fußfesseln bewegt. Das andere Polster fixiert Ihre Oberschenkel. Fassen Sie die Griffe, um Ihren Oberkörper zu stabilisieren, lassen Sie aber während der Ausführung Ihren gesamten Rücken an der Lehne aufliegen. Achten Sie darauf, dass Ihr Rücken bzw. der Oberkörper aufrecht bleibt und Sie nicht in ein Hohlkreuz fallen.

BEWEGUNGSABLAUF

Drücken Sie nun das Polster langsam und kontrolliert nach unten, bis Ihre Beine annähernd einen 90-Grad-Winkel bilden. Dann gehen Sie zurück in die Ausgangsposition. Auch hier sind die Kniegelenke nicht eingerastet.

AUSGANGSPOSITION LIEGEND

Rutschen Sie so weit nach hinten, dass Ihre Knie nicht mehr auf der Liegefläche ruhen, und stellen Sie das Polster so ein, dass es während der Ausführung im Bereich der Fußfesseln aufliegt. Fassen Sie die Griffe, um den Körper zu stabilisieren, und spannen Sie zusätzlich Ihre Gesäß- und Rumpfmuskulatur an.

BEWEGUNGSABLAUF

1 Drücken Sie nun das Polster langsam und ohne Schwung nach oben. Sie können die Beine so weit beugen, bis Sie das Polster auf der Oberschenkelrückseite spüren. Ein 90-Grad-Winkel genügt für den Trainingseffekt aber ebenso.
2 Halten Sie kurz inne, und lassen Sie dann das Polster wieder langsam sinken, bis

Sie die Ausgangsposition erreicht haben. Ihre Beine sind jedoch nicht ganz durchgestreckt, das Kniegelenk also nicht eingerastet.
Halten Sie während der Ausführung die Spannung in der Gesäß- und Oberschenkelmuskulatur und zusätzlich in der Rumpfmuskulatur.

HINWEISE

Je nach Studioausstattung gibt es den Beincurler auch noch in einer stehenden Variante, die einbeinig ausgeführt wird. Lassen Sie sich von einem Trainer in das Gerät einweisen, bevor Sie damit trainieren.

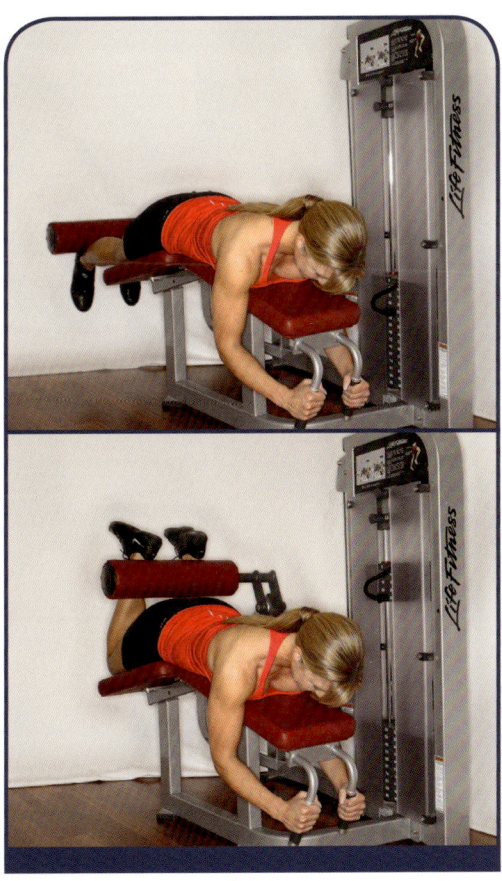

Butterfly

Das Butterfly-Gerät ist durch die gute Führung ideal, um den *Pectoralis major* zu trainieren. Wie beim Butterfly mit Kurzhanteln werden zusätzlich *Deltoideus* und *Biceps brachii* beansprucht (→ Seite 90). Je nach Gerätetyp sind die Arme fast gestreckt (wie abgebildet) oder rechtwinklig aufgestellt. Unabhängig davon, an welchem Gerät Sie trainieren, sollten Sie in jedem Fall immer mit den Händen am Polster drücken, nicht mit den Unterarmen, da Sie sonst die Schultern in eine anatomisch ungünstige Position bringen.

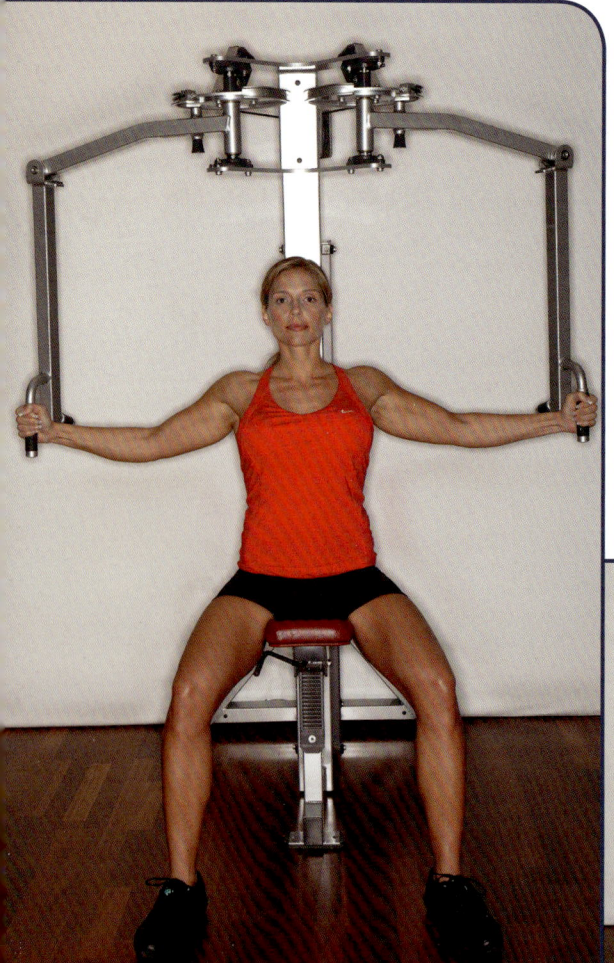

AUSGANGSPOSITION

Stellen Sie zuerst die Sitzhöhe so ein, dass die Griffe etwa auf Höhe der Brust sind. Setzen Sie sich aufrecht hin, der gesamte Rücken berührt die Lehne. Die Beine sind mehr als hüftbreit auseinander fest auf dem Boden aufgestellt. Fassen Sie nun die Griffe, die Handflächen zeigen nach vorne.

BEWEGUNGSABLAUF

Ziehen Sie nun die Griffe unter Anspannung der gesamten Rumpfmuskulatur, besonders der Brustmuskeln, langsam nach vorne, bis sich die Finger fast berühren. Achten Sie darauf, dass Sie die Handgelenke nicht beugen. Anschließend führen Sie die Arme wieder langsam und kontrolliert zurück.

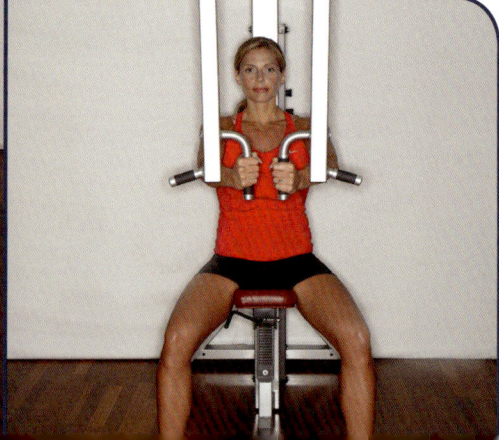

Dips an der Maschine

Die Übung ist sehr komplex. Es werden dabei zahlreiche sekundäre Muskeln unterstützend mittrainiert.

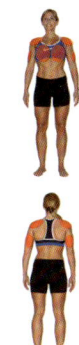

PRIMÄRE MUSKELN: dreiköpfiger Oberarmmuskel *(Triceps brachii)*
SEKUNDÄRE MUSKELN: großer Brustmuskel *(Pectoralis major)*, Deltamuskel *(Deltoideus)* vorderer Anteil *(Pars clavicularis)*, Kapuzenmuskel *(Trapezius)*, breiter Rückenmuskel *(Latissimus dorsi)*, Muskeln des Schulterblatts, Unterarmbeugemuskeln

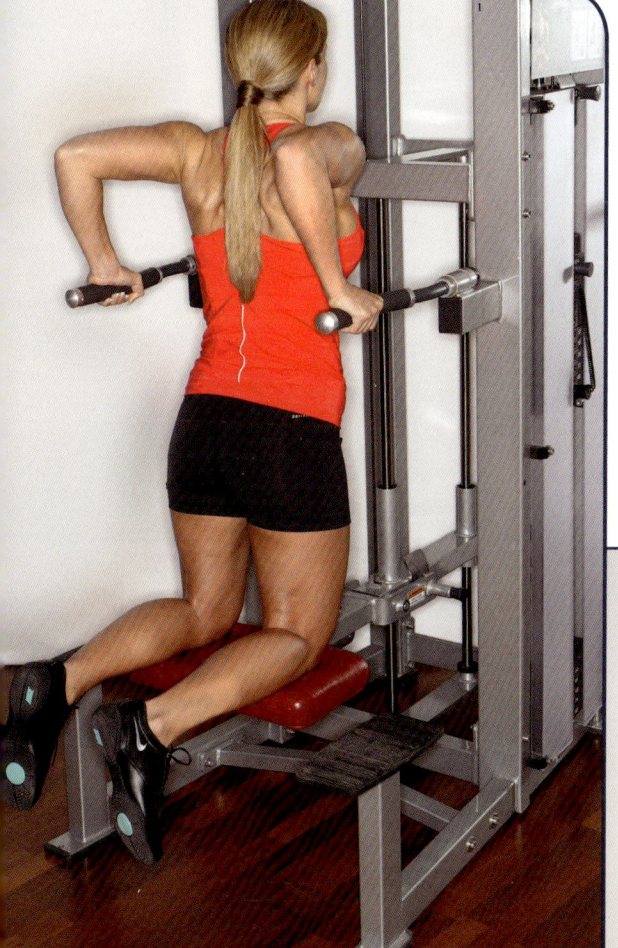

AUSGANGSPOSITION
Knien Sie sich auf das Polster. Fassen Sie die Griffe, und positionieren Sie sich so, dass die Arme gebeugt sind und die Ellbogen nach hinten zeigen. Ihr Oberkörper ist aufrecht und stabil, der Blick nach vorne gerichtet.

BEWEGUNGSABLAUF
Spannen Sie die Rumpfmuskulatur an, und drücken Sie sich langsam so weit nach oben, bis die Arme fast gestreckt sind. Senken Sie sich anschließend wieder ab zurück in die Ausgangsposition, bis die Oberarme in etwa waagerecht sind.

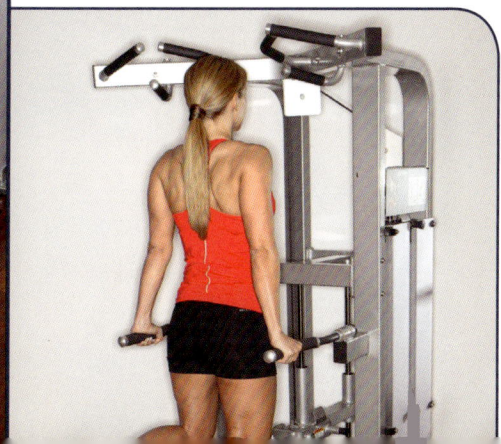

Hüftstreckermaschine oder Hüftstrecken am Kabelzug

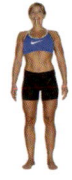

Je nach Gerätetyp gibt es stehende Varianten (wie abgebildet) oder solche, bei denen der Oberkörper nach vorne auf einem Polster abgelegt werden kann. Auch wie weit das Bein nach hinten oben gedrückt werden kann, hängt vom Gerät ab. Das wiederum beeinflusst die zu trainierende Muskulatur ein wenig.

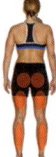

PRIMÄRE MUSKELN: großer, mittlerer und kleiner Gesäßmuskel *(Glutaeus maximus, G. medius, G. minimus)*
SEKUNDÄRE MUSKELN: vierköpfiger und zweiköpfiger Oberschenkelmuskel *(Quadriceps femoris, Biceps femoris)*, halbmembranöser Muskel *(Semimembranosus)*, Halbsehnenmuskel *(Semitendinosus)*, Rückenstrecker im Lendenwirbelbereich *(Erector spinae)*

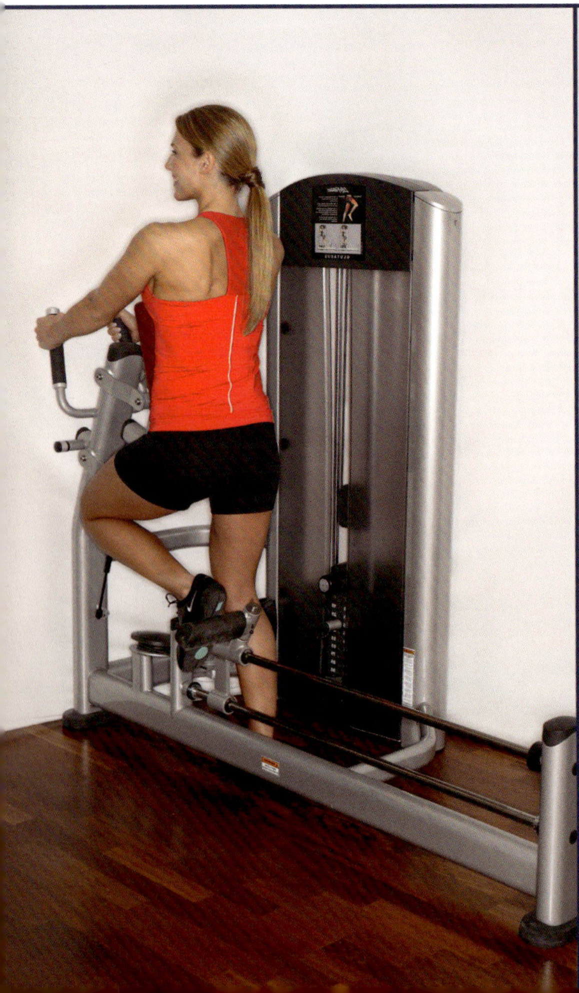

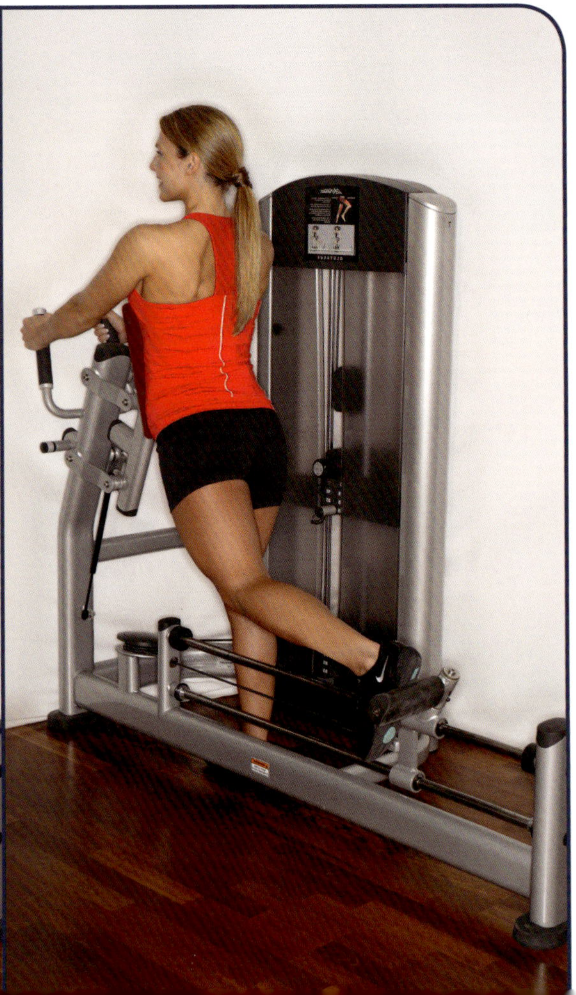

AUSGANGSPOSITION AN DER MASCHINE

Stellen Sie das Polster, an dem Sie Ihre Brust anlehnen, auf die passende Höhe ein. Fassen Sie die Griffe, und platzieren Sie einen Fuß auf der Trittfläche. Ihr Oberkörper ist aufrecht, der Blick nach vorne gerichtet.

BEWEGUNGSABLAUF

Jetzt schieben Sie gegen den Widerstand das Bein in einer langsamen und kontrollierten Bewegung nach hinten, bis es fast gestreckt ist. Die Bewegung erfolgt aus der Hüfte, das heißt, Ihr Oberkörper bleibt aufrecht, die Brust liegt fest am Polster an.

AUSGANGSPOSITION AM KABELZUG

Befestigen Sie die Beinmanschette oberhalb des Fußknöchels. Halten Sie sich mit einer Hand an der Stange fest oder – wenn vorhanden – am Griff. Kommen Sie in eine stabile Standposition mit aufrechtem Oberkörper und geradem Rücken. Das Standbein ist ganz leicht gebeugt, das andere Bein angehoben.

BEWEGUNGSABLAUF

Spannen Sie sowohl die Oberschenkel als auch die Gesäßmuskeln fest an, und führen Sie gegen den Widerstand das Bein gestreckt nach hinten, so weit es geht, wobei Ihr Oberkörper aber noch aufrecht bleibt. Mit nach vorne geneigtem Oberkörper (Bild rechts) können Sie das Bein noch weiter nach hinten schieben, was den mittleren und kleinen Gesäßmuskel mehr beansprucht.

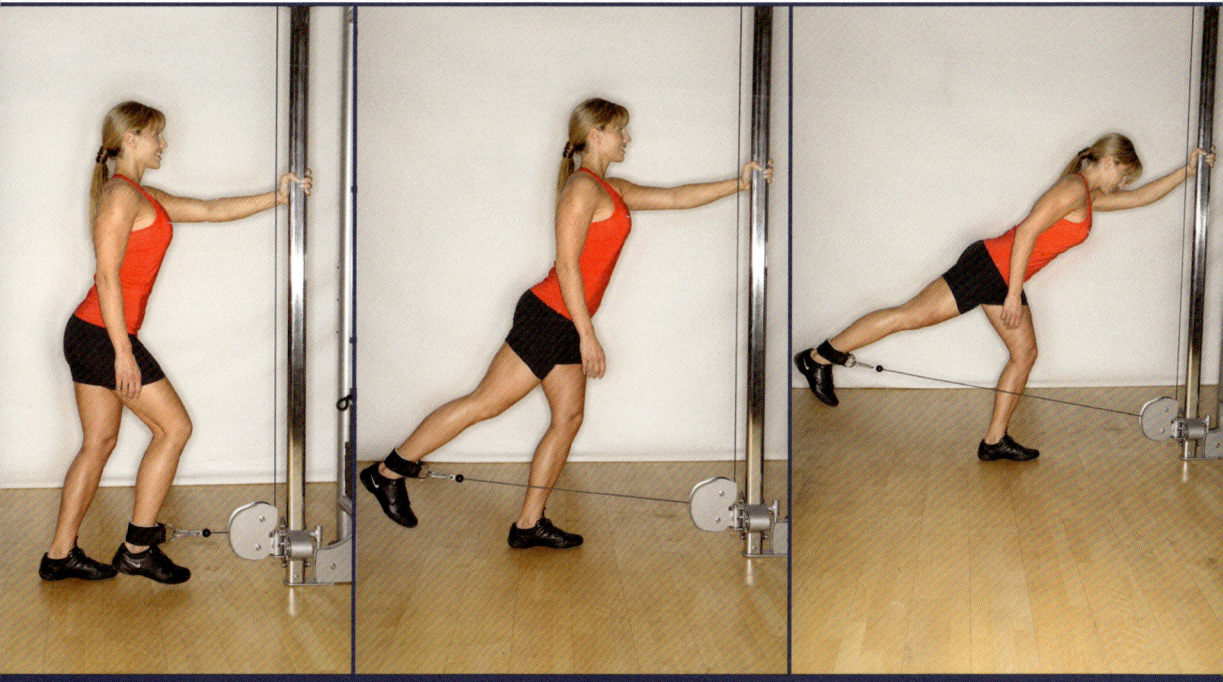

Crunch an der Maschine oder am Kabelzug

Sowohl an der Maschine als auch am Kabelzug werden dieselben Muskeln trainiert wie beim geraden Crunch auf Seite 82–83. Durch die Wahl des Gewichtes kann hier jedoch das Training intensiviert werden. Der Crunch am Kabelzug erfordert eine gute Stabilität im gesamten Körper, da dieser während der Bewegung nicht mehr durch das Gerät geführt wird.

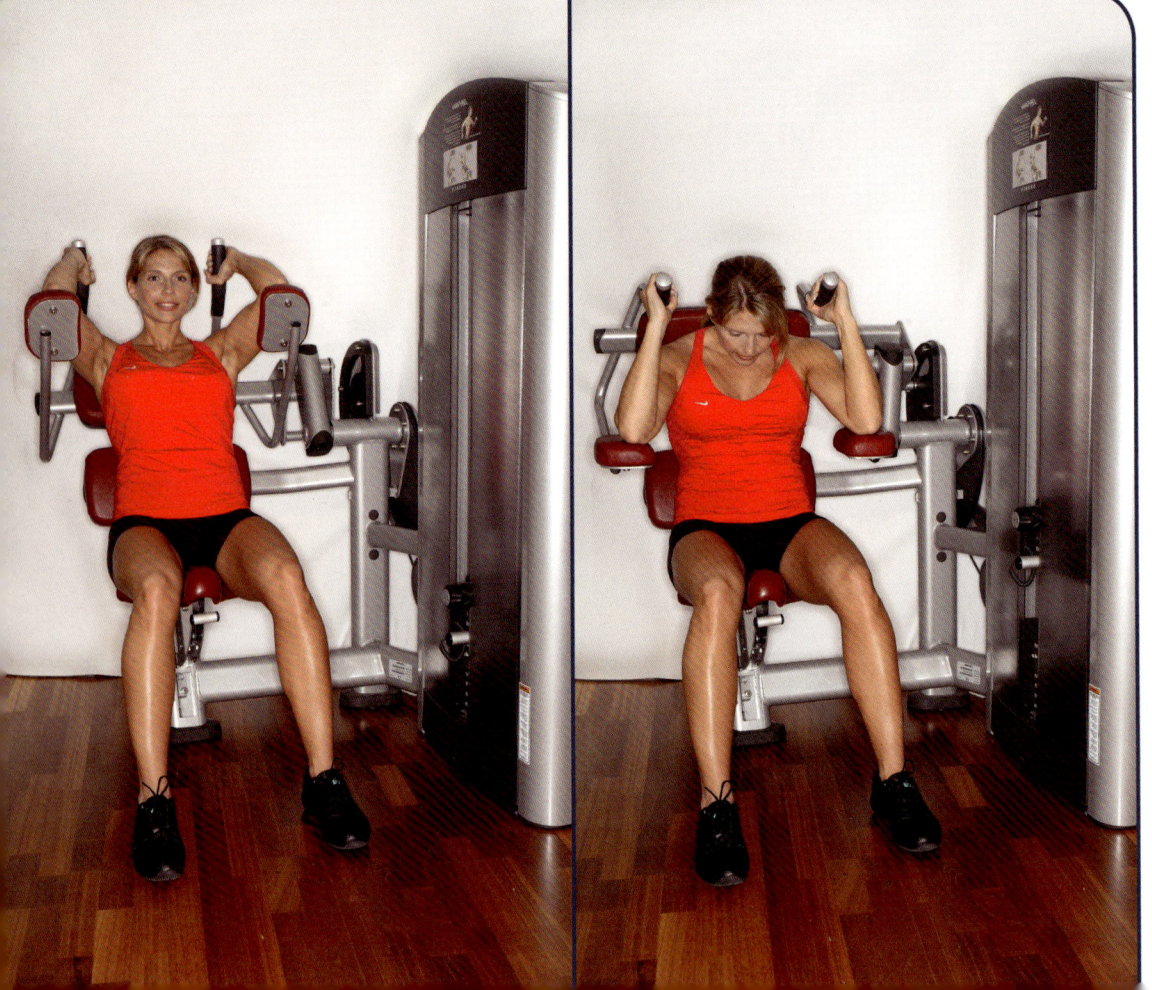

AUSGANGSPOSITION AN DER MASCHINE

Setzen Sie sich aufrecht hin, die Füße sind mehr als hüftbreit geöffnet, der Rücken berührt die gesamte Lehne. Bei dem hier abgebildeten Gerät gibt es zusätzlich zu den Haltegriffen ein Stützpolster für die Ellbogen, was sehr komfortabel ist. Sie können nun die Griffe umfassen (wie abgebildet) oder die Handflächen mit etwas Druck nur anlegen (siehe Seite 144). Dies bewirkt, dass Sie sich während der Ausführung nicht selbst beschummeln können und etwa mehr mit den Armmuskeln das Gewicht nach vorne ziehen als mit den Bauchmuskeln.

BEWEGUNGSABLAUF

Spannen Sie nun Ihre gesamte Bauchmuskulatur fest an und rollen Sie Ihren Oberkörper Wirbel für Wirbel nach vorne ein. Rollen Sie sich nur so weit nach vorne, dass keine Beugung in der Hüfte zu spüren ist. Verharren Sie kurz und gehen Sie dann wieder Wirbel für Wirbel in die Ausgangsposition zurück.

AUSGANGSPOSITION AM KABELZUG

Knien Sie sich hüftbreit auf ein Polster, und stellen Sie Ihre Fußspitzen auf. Ziehen Sie die Griffe etwa bis auf Augenhöhe herab. Um den Körper zu stabilisieren, spannen Sie Ihre Rumpfmuskulatur fest an und drücken Sie die Fußspitzen fest auf den Boden. Die Arme sind rechtwinklig gebeugt, die Ellbogen etwas einwärts gedreht.

BEWEGUNGSABLAUF

Rollen Sie nun wie am Gerät Ihren Oberkörper langsam mit der Kraft Ihrer Bauch-muskeln so weit nach vorne unten, dass gerade keine Beugung mehr in der Hüfte zu spüren ist. Die Arme bleiben während der Ausführung fixiert, so wie in der Ausgangsposition abgebildet. Halten Sie kurz inne, und rollen Sie sich dann wieder in einer langsamen und kontrollierten Bewegung nach oben.

HINWEISE

Es gibt zahlreiche Varianten von Bauchtrainingsgeräten. Lassen Sie sich im Bedarfsfall von einem Trainer in das jeweilige Gerät einweisen, bevor Sie daran trainieren.

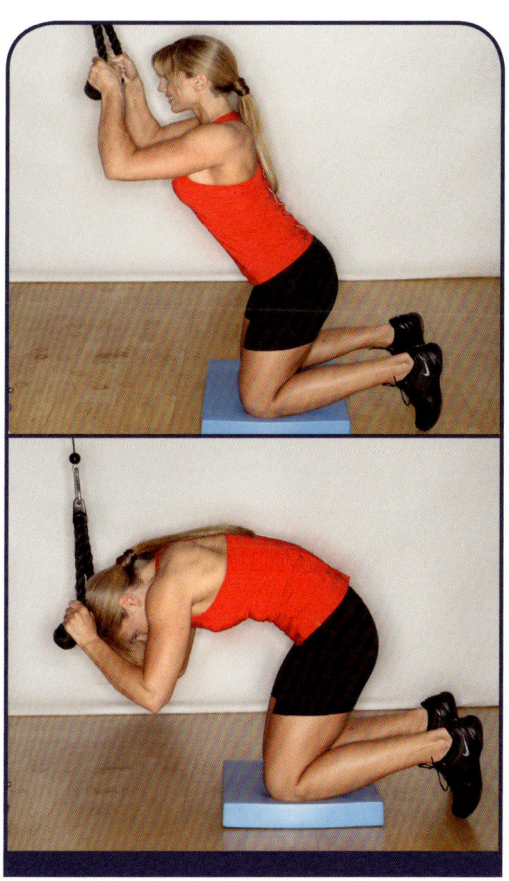

Supersatz: Bankdrücken mit Langhantel und Butterfly an der Maschine

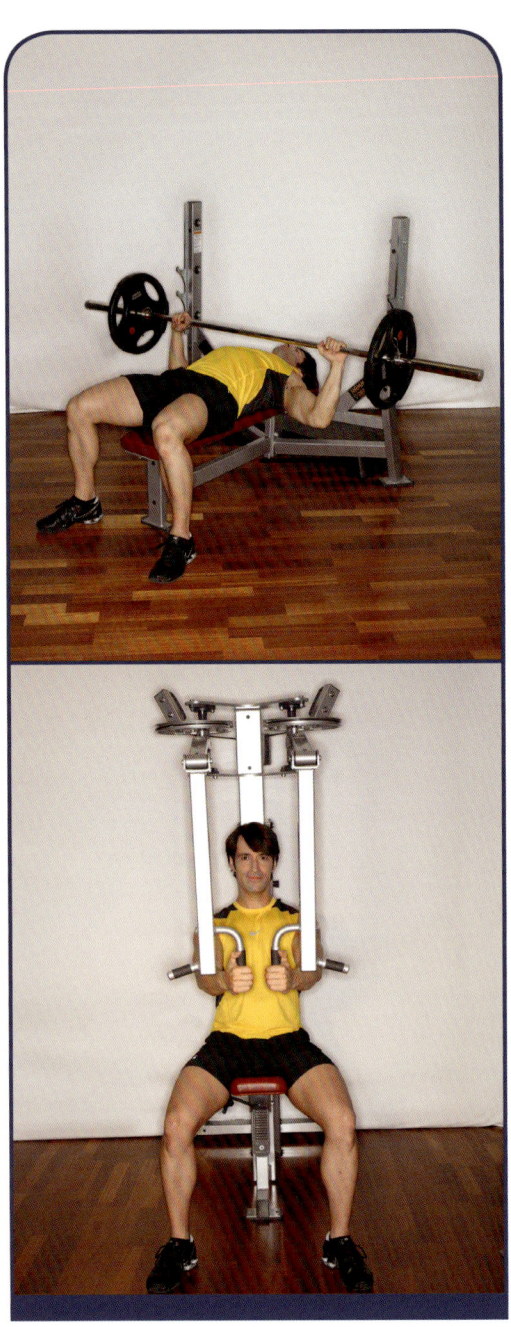

AUSGANGSPOSITION BANKDRÜCKEN MIT LANGHANTEL

Legen Sie sich auf die Hantelbank und stellen Sie die Beine mehr als hüftbreit auseinander fest auf den Boden. Heben Sie die Langhantel mit schulterbreitem Griff aus der Halterung.

BEWEGUNGSABLAUF

1 Spannen Sie die Rumpfmuskulatur an, damit Ihr Rücken fest auf der Bank bleibt und Sie nicht ins Hohlkreuz geraten. Senken Sie jetzt die Hantel in etwa vier Sekunden langsam und kontrolliert Richtung Brustbein ab – nicht auf der Brust absetzen.
2 Drücken Sie nun die Hantel in etwa zwei bis drei Sekunden wieder nach oben, aber nur so weit, dass Ihre Ellbogen nicht ganz durchgestreckt sind. So bleibt auch die Muskelanspannung am höchsten Punkt erhalten.

AUSGANGSPOSITION BUTTERFLY

Stellen Sie zuerst die Sitzhöhe so ein, dass die Griffe etwa auf Höhe der Brust sind. Der gesamte Rücken berührt die Lehne. Die Beine sind mehr als hüftbreit auseinander aufgestellt. Fassen Sie – mit den Handflächen nach vorne – die Griffe.

BEWEGUNGSABLAUF

Spannen Sie die Rumpfmuskulatur, insbesondere die Brustmuskeln, an und ziehen Sie die Griffe langsam nach vorne. Die Finger berühren sich fast. Führen Sie die Arme wieder langsam zurück, die Handgelenke nicht beugen.

Supersatz: Klimmzug und Überzug

AUSGANGSPOSITION KLIMMZUG

Klappen Sie das Beinpolster weg. Fassen Sie die Griffe, die Handflächen zeigen nach vorne, die Beine sind angewinkelt.

BEWEGUNGSABLAUF

Wie bei der Klimmzugstange ziehen Sie sich mit angespannten Rumpf- und Armmuskeln nach oben, bis Ihr Kinn etwa auf Griffhöhe ist. Dann wieder langsam absenken, bis die Arme noch leicht gebeugt sind.

ÜBERZUG

Es ist eine gute Rumpfstabilität für langsame, kontrollierte Bewegungen erforderlich. Bis auf den Armbeuger werden dieselben Muskeln wie beim Latziehen (→ Seite 136) trainiert.

AUSGANGSPOSITION

Stange schulterbreit fassen. Die gestreckten Arme und der Kopf sind in einer Linie zum geneigten Oberkörper, der Rücken ist gerade. Beine hüftbreit öffnen und leicht beugen, Zehenspitzen zeigen nach vorne.

BEWEGUNGSABLAUF

Führen Sie nun die Stange mit gestreckten Armen langsam so weit nach unten, bis die Arme senkrecht nach unten zeigen. Bringen Sie sie dann langsam und kontrolliert wieder nach oben. Handgelenke nicht abknicken.

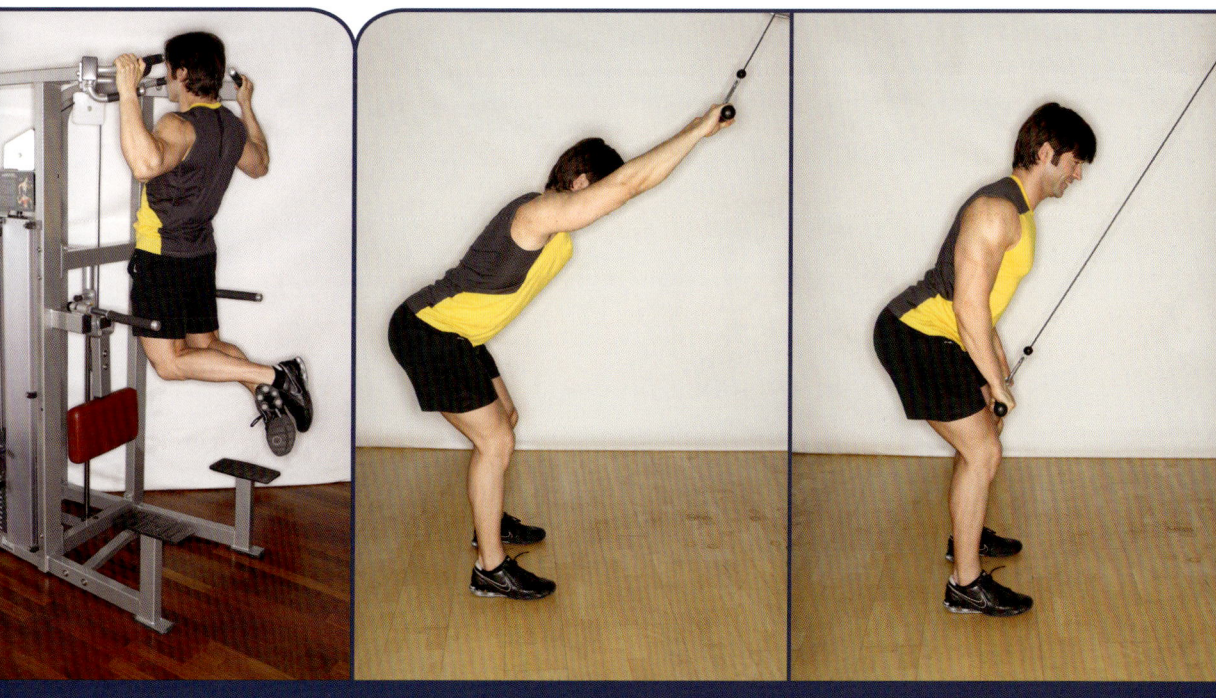

Supersatz: Dips an der Maschine und Trizepsdrücken am Kabelzug

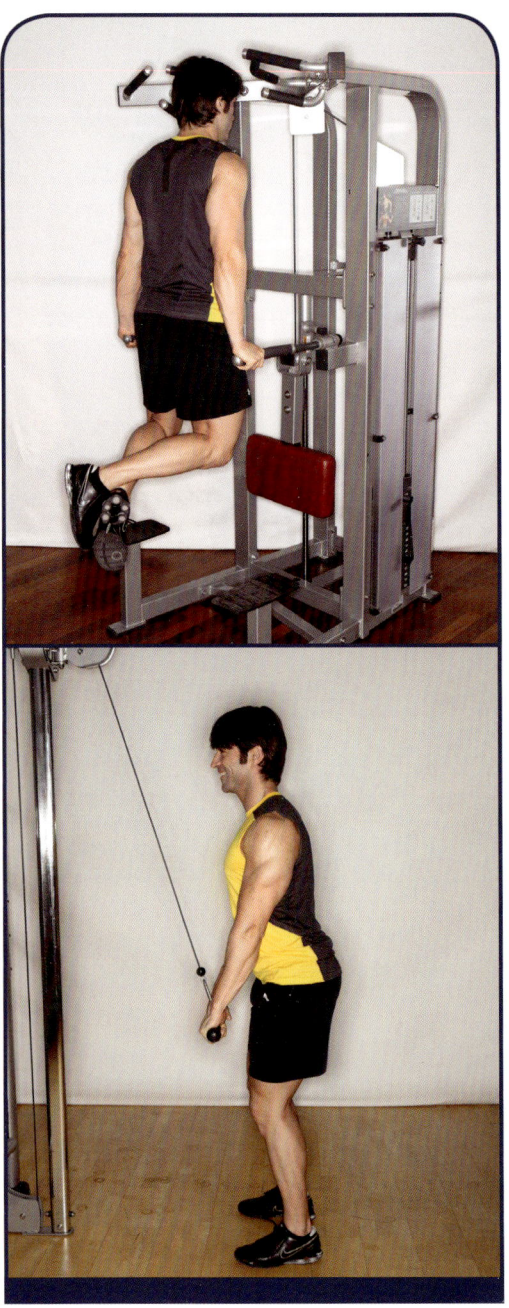

AUSGANGSPOSITION DIPS AN DER MASCHINE

Knien Sie sich auf das Polster oder klappen Sie es weg. Fassen Sie die Griffe, beugen Sie die Arme, die Ellbogen zeigen nach hinten, Ihr Oberkörper ist aufrecht und stabil, der Blick nach vorne gerichtet.

BEWEGUNGSABLAUF

Spannen Sie die Rumpfmuskulatur an, und drücken Sie sich langsam so weit nach oben, bis die Arme fast gestreckt sind. Senken Sie sich anschließend wieder ab zurück in die Ausgangsposition, und zwar so weit, bis die Oberarme in etwa waagerecht sind.

AUSGANGSPOSITION TRIZEPS-DRÜCKEN AM KABELZUG

Fassen Sie die Griffe des Kabelzugs im Obergriff. Nehmen Sie die übliche Ausgangsposition für stehende Übungen ein, wie etwa beim Bizepscurl auf Seite 76. Die Oberarme sind seitlich am Oberkörper fixiert, die Unterarme so weit gebeugt, dass die Hände in etwa auf Brusthöhe sind.

BEWEGUNGSABLAUF

Drücken Sie nun mit fixierten Handgelenken den Griff langsam nach unten, bis Ihre Arme gestreckt sind. Verharren Sie kurz und gehen Sie zurück in die Ausgangsposition. Je steiler der Winkel in der Armbeuge, desto schwieriger die Ausführung durch den längeren Hebel.

Supersatz: Kreuzheben mit Langhantel und Beincurls an der Maschine

AUSGANGSPOSITION KREUZHEBEN MIT LANGHANTEL

Greifen Sie die Hantel schulterbreit im Obergriff. Stellen Sie sich aufrecht hin, die Füße sind hüftbreit geöffnet, die Zehenspitzen zeigen nach vorne, Knie nicht durchdrücken. Schulterblätter nach hinten unten ziehen, Blick nach vorne richten.

BEWEGUNGSABLAUF

Während Sie den Oberkörper nach vorne neigen, um die Hantel, die Sie dicht an den Beinen entlangführen, mit gestreckten Armen abzusenken, beugen Sie leicht die Beine. Der Rücken ist fast horizontal. Mit geradem Rücken wieder nach oben drücken.

AUSGANGSPOSITION BEINCURLER

Stellen Sie beim liegenden Beincurler das Polster auf Höhe der Fußfesseln ein, die Knie sind nicht mehr auf der Liegefläche. Fassen Sie die Griffe, und spannen Sie zusätzlich Gesäß- und Rumpfmuskeln an.

BEWEGUNGSABLAUF

Das Polster langsam so weit wie möglich nach oben drücken, kurz halten und wieder absenken, bis die Beine fast gestreckt sind. Die Muskelanspannung in Rumpf, Gesäß und Oberschenkeln die ganze Zeit halten.

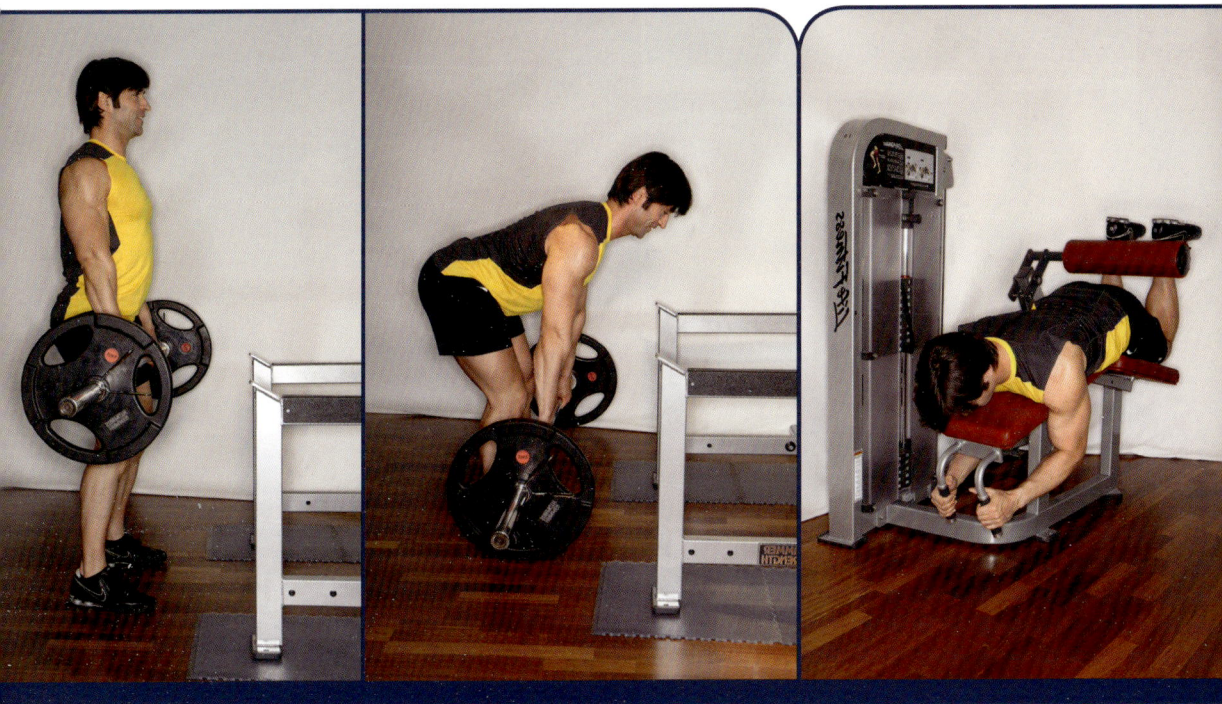

Supersatz: Klimmzug mit engem Kammgriff und Bizepscurl mit Kurzhanteln

AUSGANGSPOSITION KLIMMZUG MIT ENGEM KAMMGRIFF

Fassen Sie die Stange im engen Kammgriff, sodass die Handflächen zum Körper zeigen. Kreuzen Sie die Unterschenkel, und ziehen Sie sie an, dass sich etwa ein 90-Grad-Winkel ergibt.

BEWEGUNGSABLAUF

Spannen Sie Rumpf-, Schulter- und Armmuskeln fest an, und ziehen Sie sich langsam so weit nach oben, bis das Kinn knapp über die Stange hinausreicht. Senken Sie sich langsam wieder ab, bis Ihre Arme leicht gebeugt sind.

AUSGANGSPOSITION BIZEPSCURL MIT KURZHANTELN

Nehmen Sie mit den Hanteln die Ausgangsposition ein: Beine hüftbreit geöffnet und leicht gebeugt, Becken leicht nach vorne gekippt, Oberkörper aufrecht und Rücken gerade, Schultern nach hinten unten gezogen, Blick nach vorne gerichtet. Die Handflächen zeigen zum Körper.

BEWEGUNGSABLAUF

Beugen Sie nun langsam die Arme, und drehen Sie während des Hochdrückens die Handflächen nach oben. Die Oberarme bleiben fest am Oberkörper fixiert. Senken Sie die Hanteln mit Drehung wieder ab.

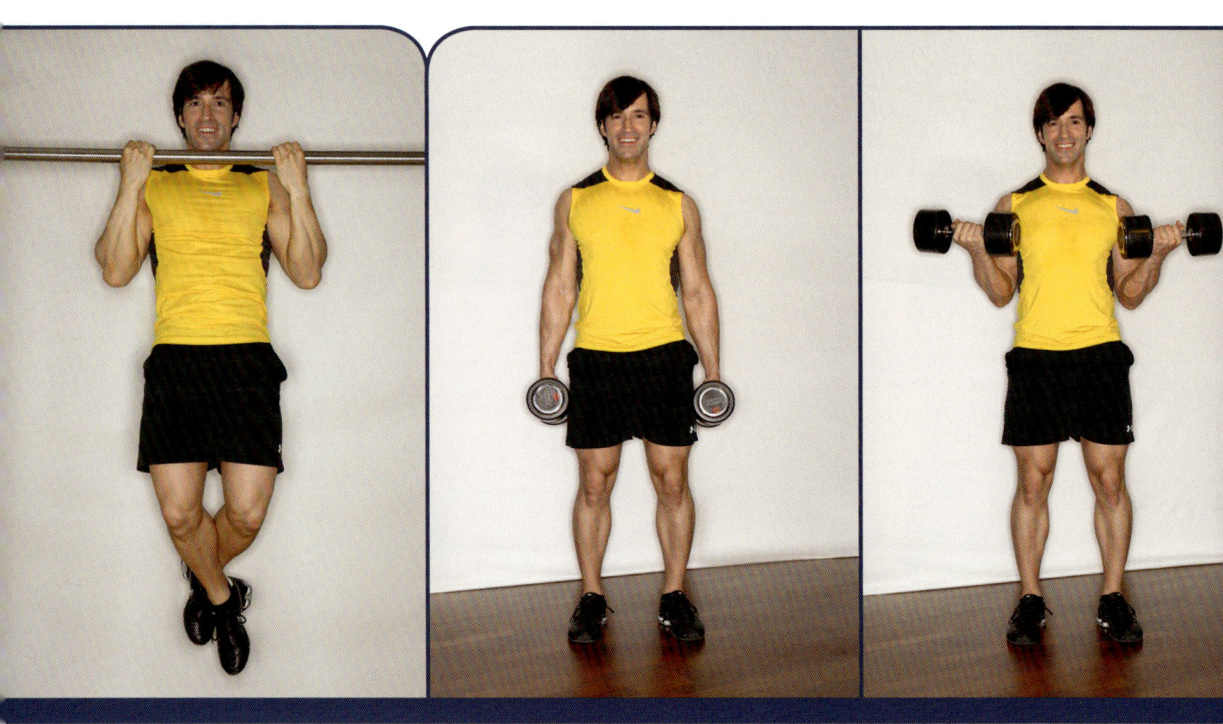

Supersatz: Wadenheben und Beincurls an der Maschine

AUSGANGSPOSITION WADENHEBEN

Stellen Sie die Höhe des Polsters so ein, dass Ihre Beine einen 90-Grad-Winkel bilden. Platzieren Sie Ihre Fußballen hüftbreit auseinander auf dem Podest, das Polster fixiert die Oberschenkel. Greifen Sie das Sitzpolster, die Rolle oder eventuell vorhandene Griffe, um den Oberkörper zu stabilisieren.

BEWEGUNGSABLAUF

Spannen Sie Ihre Oberschenkel- und Wadenmuskulatur fest an, und drücken Sie das Polster langsam nach oben. Gehen Sie zurück in die Ausgangsposition. Um die Übung zu intensivieren, stellen Sie das Polster so ein, dass Ihre Fersen etwas tiefer als das Podest sind.

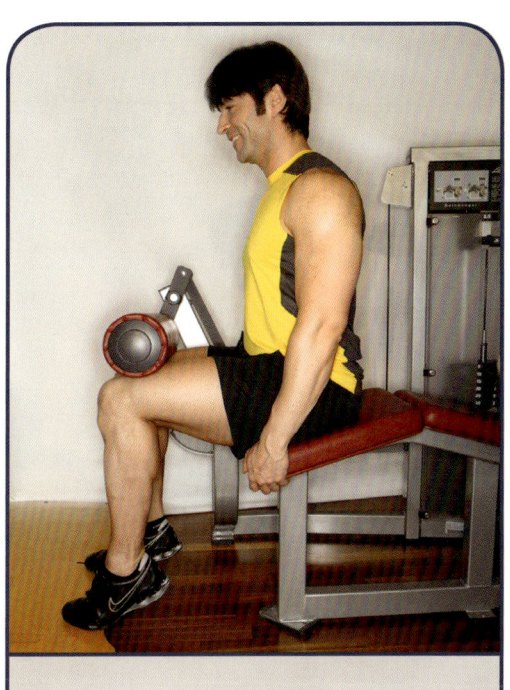

AUSGANGSPOSITION BEINCURLER

Stellen Sie beim liegenden Beincurler das Polster auf Höhe der Fußfesseln ein, die Knie sind nicht mehr auf der Liegefläche. Fassen Sie die Griffe, und spannen Sie zusätzlich Gesäß- und Rumpfmuskeln an.

BEWEGUNGSABLAUF

Drücken Sie das Polster langsam so weit wie möglich nach oben. Verharren Sie kurz, und lassen Sie es wieder langsam sinken, bis Ihre Beine fast gestreckt sind. Halten Sie während der Ausführung Rumpf-, Gesäß- und Oberschenkelmuskeln angespannt.

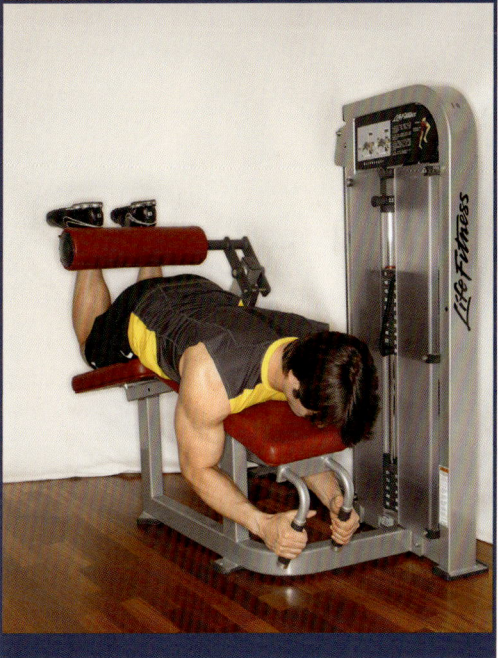

Supersatz: Schulterdrücken und Seitheben mit Kurzhanteln

AUSGANGSPOSITION SCHULTER-DRÜCKEN

Nehmen Sie die Position wie beim Bizeps-curl auf Seite 162 beschrieben ein. Bringen Sie die Hanteln nun so weit nach oben, dass die Oberarme fast rechtwinklig zum Oberkörper stehen. Die Handflächen zeigen nach vorne. Spannen Sie zusätzlich Ihre Bauchmuskeln an, damit der Rumpf stabil bleibt. Ihr Blick ist nach vorne gerichtet.

BEWEGUNGSABLAUF

Drücken Sie die Hanteln so weit nach oben, dass Ihre Arme am höchsten Punkt noch leicht gebeugt sind. Halten Sie kurz inne, und senken Sie sie wieder langsam ab. Spannen Sie Ihre Arm- und Schultermuskeln bewusst an.

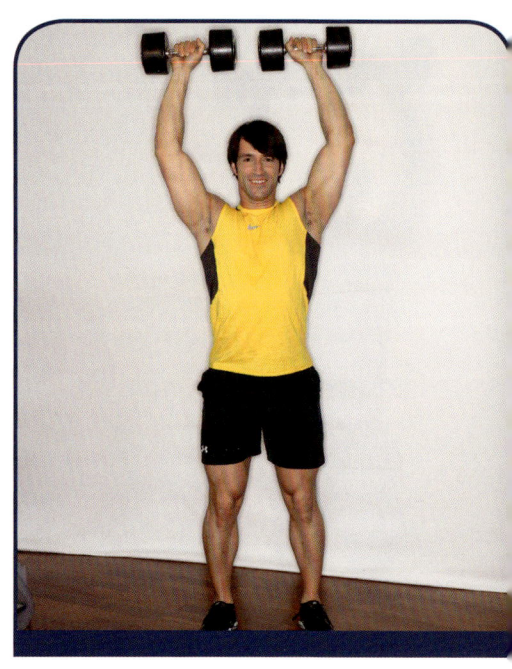

SEITHEBEN MIT KURZHANTELN

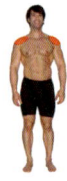

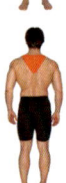

Das Seitheben trainiert zahlreiche Muskeln des Schultergürtels und erfordert eine sehr gute Rumpfstabilität sowie Erfahrung. Trainieren Sie anfangs am besten vor einem Spiegel.

PRIMÄRE MUSKELN: Deltamuskel *(Deltoideus)* mittlerer Anteil *(Pars acromialis)*, Rautenmuskeln *(Rhomboidei)*, Kapuzenmuskel *(Trapezius)* oberer und unterer Anteil *(Pars descendens, P. ascendens)*, kleiner Rundmuskel *(Teres minor)*, Obergrätenmuskel *(Supraspinatus)*, Untergrätenmuskel *(Infraspinatus)*
SEKUNDÄRE MUSKELN: Rückenstrecker *(Erector spinae)*, dreiköpfiger Oberarmmuskel *(Triceps brachii)*, Unterarmmuskeln

AUSGANGSPOSITION

Nehmen Sie eine neutrale Position ein wie beim Bizepscurl mit Kurzhanteln auf Seite 162 beschrieben. Spannen Sie aktiv Ihre gesamte Rumpf-, Schulter- und Armmuskulatur an. Ihr Oberkörper ist leicht nach vorne geneigt, der Kopf in Verlängerung der Halswirbelsäule. Beugen Sie die Arme leicht.

BEWEGUNGSABLAUF

Ziehen Sie nun mit leicht gebeugten Armen die Hanteln über die Seite nach oben bis auf Höhe der Schultern. Achten Sie darauf, dass Ihre Handgelenke stabil sind und während der Bewegung nicht gebeugt werden. Halten Sie kurz inne, und senken Sie die Hanteln wieder langsam nach unten in die Ausgangsposition.

HINWEISE

■ Das Seitheben erfordert eine sehr gute Rumpfstabilität.
■ Vermeiden Sie jede Schwungbewegung. Reduzieren Sie gegebenenfalls das Gewicht.
■ Wenn Sie den Oberkörper etwas mehr nach vorne neigen und die Hanteln über die Schulterlinie hochziehen, werden *Trapezius* und *Rhomboideus* stärker beansprucht.

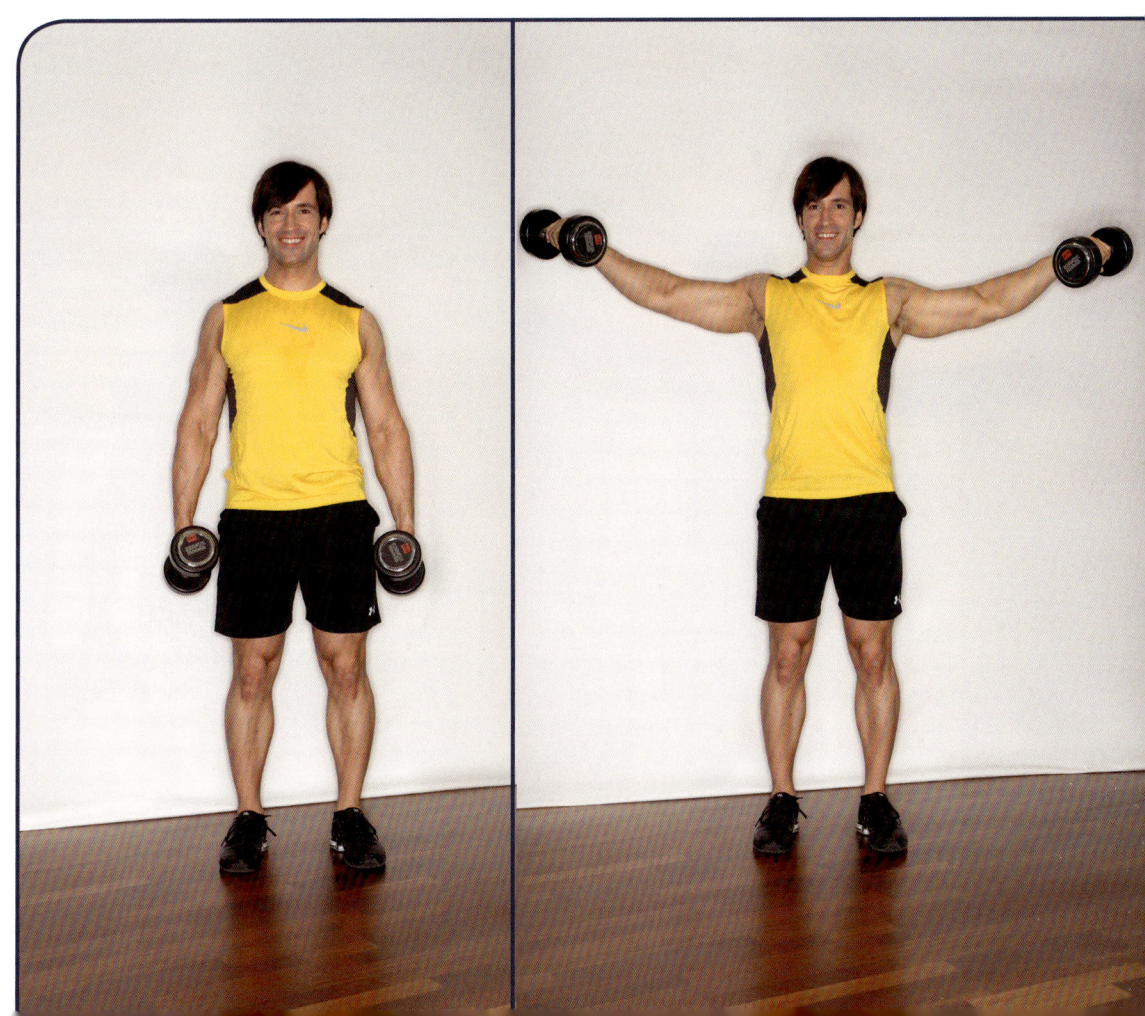

Supersatz: Beinpressen und Beinstrecken

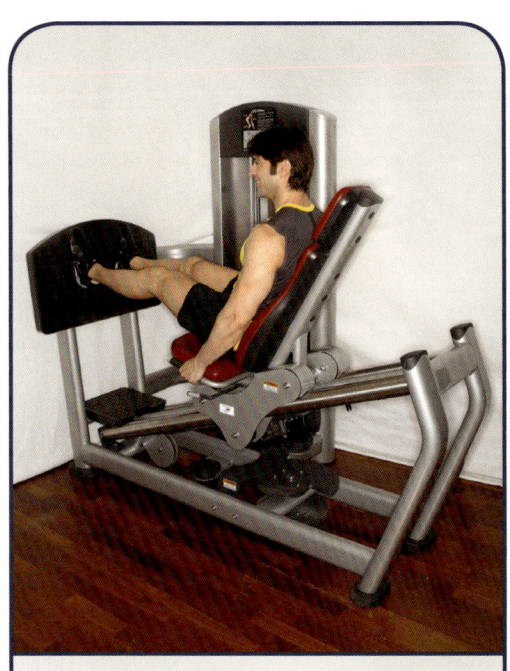

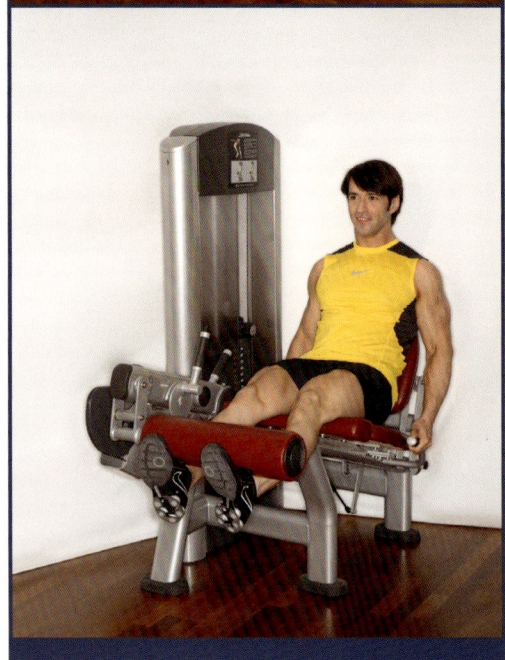

AUSGANGSPOSITION BEINPRESSEN

Platzieren Sie die Füße etwa hüftbreit auseinander und parallel zueinander auf der Platte. Die Beine bilden mit dem Oberkörper beinahe einen rechten Winkel. Der ganze Rücken berührt die Lehne.

BEWEGUNGSABLAUF

Fassen Sie die Griffe seitlich und spannen Sie die Rumpfmuskeln an. Nun drücken Sie langsam die Platte nach vorne, bis die Beine fast – aber nicht ganz – gestreckt sind. Achten Sie darauf, dass Sie die Beine immer parallel zueinander halten und die Knie nicht nach außen oder innen kippen.

BEINSTRECKEN

Diese Übung trainiert gezielt den Quadrizeps. Wenn Sie mit einem hohen Gewicht starten, sollten Sie besonders auf langsame und kontrollierte Bewegungen achten. So wird der Druck auf das Kniegelenk und die Bänder reduziert.

PRIMÄRE MUSKELN: vierköpfiger *(Quadriceps femoris)*, gerader *(Rectus femoris)* sowie innerer, äußerer und mittlerer Oberschenkelmuskel *(Vastus medialis, V. lateralis, V. intermedius)*

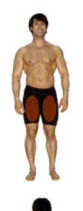

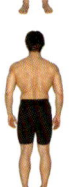

AUSGANGSPOSITION

Stellen Sie das Fußpolster so ein, dass es sich während der Ausführung im Bereich der Fußfesseln bewegt. Die Beine sind hüftbreit geöffnet und etwa rechtwinklig gebeugt. Die Rückenlehne hat nur einen leichten Neigungswinkel, Ihr gesamter Rücken berührt die Lehne. Fassen Sie die Griffe, um Ihren Oberkörper zu stabilisieren. Der Blick ist nach vorne gerichtet.

BEWEGUNGSABLAUF

Drücken Sie nun das Polster langsam und kontrolliert nach oben, und gehen Sie bis zur maximalen Streckung der Kniegelenke. Spannen Sie aktiv Ihren gesamten Quadri-zeps an. Senken Sie dann langsam die Beine wieder zurück in die Ausgangsposition. Halten Sie die Spannung.

HINWEISE

■ Achten Sie darauf, dass Ihr Rücken bzw. der Oberkörper aufrecht bleibt und Sie nicht in ein Hohlkreuz fallen.
■ Vermeiden Sie jede Ausweichbewegung der Knie.
■ In der Ausgangsposition bilden die Beine etwa einen rechten Winkel. Weiter nach hinten sollten Sie mit den Füßen nicht gehen, um unnötige Druckbelastungen für die Knie zu vermeiden.

Reduktionssatz: Crunch am Kabelzug

AUSGANGSPOSITION

Knien Sie sich auf ein Polster, die Beine hüftbreit auseinander, und stellen Sie Ihre Fußspitzen auf. Ziehen Sie die Griffe etwa bis auf Augenhöhe herab. Um den Körper zu stabilisieren, spannen Sie die Rumpfmuskeln fest an und drücken die Fußspitzen auf den Boden. Die Arme sind rechtwinklig gebeugt, die Ellbogen etwas einwärts gedreht.

BEWEGUNGSABLAUF

Rollen Sie Ihren Oberkörper langsam mit der Kraft Ihrer Bauchmuskeln so weit nach vorne unten, dass gerade keine Beugung mehr in der Hüfte zu spüren ist. Die Arme bleiben während der Ausführung fixiert. Halten Sie kurz inne, und rollen Sie sich wieder langsam und kontrolliert hoch.

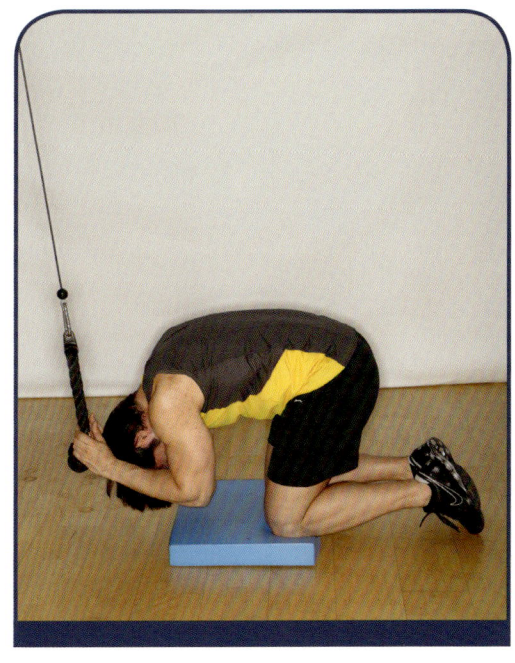

Supersatz: Bankdrücken und Butterfly an der Maschine

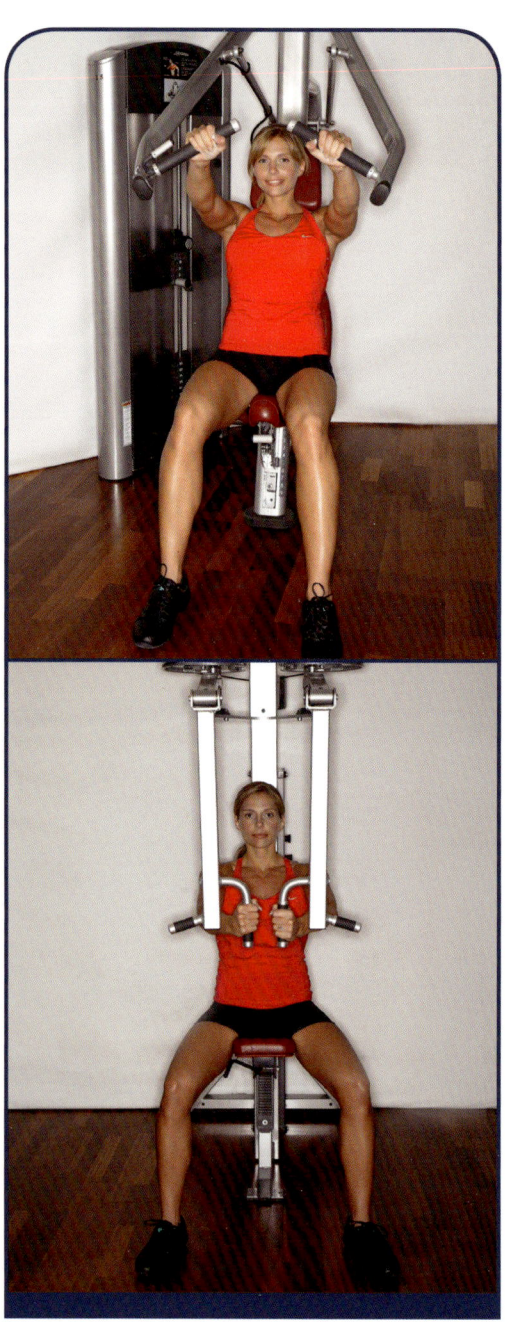

AUSGANGSPOSITION BANK-DRÜCKEN

Stellen Sie zuerst die Griffe so ein, dass sie auf Höhe der Brust sind. Setzen Sie sich dann aufrecht hin, sodass der gesamte Rücken die Lehne berührt. Die Beine sind mehr als hüftbreit auseinander fest auf dem Boden aufgestellt. Fassen Sie nun die Griffe, und achten Sie darauf, dass Sie Ihre Handgelenke nicht abknicken.

BEWEGUNGSABLAUF

Bewegen Sie nun die Griffe langsam nach vorne, bis Ihre Ellbogen fast gestreckt sind. Anschließend führen Sie die Arme wieder langsam und kontrolliert zurück.

AUSGANGSPOSITION BUTTERFLY

Stellen Sie zuerst die Sitzhöhe so ein, dass die Griffe etwa auf Höhe der Brust sind. Setzen Sie sich aufrecht hin, der gesamte Rücken berührt die Lehne. Die Beine sind mehr als hüftbreit auseinander fest auf dem Boden aufgestellt. Fassen Sie nun die Griffe, die Handflächen zeigen nach vorne.

BEWEGUNGSABLAUF

Ziehen Sie nun die Griffe unter Anspannung der gesamten Rumpfmuskulatur, besonders der Brustmuskeln, langsam nach vorne, bis sich die Finger fast berühren. Achten Sie darauf, dass Sie die Handgelenke nicht abknicken. Anschließend führen Sie die Arme wieder langsam und kontrolliert zurück.

Supersatz: Latziehen und Überzug

AUSGANGSPOSITION LATZIEHEN

Beine etwa rechtwinklig aufstellen und Oberschenkel fixieren. Oberkörper aufrichten, Schultern neutral halten und Blick nach vorne richten. Griffe fassen.

BEWEGUNGSABLAUF

Rumpf- und Armmuskeln anspannen. Griffe langsam bis etwa Schulterhöhe tiefziehen, kurz halten, dann wieder nach oben führen, bis die Arme noch leicht gebeugt sind. Schultern nicht nach oben ziehen.

ÜBERZUG

Es ist eine gute Rumpfstabilität für langsame, kontrollierte Bewegungen erforderlich. Bis auf

den Armbeuger werden dieselben Muskeln wie beim Latziehen (→ Seite 138) trainiert.

AUSGANGSPOSITION

Stange schulterbreit fassen. Die gestreckten Arme und der Kopf sind in einer Linie zum geneigten Oberkörper, der Rücken ist gerade. Beine hüftbreit öffnen und leicht beugen, Zehenspitzen zeigen nach vorne.

BEWEGUNGSABLAUF

Führen Sie nun die Stange mit gestreckten Armen langsam so weit nach unten, bis die Arme senkrecht nach unten zeigen. Führen Sie sie langsam und kontrolliert wieder nach oben. Handgelenke nicht abknicken.

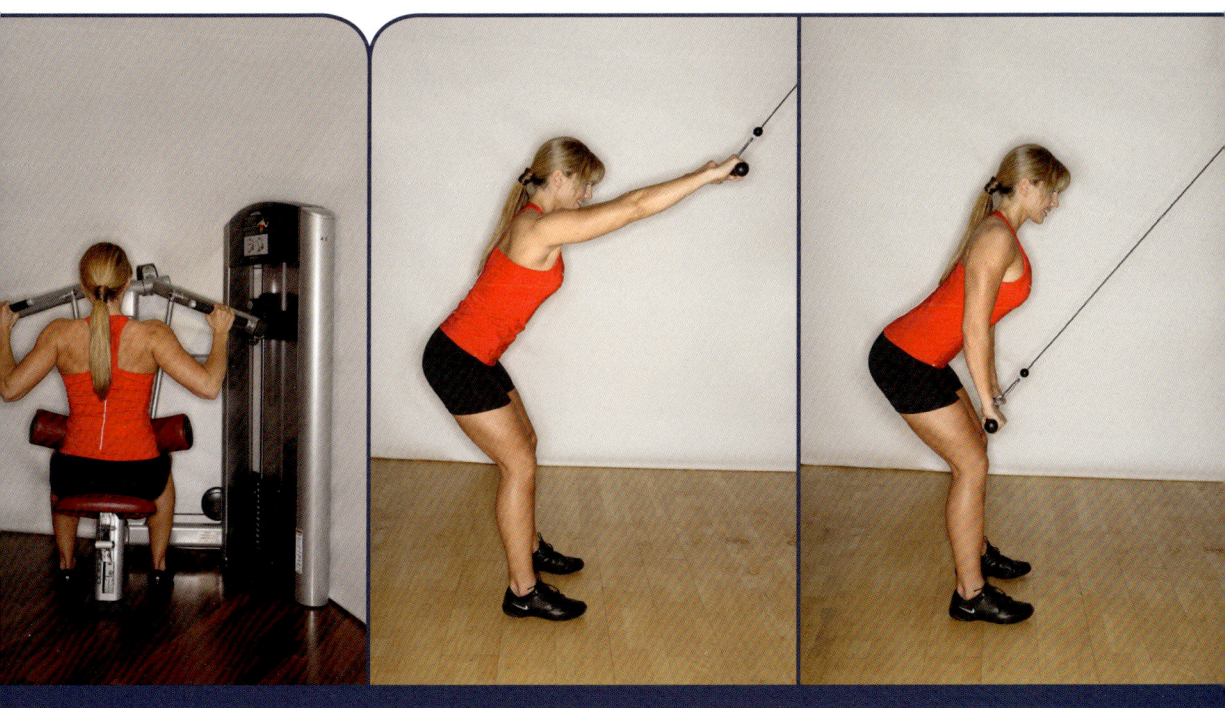

Supersatz: Dips an der Maschine und Trizepsdrücken am Kabelzug

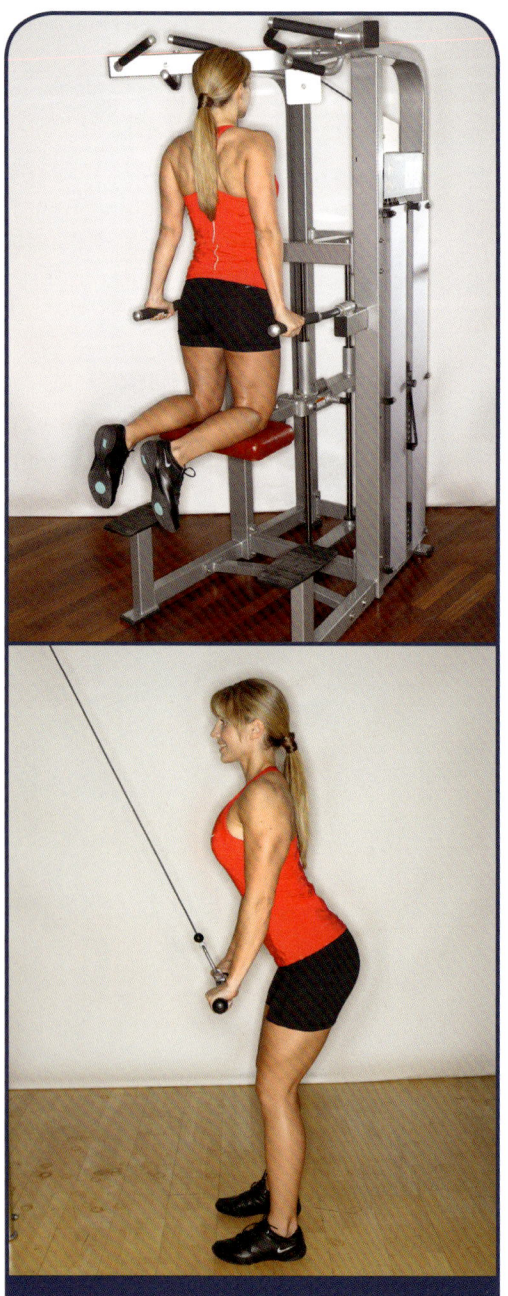

AUSGANGSPOSITION DIPS AN DER MASCHINE

Knien Sie sich auf das Polster. Fassen Sie die Griffe, beugen Sie die Arme, die Ellbogen zeigen nach hinten. Ihr Oberkörper ist aufrecht und stabil, der Blick nach vorne gerichtet.

BEWEGUNGSABLAUF

Spannen Sie die Rumpfmuskulatur an, und drücken Sie sich langsam so weit nach oben, bis die Arme fast gestreckt sind. Senken Sie sich anschließend wieder ab zurück in die Ausgangsposition, und zwar so weit, bis die Oberarme in etwa waagerecht sind.

AUSGANGSPOSITION TRIZEPS-DRÜCKEN AM KABELZUG

Fassen Sie die Griffe des Kabelzugs im Obergriff. Nehmen Sie die übliche Ausgangsposition für stehende Übungen ein wie etwa beim Bizepscurl auf Seite 76. Die Oberarme sind seitlich am Oberkörper fixiert, die Unterarme so weit gebeugt, dass die Hände in etwa auf Brusthöhe sind.

BEWEGUNGSABLAUF

Drücken Sie nun mit fixierten Handgelenken den Griff langsam nach unten, bis Ihre Arme gestreckt sind. Verharren Sie kurz, und gehen Sie zurück in die Ausgangsposition. Je steiler der Winkel in der Armbeuge, desto schwieriger die Ausführung durch den längeren Hebel.

Supersatz: Kreuzheben mit Kurzhanteln und Beincurls an der Maschine

AUSGANGSPOSITION KREUZHEBEN MIT KURZHANTELN

Greifen Sie die Hanteln im Obergriff. Stellen Sie sich aufrecht hin, die Füße sind hüftbreit geöffnet, die Zehenspitzen zeigen nach vorne, Knie nicht durchdrücken. Schulterblätter nach hinten unten ziehen und Blick nach vorne richten.

BEWEGUNGSABLAUF

Während Sie den Oberkörper nach vorne neigen, um die Hanteln, die Sie dicht an den Beinen entlangführen, mit gestreckten Armen Richtung Boden abzusenken, beugen Sie leicht die Beine. Der Rücken ist fast horizontal. Sie blicken immer noch nach vorne, nicht zu Boden. Mit geradem Rücken wieder nach oben drücken.

AUSGANGSPOSITION BEINCURLER

Stellen Sie beim liegenden Beincurler das Polster auf Höhe der Fußfesseln ein, die Knie sind nicht mehr auf der Liegefläche. Fassen Sie die Griffe, und spannen Sie zusätzlich Gesäß- und Rumpfmuskeln an.

BEWEGUNGSABLAUF

Das Polster langsam so weit wie möglich nach oben drücken, kurz halten und wieder absenken, bis die Beine fast gestreckt sind. Die Muskelanspannung in Rumpf, Gesäß und Oberschenkeln die ganze Zeit halten.

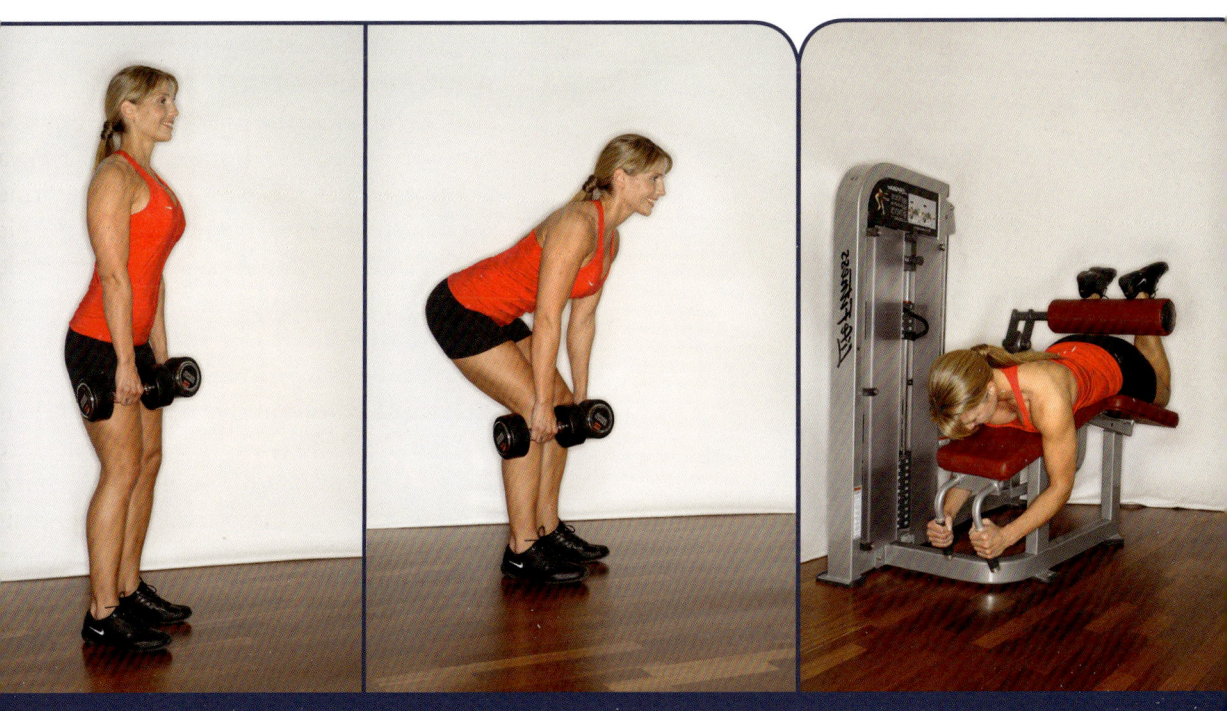

Supersatz: Bizepscurl am Kabelzug und Bizepscurl mit Kurzhanteln

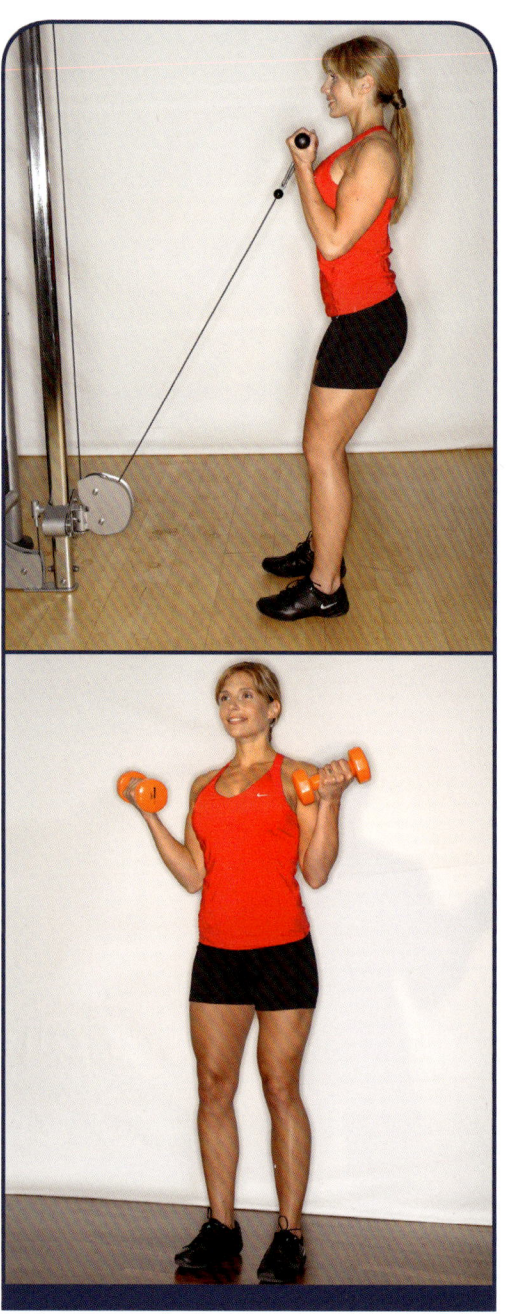

AUSGANGSPOSITION AM KABELZUG

Stange im Untergriff schulterbreit greifen, Arme leicht beugen und Oberarme am Körper fixieren. Die Füße hüftbreit öffnen, die Zehenspitzen zeigen nach vorne. Schulterblätter nach hinten unten ziehen, sodass sich das Brustbein leicht hebt und der Oberkörper aufrecht ist. Becken leicht kippen, Blick nach vorne richten.

BEWEGUNGSABLAUF

Beugen Sie gegen den Widerstand langsam die Unterarme, so weit es Ihnen möglich ist. Achten Sie darauf, dass Ihre Oberarme fest am Körper bleiben. Gehen Sie zurück in die Ausgangsposition, aber nur so weit, dass Ihre Ellbogen leicht gebeugt sind.

AUSGANGSPOSITION MIT KURZHANTELN

Nehmen Sie mit den Hanteln die Ausgangsposition ein: Beine hüftbreit geöffnet und leicht gebeugt, Becken leicht gekippt, Oberkörper aufrecht und Rücken gerade, Schultern nach hinten unten gezogen, Blick nach vorne gerichtet. Die Handflächen zeigen zueinander (→ Seite 162, Bild Mitte), die Arme sind leicht gebeugt.

BEWEGUNGSABLAUF

Während Sie die Unterarme langsam beugen, drehen Sie die Handflächen nach oben, die Oberarme bleiben am Körper fixiert. Verharren Sie kurz, und senken Sie die Hanteln wieder ab.

Supersatz: Wadenheben und Beincurls an der Maschine

AUSGANGSPOSITION WADENHEBEN

Stellen Sie die Höhe des Polsters so ein, dass Ihre Beine einen 90-Grad-Winkel bilden. Platzieren Sie Ihre Fußballen hüftbreit auseinander auf dem Podest, das Polster fixiert die Oberschenkel. Greifen Sie das Sitzpolster, die Rolle oder eventuell vorhandene Griffe, um den Oberkörper zu stabilisieren.

BEWEGUNGSABLAUF

Spannen Sie Ihre Oberschenkel- und Wadenmuskulatur fest an, und drücken Sie das Polster langsam nach oben. Gehen Sie zurück in die Ausgangsposition. Um die Übung zu intensivieren, stellen Sie das Polster so ein, dass Ihre Fersen etwas tiefer als das Podest sind.

AUSGANGSPOSITION BEINCURLER

Stellen Sie beim liegenden Beincurler das Polster auf Höhe der Fußfesseln ein, die Knie sind nicht mehr auf der Liegefläche. Fassen Sie die Griffe, und spannen Sie zusätzlich Gesäß- und Rumpfmuskeln an.

BEWEGUNGSABLAUF

Drücken Sie das Polster langsam so weit wie möglich nach oben. Verharren Sie kurz, und lassen Sie es wieder langsam sinken, bis Ihre Beine fast gestreckt sind. Halten Sie während der Ausführung Rumpf-, Gesäß- und Oberschenkelmuskeln angespannt.

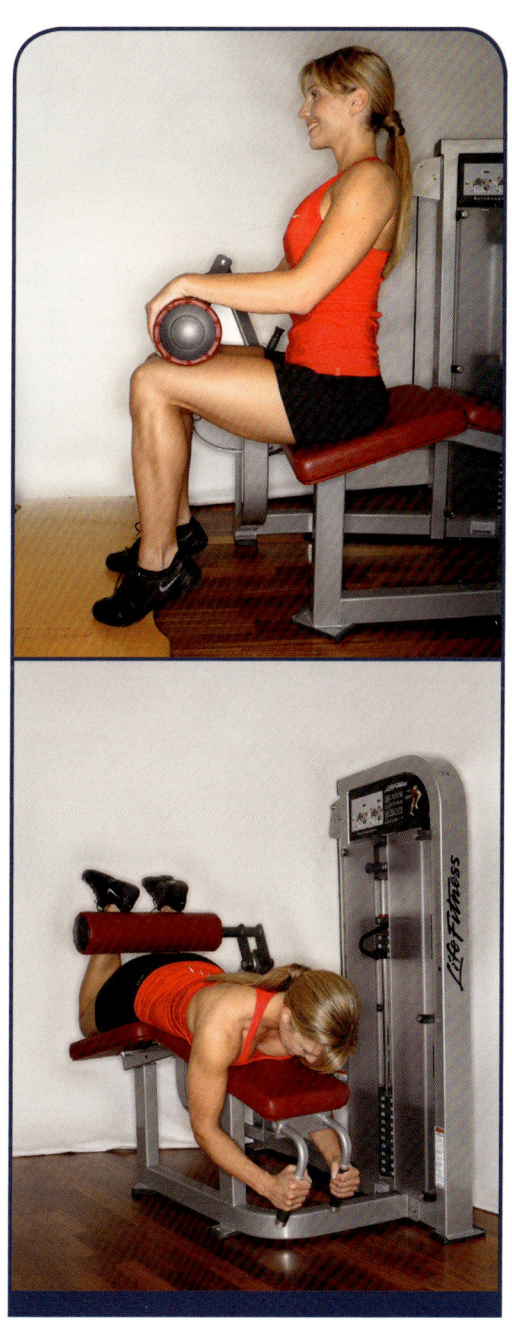

Supersatz: Schulterdrücken an der Maschine und Seitheben mit Kurzhanteln

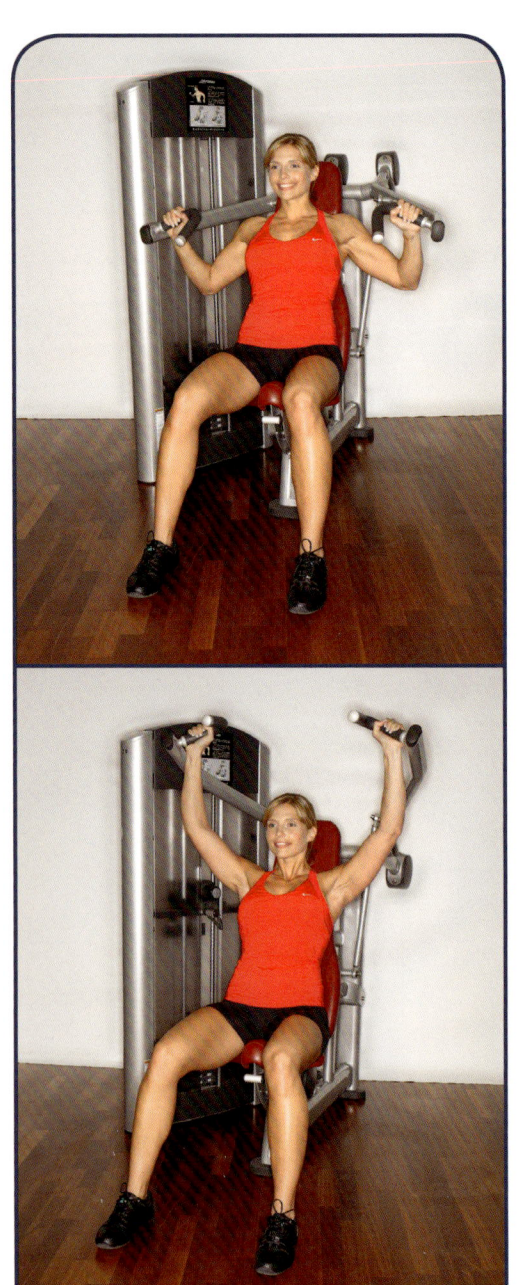

SCHULTERDRÜCKEN AN DER MASCHINE

Die Übung ist sehr effektiv für Schultern und Arme sowie zusätzlich für die Brust.

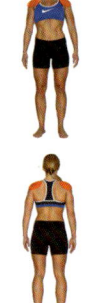

PRIMÄRE MUSKELN: Deltamuskel *(Deltoideus)* oberer und vorderer Anteil *(Pars clavicularis, P. acromialis)*, dreiköpfiger Oberarmmuskel *(Triceps brachii)*
SEKUNDÄRE MUSKELN: großer Brustmuskel *(Pectoralis major)*, vorderer Sägezahnmuskel *(Serratus anterior)*, Kapuzenmuskel *(Trapezius)* oberer Anteil *(Pars descendens)*

AUSGANGSPOSITION

Nehmen Sie die Sitzposition wie beim Bankdrücken an der Maschine ein (→ Seite 168). Achten Sie darauf, dass Beine und Oberkörper stabil sind. Ihr Blick ist nach vorne gerichtet. Fassen Sie die Griffe entweder schulterbreit so, dass die Handflächen nach vorne zeigen, was zusätzlich eine Außenrotation der Schultergelenke bewirkt, oder etwas enger, dann zeigen die Handflächen zueinander. Das aktiviert die Schultermuskulatur etwas weniger, dafür aber den Trizeps stärker.

BEWEGUNGSABLAUF

Mit angespannten Rumpfmuskeln drücken Sie die Griffe langsam und kontrolliert nach oben, bis die Ellbogen fast gestreckt sind. Schultern nicht nach oben ziehen.

SEITHEBEN MIT KURZHANTELN

Das Seitheben trainiert zahlreiche Muskeln des Schultergürtels und erfordert eine sehr gute Rumpfstabilität sowie Erfahrung. Trainieren Sie anfangs am besten vor einem Spiegel.

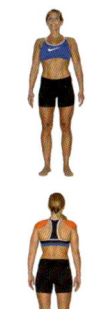

PRIMÄRE MUSKELN: Deltamuskel *(Deltoideus)* mittlerer Anteil *(Pars acromialis)*, Rautenmuskeln *(Rhomboidei)*, Kapuzenmuskel *(Trapezius)* oberer und unterer Anteil *(Pars descendens, P. ascendens)*, kleiner Rundmuskel *(Teres minor)*, Obergrätenmuskel *(Supraspinatus)*, Untergrätenmuskel *(Infraspinatus)*
SEKUNDÄRE MUSKELN: Rückenstrecker *(Erector spinae)*, dreiköpfiger Oberarmmuskel *(Triceps brachii)*, Unterarmmuskeln

AUSGANGSPOSITION

Nehmen Sie eine neutrale Position ein wie beim Bizepscurl auf Seite 172 beschrieben. Spannen Sie aktiv Ihre gesamte Rumpf-, Schulter- und Armmuskulatur an. Ihr Oberkörper ist leicht nach vorne geneigt, der Kopf in Verlängerung der Halswirbelsäule. Beugen Sie die Arme leicht.

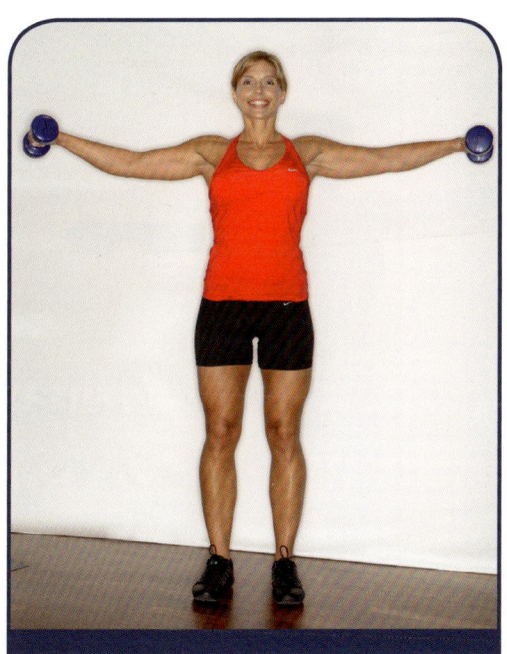

BEWEGUNGSABLAUF

Ziehen Sie nun mit leicht gebeugten Armen die Hanteln über die Seite nach oben bis auf Schulterhöhe. Lassen Sie die Handgelenke stets stabil – nicht abknicken. Kurz innehalten und Hanteln wieder langsam absenken.

HINWEISE

■ Vermeiden Sie jeden Schwung. Reduzieren Sie gegebenenfalls das Gewicht.
■ Wenn Sie den Oberkörper etwas mehr vorbeugen und die Hanteln über die Schulterlinie hochziehen, werden *Trapezius* und *Rhomboideus* stärker beansprucht.

Supersatz: Beinpressen und Beinstrecken

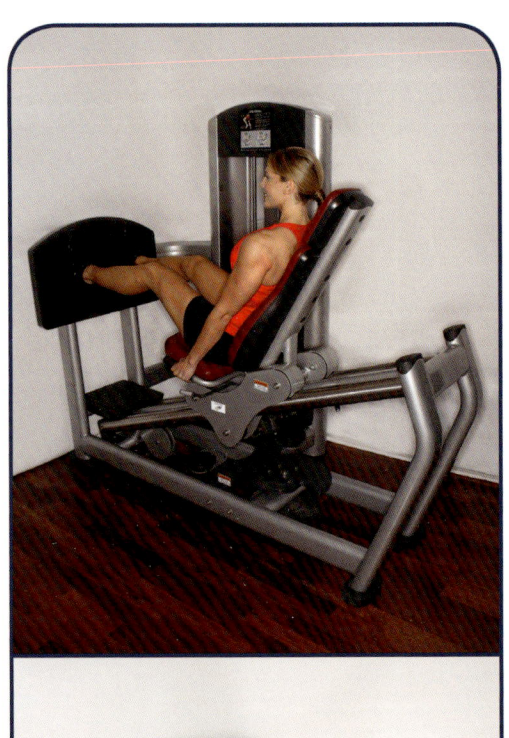

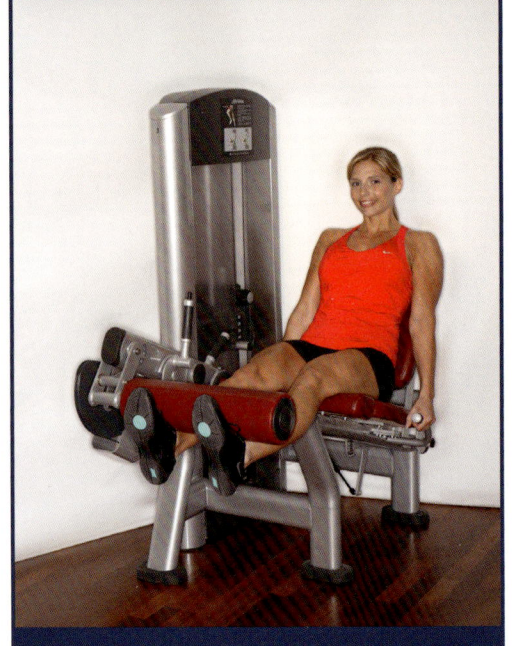

AUSGANGSPOSITION BEINPRESSEN

Platzieren Sie die Füße etwa hüftbreit auseinander und parallel zueinander auf der Platte. Die Beine sind fast rechtwinklig. Der ganze Rücken berührt die Lehne.

BEWEGUNGSABLAUF

Fassen Sie die Griffe seitlich und spannen Sie die Rumpfmuskeln an. Nun drücken Sie langsam die Platte nach vorne, bis die Beine fast – aber nicht ganz – gestreckt sind. Achten Sie darauf, dass Sie die Beine immer parallel zueinander halten und die Knie nicht nach außen oder innen kippen.

BEINSTRECKEN

Diese Übung trainiert gezielt den Quadrizeps. Wenn Sie mit einem hohen Gewicht starten, sollten Sie besonders auf langsame und kontrollierte Bewegungen achten. So wird der Druck auf das Kniegelenk und die Bänder reduziert.

PRIMÄRE MUSKELN: vierköpfiger *(Quadriceps femoris)*, gerader *(Rectus femoris)* sowie innerer, äußerer und mittlerer Oberschenkelmuskel *(Vastus medialis, V. lateralis, V. intermedius)*

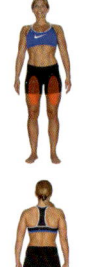

AUSGANGSPOSITION

Stellen Sie das Fußpolster so ein, dass es sich während der Ausführung im Bereich der Fußfesseln bewegt. Die Beine sind hüftbreit geöffnet und etwa rechtwinklig gebeugt. Die Rückenlehne hat nur einen leichten Neigungswinkel, Ihr gesamter Rücken berührt die Lehne. Fassen Sie die Griffe, um Ihren Oberkörper zu stabilisieren. Der Blick ist nach vorne gerichtet.

BEWEGUNGSABLAUF

Drücken Sie nun das Polster langsam und kontrolliert nach oben, und gehen Sie bis zur maximalen Streckung der Kniegelenke. Spannen Sie aktiv Ihren gesamten Quadri-zeps an. Senken Sie dann langsam die Beine wieder zurück in die Ausgangsposition. Halten Sie die Spannung.

HINWEISE

■ Achten Sie darauf, dass Ihr Rücken bzw. der Oberkörper aufrecht bleibt und Sie nicht in ein Hohlkreuz fallen.
■ Vermeiden Sie jede Ausweichbewegung der Knie.
■ In der Ausgangsposition bilden die Beine etwa einen rechten Winkel. Weiter nach hinten sollten Sie mit den Füßen nicht gehen, um unnötige Druckbelastungen für die Knie zu vermeiden.

Reduktionssatz: Crunch am Kabelzug

AUSGANGSPOSITION

Knien Sie sich auf ein Polster, die Beine hüftbreit auseinander, und stellen Sie Ihre Fußspitzen auf. Ziehen Sie die Griffe etwa bis auf Augenhöhe herab. Um den Körper zu stabilisieren, spannen Sie die Rumpfmuskeln fest an und drücken die Fußspitzen auf den Boden. Die Arme sind rechtwinklig gebeugt, die Ellbogen etwas einwärts gedreht.

BEWEGUNGSABLAUF

Rollen Sie Ihren Oberkörper langsam mit der Kraft Ihrer Bauchmuskeln so weit nach vorne unten, dass gerade keine Beugung mehr in der Hüfte zu spüren ist. Die Arme bleiben während der Ausführung fixiert. Halten Sie kurz inne, und rollen Sie sich wieder langsam und kontrolliert hoch.

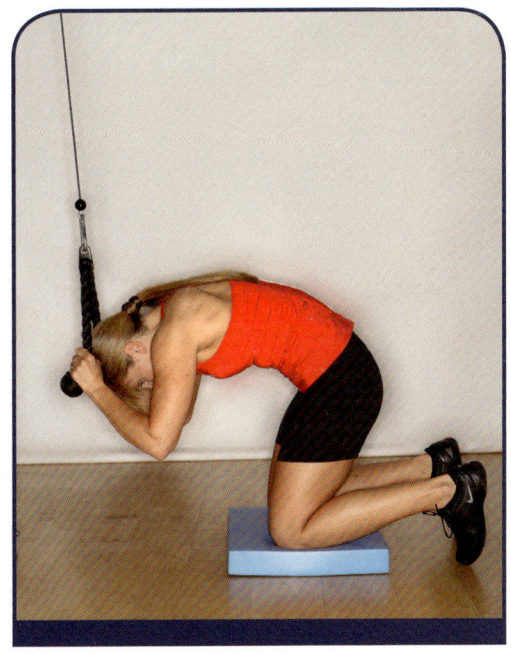

Latziehen

Primäre und sekundäre Muskeln → Seite 136

AUSGANGSPOSITION
Stellen Sie die Sitzhöhe so ein, dass Ihre Beine etwa rechtwinklig aufgestellt und die Oberschenkel gut fixiert sind. Der Oberkörper ist aufrecht, Ihre Schultern möglichst neutral und der Blick nach vorne gerichtet. Fassen Sie die Griffe.

BEWEGUNGSABLAUF
Ziehen Sie nun unter Anspannung Ihrer Rumpf- und Armmuskulatur die Griffe in zwei bis drei Sekunden tief bis etwa Schulterhöhe. Anschließend führen Sie sie in etwa vier Sekunden wieder hoch, aber nur so weit, dass Ihre Ellbogen noch leicht gebeugt sind. Halten Sie während der Ausführung die Muskelspannung, und ziehen Sie die Schultern nicht nach oben.

PARTNERHILFE
Ihr Trainingspartner sollte sich beim Latziehen an einer Maschine wie der hier abgebildeten seitlich positionieren. Beim Latziehen am Zugturm oder am Kabel steht Ihr Trainingspartner hinter Ihnen. Sagen Sie ihm, wenn er eingreifen soll. Bei den letzten ein bis zwei Wiederholungen unterstützt er Sie, indem er mit einer Hand – abhängig vom Gerät – an einem freien Griff ebenfalls nach unten zieht. Beim Latziehen am Zugturm oder Kabel steht er hinter Ihnen, legt beide Hände auf die Stange und hilft Ihnen dabei, die Stange mit beiden Händen leicht nach unten zu ziehen, jedoch nur so viel, dass Sie mit seiner Hilfe gerade noch die letzten Wiederholungen beenden können.

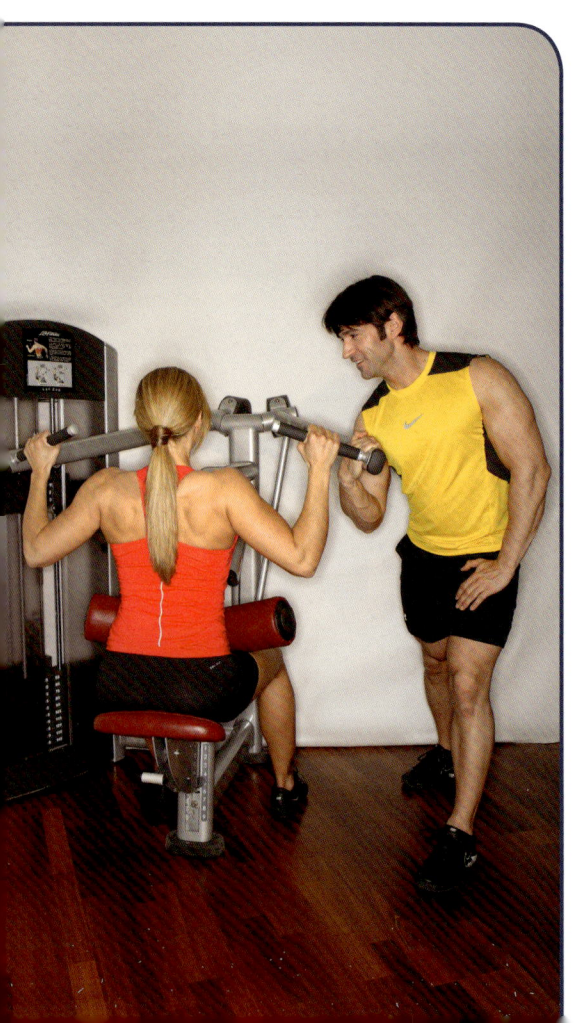

Bankdrücken an der Maschine

Primäre und sekundäre Muskeln → Seite 134

AUSGANGSPOSITION

Stellen Sie zuerst die Griffe so ein, dass sie auf Höhe der Brust sind. Setzen Sie sich dann aufrecht hin, sodass der gesamte Rücken die Lehne berührt. Die Beine sind mehr als hüftbreit auseinander fest auf dem Boden aufgestellt. Ihr Blick ist nach vorne gerichtet. Fassen Sie die Griffe.

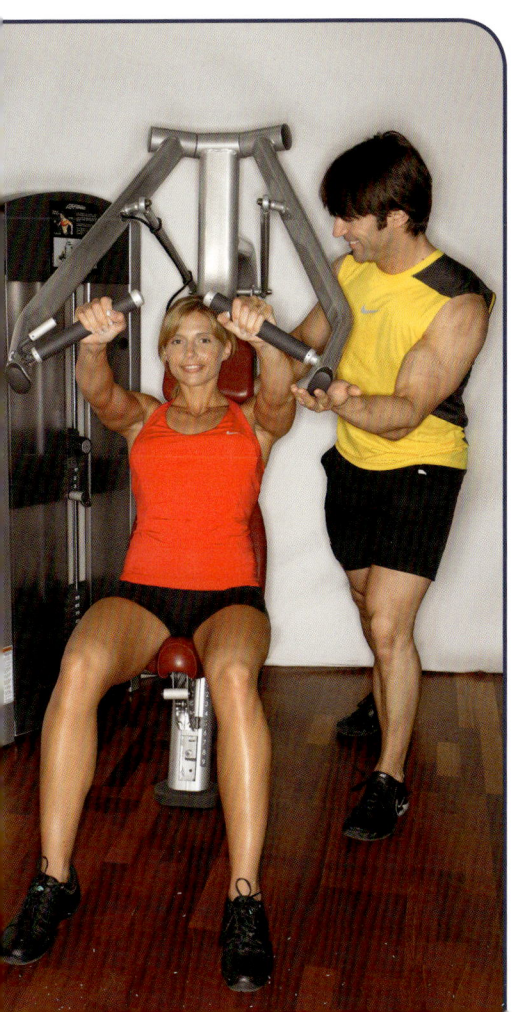

BEWEGUNGSABLAUF

Bewegen Sie nun die Griffe langsam und kontrolliert nach vorne, bis Ihre Ellbogen fast gestreckt sind. Halten Sie kurz inne, und führen Sie anschließend die Arme wieder langsam zurück.

Spannen Sie während der Ausführung Ihre Brust- und Schultermuskulatur sowie zusätzlich die Armmuskeln aktiv an, und halten Sie diese Spannung die ganze Zeit über. Achten Sie darauf, dass Sie die Handgelenke stabil halten und nicht abknicken.

PARTNERHILFE

Ihr Trainingspartner stellt sich seitlich am Gerät auf. Sie haben jedoch keinen direkten Blickkontakt zu ihm und müssen Ihrem Partner deshalb ein deutliches Zeichen geben, beispielsweise sagen Sie »jetzt«, damit er weiß, dass er mithelfen soll.

Bei den letztcn ein bis zwei Wiederholungen greift Ihr Partner unterstützend ein, indem er mit einer oder beiden Händen am Ende der Verlängerung, an der die Griffe beginnen, beim Nachvornedrücken mithilft.

Beinstrecken

Primäre Muskeln → Seite 166

AUSGANGSPOSITION

Stellen Sie das Fußpolster so ein, dass es sich während der Ausführung im Bereich der Fußfesseln bewegt. Die Beine sind hüftbreit geöffnet und etwa rechtwinklig gebeugt. Die Rückenlehne hat nur einen leichten Neigungswinkel, Ihr gesamter Rücken berührt die Lehne. Fassen Sie die Griffe, um Ihren Oberkörper zu stabilisieren. Der Blick ist nach vorne gerichtet.

BEWEGUNGSABLAUF

Drücken Sie nun das Polster langsam und kontrolliert nach oben, und gehen Sie bis zur maximalen Streckung der Kniegelenke. Spannen Sie aktiv Ihren gesamten Quadrizeps an. Senken Sie die Beine wieder langsam ab, und halten Sie die Spannung.

PARTNERHILFE

Ihr Trainingspartner sollte sich vorne seitlich neben dem Fußpolster positionieren und Sie direkt ansehen können. Wenn Sie ihm ein Zeichen zum Mithelfen geben, brauchen Sie den Kopf dafür nicht zu drehen, sondern können ihn direkt ansehen. Er unterstützt Sie dabei, indem er mit einer Hand vorne an der Führung des Polsters zieht, wenn Sie die Beine strecken.

HINWEISE

■ Achten Sie darauf, dass Ihr Rücken aufrecht bleibt und Sie nicht in ein Hohlkreuz fallen.

■ Vermeiden Sie jede Ausweichbewegung der Knie.

■ In der Ausgangsposition bilden die Beine etwa einen rechten Winkel. Weiter nach hinten sollten Sie mit den Füßen nicht gehen, um unnötige Druckbelastungen für die Knie zu vermeiden.

■ Führen Sie bei Intensivwiederholungen die Bewegungen noch langsamer und kontrollierter aus.

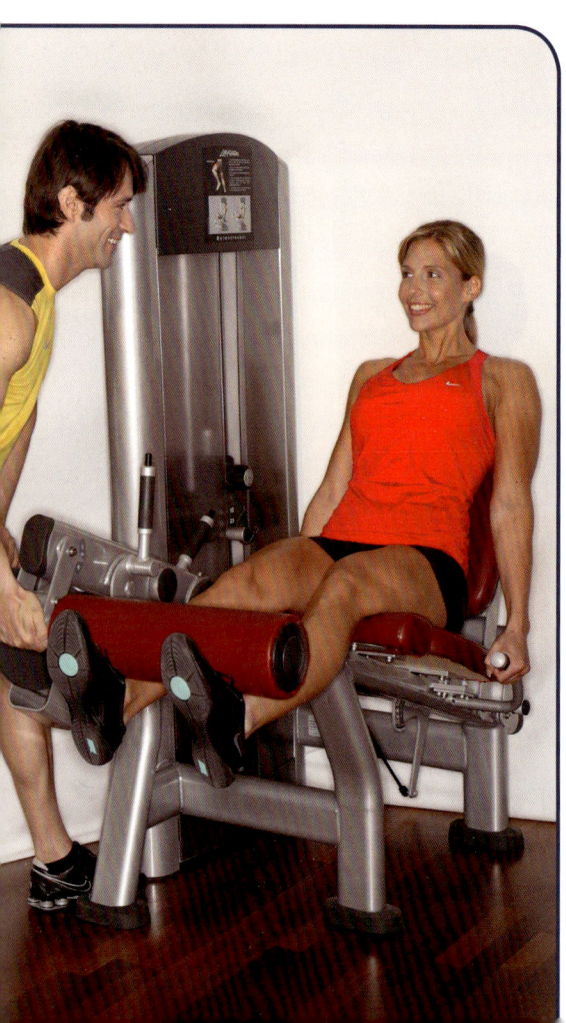

Schulterdrücken

Primäre und sekundäre Muskeln → Seite 174

AUSGANGSPOSITION

Stellen Sie zuerst die Griffe so ein, dass sie auf Höhe der Brust sind. Setzen Sie sich dann aufrecht hin, sodass der gesamte Rücken die Lehne berührt, Ihr Oberkörper ist stabil. Die Beine sind mehr als hüftbreit auseinander fest auf dem Boden aufgestellt. Ihr Blick ist nach vorne gerichtet. Fassen Sie die Griffe – je nach Gerätetyp – entweder schulterbreit so, dass die Handflächen nach vorne zeigen, was zusätzlich eine Außenrotation der Schultergelenke bewirkt, oder etwas enger, dann zeigen die Handflächen zueinander. Das aktiviert die Schultermuskulatur etwas weniger, dafür aber den Trizeps stärker.

BEWEGUNGSABLAUF

Spannen Sie nun Ihre Rumpfmuskeln an und drücken Sie die Griffe langsam und kontrolliert nach oben, bis Ihre Ellbogen fast gestreckt sind. Ziehen Sie nicht die Schultern nach oben.

PARTNERHILFE

Wie beim Latziehen steht Ihr Trainingspartner seitlich am Gerät. Sie können ihn jedoch nicht direkt ansehen, da Ihr Blick nach vorne gerichtet ist. Sie müssen ihm daher ein deutliches Zeichen geben, wenn er mithelfen soll, indem Sie beispielsweise kurz »jetzt« sagen. Ihr Partner greift unterstützend ein, indem er mit einer oder beiden Händen am Ende der Verlängerung, an der die Griffe beginnen, beim Hochdrücken mithilft.

Rudern an der Ruderzugmaschine

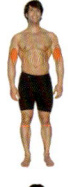

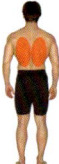

Das Rudern trainiert vor allem den oberen Rücken intensiv, zahlreiche sekundäre Muskeln wirken stabilisierend und sorgen für eine aufrechte Körperhaltung. Das Ziehen beteiligt außerdem den *Biceps brachii*. Je nach Griffhaltung (horizontal oder vertikal) kann der Grad, wie stark bestimmte Muskeln miteinbezogen werden, variieren.

PRIMÄRE MUSKELN: breiter Rückenmuskel *(Latissimus dorsi)*, Kapuzenmuskel *(Trapezius)* unterer Anteil *(Pars ascendens)*, Rautenmuskeln *(Rhomboidei)*, großer Rundmuskel *(Teres major)*

SEKUNDÄRE MUSKELN: Deltamuskel *(Deltoideus)* hinterer Anteil *(Pars spinalis)*, zweiköpfiger Oberarmmuskel *(Biceps brachii)*, vorderer Sägezahnmuskel *(Serratus anterior)*, Rückenstrecker *(Erector spinae)* im Lendenwirbelbereich, Unterarmbeugemuskeln

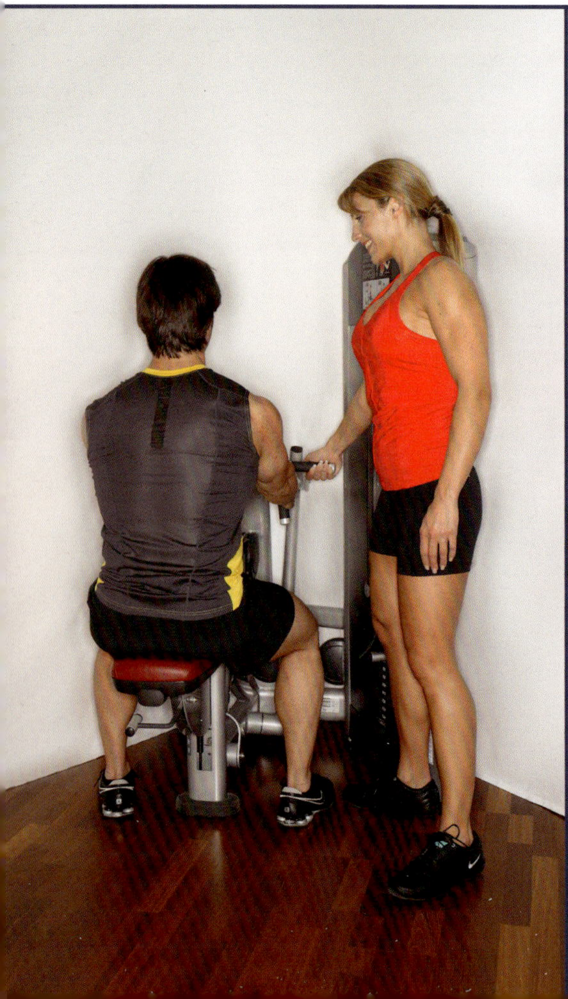

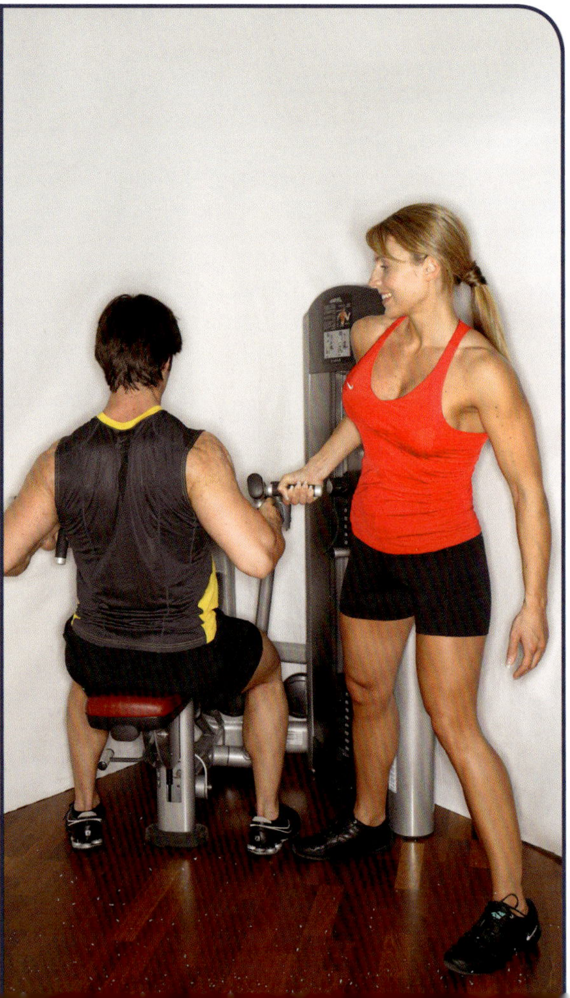

AUSGANGSPOSITION

Stellen Sie die Sitzhöhe so ein, dass Ihre Beine fast rechtwinklig aufgestellt sind, die Zehenspitzen zeigen nach vorne. Je nach Gerätetyp fixiert ein Brustpolster zusätzlich den Oberkörper. Rücken Sie dicht an das Brustpolster heran, damit der Oberkörper in einer aufrechten Position ist. Der Rücken ist gerade, der Kopf in Verlängerung der Halswirbelsäule, die Schultern in einer neutralen Position. Fassen Sie die vertikalen Griffe (wie abgebildet).

BEWEGUNGSABLAUF

1 Ziehen Sie nun unter Anspannung der gesamten Rumpf- und Armmuskulatur, insbesondere der Rückenmuskeln, die Griffe langsam zu sich heran. Die Ellbogen werden dabei möglichst nah am Körper geführt. Dies bewirkt eine optimale Beanspruchung des *Latissimus*.

Wenn Sie die Griffe horizontal fassen – je nachdem, ob dies am Gerät möglich ist –, drehen sich die Ellbogen beim Heranziehen nach außen. Dadurch werden *Trapezius* und *Rhomboideus* stärker beansprucht als bei der Variante mit vertikalem Griff.

2 Halten Sie kurz inne, und führen Sie dann die Griffe wieder langsam zurück in die Ausgangsposition, bis Ihre Arme fast gestreckt sind. Halten Sie während der Ausführung die Muskelanspannung, und ziehen Sie die Schultern nicht nach oben.

PARTNERHILFE

Ihr Trainingspartner steht seitlich am Gerät, Sie können ihn jedoch nicht direkt ansehen. Geben Sie ihm deshalb ein deutliches Zeichen, wenn er mithelfen soll, indem Sie beispielsweise »jetzt« sagen.

Ihr Partner greift mit einer Hand an eine freie Stelle des Griffs und hilft Ihnen beim Heranziehen des Gewichts, also beim Beugen der Arme.

HINWEISE

■ Achten Sie während der Ausführung darauf, dass Sie den gesamten Oberkörper aufrecht und stabil halten.

■ Wenn Sie ein anderes Gerät als das hier abgebildete zur Verfügung haben, dann lassen Sie sich von einem Trainer einweisen, bevor Sie loslegen.

INFO

Das Brustpolster hat nur eine unterstützende Funktion, damit Sie den Oberkörper aufrecht halten können. Pressen Sie sich also nicht mit Ihrem vollen Körpergewicht dagegen, da Sie sonst die Muskelanspannung im Rumpf verlieren und Ihr Oberkörper infolgedessen seitlich ausweichen könnte. Jede Ausweichbewegung übt einen sehr ungünstigen Druck auf die Wirbelsäule aus. Dasselbe gilt für die Kopfhaltung.

Beincurler

Primäre und sekundäre Muskeln → Seite 142

AUSGANGSPOSITION

Rutschen Sie so weit nach hinten, dass Ihre Knie nicht mehr auf der Liegefläche ruhen, und stellen Sie das Polster so ein, dass es während der Ausführung im Bereich der Fußfesseln aufliegt. Fassen Sie die Griffe, um den Körper zu stabilisieren, und spannen Sie zusätzlich Ihre Gesäß- und Rumpfmuskulatur an.

BEWEGUNGSABLAUF

1 Drücken Sie nun das Polster langsam und ohne Schwung nach oben. Sie können die Beine so weit beugen, bis Sie das Polster auf der Oberschenkelrückseite spüren. Ein 90-Grad-Winkel genügt für den Trainingseffekt aber ebenso.

2 Halten Sie kurz inne, und lassen Sie dann das Polster wieder langsam sinken, bis Sie die Ausgangsposition erreicht haben. Ihre Beine sind jedoch nicht ganz durchgestreckt, das Kniegelenk also nicht eingerastet.

Halten Sie während der Ausführung die Spannung in der Gesäß- und Oberschenkelmuskulatur und zusätzlich in der Rumpfmuskulatur.

PARTNERHILFE

Ihr Trainingspartner positioniert sich am Fußende, dort, wo auch das Gewicht nach oben gedrückt wird. Sie können Ihren Partner jedoch nicht sehen, da Sie die Übung liegend ausführen, und müssen ihm deshalb ein deutliches Zeichen geben, indem Sie beispielsweise kurz »jetzt« sagen, wenn er mithelfen soll.

Bei den letzten ein bis zwei Wiederholungen hilft Ihnen Ihr Partner, indem er das Fußpolster mit einer Hand während der Beugung der Beine mit nach oben drückt.

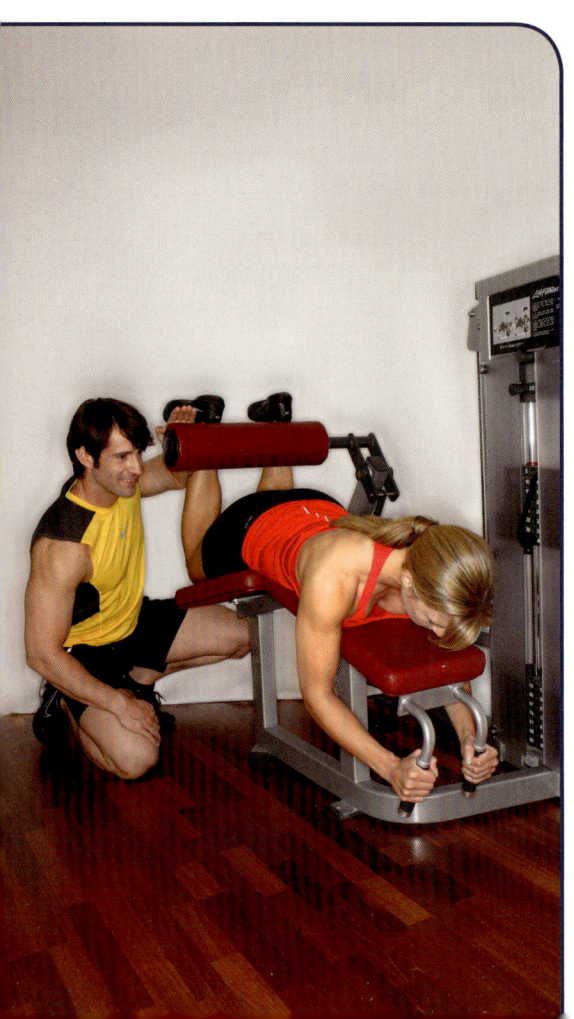

Enges Bankdrücken mit Langhantel

Primäre und sekundäre Muskeln →Seite 134. Je enger Sie die Stange greifen, desto mehr wird die Belastung von der Brust auf den Trizeps verlagert.

AUSGANGSPOSITION

Legen Sie sich auf die Hantelbank, und stellen Sie die Beine mehr als hüftbreit auseinander auf den Boden. Der Rücken liegt fest auf der Bank auf. Greifen Sie nun die Hantel etwas enger als schulterbreit und heben Sie sie aus der Halterung. Achten Sie darauf, dass Sie mit dem Daumen die Stange umgreifen, damit sie fest in der Hand liegt.

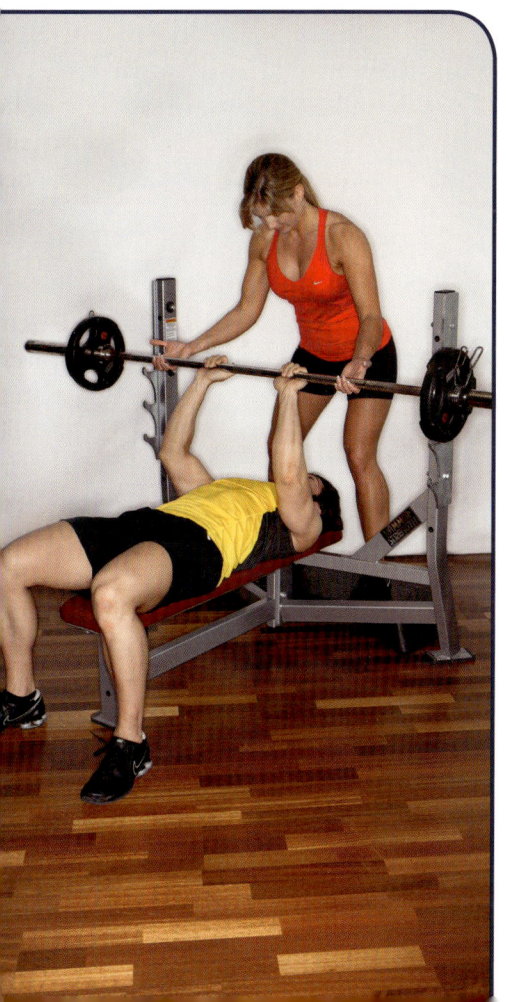

BEWEGUNGSABLAUF

1 Spannen Sie die Rumpfmuskulatur an, damit Ihr Rücken fest auf der Bank bleibt und Sie nicht ins Hohlkreuz geraten. Senken Sie jetzt die Hantel in etwa vier Sekunden langsam und kontrolliert Richtung Brustbein ab, ohne sie jedoch abzusetzen.

2 Drücken Sie nun die Hantel in etwa zwei bis drei Sekunden wieder nach oben, aber nur so weit, dass Ihre Ellbogen nicht ganz durchgestreckt sind. So bleibt auch die Muskelanspannung am höchsten Punkt erhalten.

PARTNERHILFE

Ihr Trainingspartner positioniert sich hinter der Halterung, sodass er Sie direkt von oben ansehen kann. Geben Sie ihm ein Zeichen, wenn er eingreifen soll. Ihr Partner unterstützt Sie, indem er mit beiden Händen beim Hochdrücken des Gewichts mithilft.

HINWEISE

Das Bankdrücken im Liegen ist koordinativ anspruchsvoller durch die freie Führung der Hantel. Bei der Verwendung von zwei Kurzhanteln anstelle einer Langhantel wird dieser Effekt noch verstärkt und erfordert deshalb noch mehr Erfahrung.

Bizepscurl

Primäre und sekundäre Muskeln → Seite 76

AUSGANGSPOSITION

Setzen Sie sich aufrecht hin, und rücken Sie
nahe an das Armpolster heran. Ihr Oberkörper ist aufrecht, der Rücken gerade und
Ihr Blick nach vorne gerichtet. Die Beine
sind etwa rechtwinklig und hüftbreit auseinander fest auf dem Boden aufgestellt.
Legen Sie nun die Oberarme parallel zueinander auf dem Polster ab.

BEWEGUNGSABLAUF

Fassen Sie die Griffe so, dass die Handflächen nach oben zeigen. Ziehen Sie dann
die Griffe langsam und kontrolliert nach
oben, bis die Unterarme nicht mehr ganz
einen rechten Winkel zu den Oberarmen
bilden. Verharren Sie kurz, und bringen
Sie dann die Arme wieder zurück in die
Ausgangsposition, strecken Sie jedoch die
Ellbogen nicht ganz durch. Achten Sie
darauf, dass Sie die Handgelenke während
der Ausführung stabil halten und nicht
abknicken. Spannen Sie zusätzlich Ihre
Rumpf- und Schultermuskulatur an, um
den Oberkörper dabei zu unterstützen,
aufrecht zu bleiben.

PARTNERHILFE

Ihr Trainingspartner steht seitlich vom
Gerät, und zwar dort, wo sich die Drehach-
se befindet. Sie können ihn nicht direkt
ansehen und müssen ihm deshalb ein deutliches Zeichen geben, ohne Ihren Kopf zu
drehen.
Ihr Partner greift dann ein, während Sie die
Arme beugen, und hilft beim Hochziehen
mit.

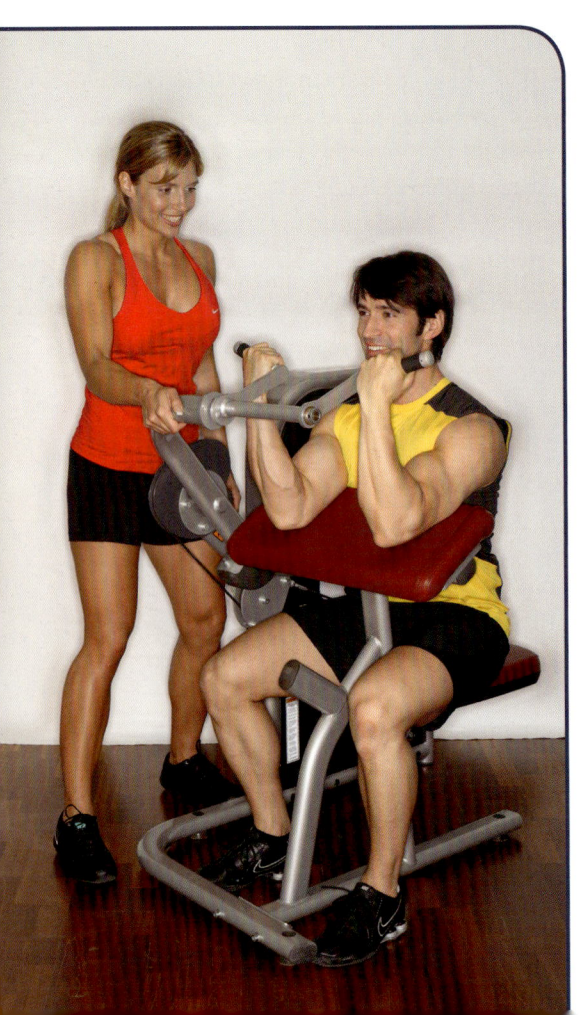

Beinpressen

Primäre und sekundäre Muskeln → Seite 139

AUSGANGSPOSITION

Platzieren Sie die Füße etwa hüftbreit auseinander und parallel zueinander auf der Platte. Die Beine sind fast rechtwinklig. Der ganze Rücken berührt die Lehne. Fassen Sie seitlich mit den Händen die Griffe, um Ihren Körper während der Bewegungsausführung zu stabilisieren. Ihr Blick ist nach vorne gerichtet.

BEWEGUNGSABLAUF

Spannen Sie aktiv Oberschenkel- und Gesäßmuskeln an. Nun drücken Sie langsam die Platte nach vorne, bis die Beine fast – aber nicht ganz – gestreckt sind. Halten Sie die Muskelanspannung die ganze Zeit über. Achten Sie darauf, dass Sie die Beine immer parallel zueinander halten und die Knie nicht nach außen oder innen kippen.

PARTNERHILFE

Ihr Trainingspartner positioniert sich in etwa am Fußende, Sie können ihn also direkt ansehen. Es genügt ein Kopfnicken, um zu signalisieren, dass er mithelfen soll.

Bei dem hier abgebildeten Gerät ist die Fußplatte fest installiert, und Sie schieben mit der Kraft Ihrer Beine den Sitz nach oben. Dort setzt auch die Unterstützung durch Ihren Trainingspartner an, nämlich am Sitz. Mit einer oder zwei Händen hilft er beim Wegdrücken des Sitzes mit.

Bei anderen Geräten ist die Fußplatte beweglich und der Sitz fest installiert. Hier fasst der Partner direkt an der Fußplatte mit an und hilft Ihnen, indem er etwas an der Platte zieht, während Sie sie mit den Beinen wegdrücken.

HINWEISE

Je weiter oben Sie die Füße auf der Platte platzieren, desto stärker werden die Gesäßmuskeln beansprucht, je weiter unten, desto stärker ist der Quadrizeps gefordert.

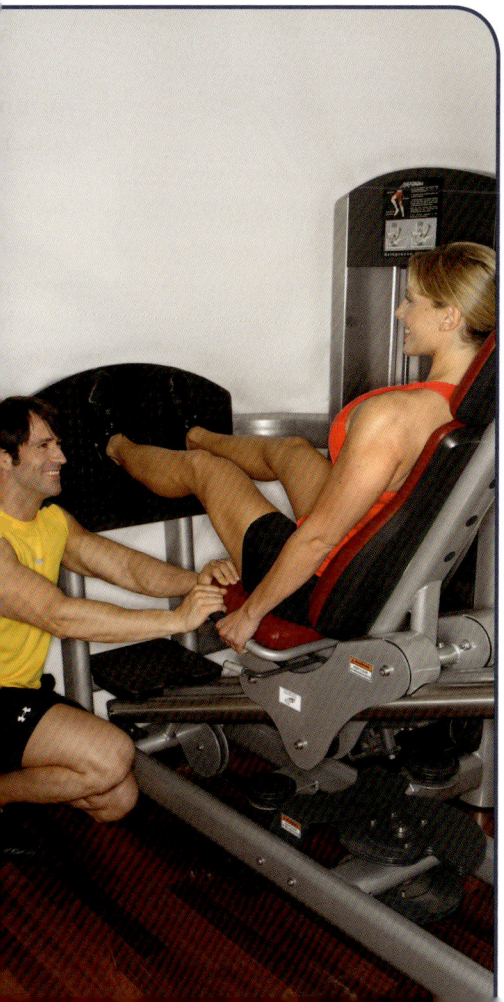

Crunch an der Maschine oder am Kabelzug

Primäre und sekundäre Muskeln → Seite 82

AUSGANGSPOSITION AN DER MASCHINE

Setzen Sie sich aufrecht hin, die Füße sind mehr als hüftbreit geöffnet, der Rücken berührt die gesamte Lehne. Bei dem hier abgebildeten Gerät gibt es zusätzlich zu den Haltegriffen ein Stützpolster für die Ellbogen. Sie können nun die Griffe umfassen (wie abgebildet) oder die Handflächen mit etwas Druck nur anlegen. Dies bewirkt, dass Sie sich während der Ausführung nicht selbst beschummeln können und etwa mehr mit den Armmuskeln das Gewicht nach vorne ziehen als mit den Bauchmuskeln.

BEWEGUNGSABLAUF

Spannen Sie Ihre gesamte Bauchmuskulatur fest an, und rollen Sie Ihren Oberkörper Wirbel für Wirbel nach vorne ein, aber nur so weit, dass keine Beugung in der Hüfte zu spüren ist. Verharren Sie kurz und gehen Sie dann wieder Wirbel für Wirbel in die Ausgangsposition zurück.

PARTNERHILFE

Ihr Trainingspartner stellt sich hinter den Gerät auf. Da Sie ihn nicht sehen können müssen Sie ihm ein deutliches Zeichen geben, indem Sie etwa »jetzt« sagen. Er greift dann ein, wenn Sie Ihren Oberkörper wieder nach vorne beugen, indem er von hinten ebenfalls die Hände auf den Griffen aufsetzt und beim Vorziehen hilft.

HINWEISE

Es gibt zahlreiche Varianten von Bauchtrainingsgeräten. Lassen Sie sich im Bedarfsfall von einem Trainer in das jeweilige Gerät einweisen.

AUSGANGSPOSITION AM KABELZUG

Knien Sie sich auf ein Polster, die Beine hüftbreit auseinander, und stellen Sie Ihre Fußspitzen auf. Ziehen Sie die Griffe etwa bis auf Augenhöhe herab. Um den Körper zu stabilisieren, spannen Sie Ihre Rumpfmuskulatur fest an und drücken Sie die Fußspitzen fest auf den Boden. Die Arme sind rechtwinklig gebeugt, die Ellbogen etwas einwärts gedreht.

BEWEGUNGSABLAUF

Rollen Sie nun wie am Gerät Ihren Oberkörper langsam mit der Kraft Ihrer Bauchmuskeln so weit nach vorne unten, dass gerade keine Beugung mehr in der Hüfte zu spüren ist. Die Arme bleiben während der Ausführung fixiert. Halten Sie kurz inne, und rollen Sie sich dann wieder in einer langsamen und kontrollierten Bewegung nach oben.

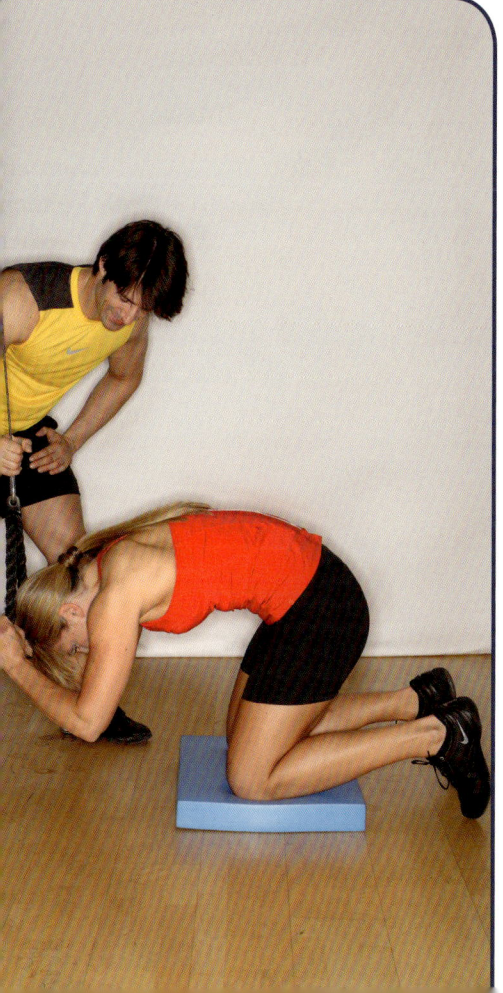

PARTNERHILFE

Ihr Trainingspartner positioniert sich links oder rechts direkt neben dem Kabel. Sie haben keinen direkten Blickkontakt und müssen ihm ein verbales Zeichen geben. Er hilft mit, indem er, während Sie sich nach unten rollen, das Kabel mit einer Hand nach unten zieht.

HINWEISE

■ Der Crunch am Kabelzug erfordert eine gute Stabilität im gesamten Körper, da dieser während der Bewegung nicht mehr durch das Gerät geführt wird.

■ Bewegen Sie die Arme so wenig wie möglich, damit der Kabelzug nicht mit den Armen nach unten gedrückt wird, sondern durch das Beugen des Oberkörpers zum Boden. Auf diese Weise stellen Sie sicher, dass bei dieser Übung auch wirklich die Bauchmuskulatur trainiert wird und nicht der Trizeps.

■ Sie können sich in der Ausgangsposition auch auf die Fersen setzen, um die Stabilität Ihrer Körperhaltung zu verbessern. Damit ist aber nicht gemeint, dass Sie Ihr Körpergewicht auf den Fersen »abladen«, sondern durch den Kontakt von Gesäß und Fersen eine gerade Linie bilden, um seitliche Schwankungen zu reduzieren.

■ Das Training der Bauchmuskulatur – egal in welcher Variante – sollte stets als abschließende Übung des Trainingsprogramms erfolgen. Wenn Sie die Bauchmuskulatur zu Beginn trainieren würden, bestünde die Gefahr, dass Sie die bei vielen Übungen notwendige Ganzkörperspannung und Rumpfstabilität aufgrund der ermüdeten Bauchmuskulatur nicht mehr aufbringen könnten.

HIT-Fitness und Ausdauertraining

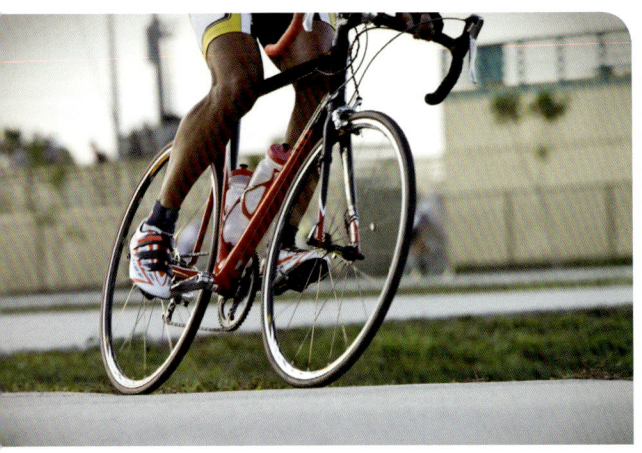

Um lange fit und gesund zu bleiben, ist die Kombination von Kraft- und Ausdauersport optimal.

Die Kombination von hochintensivem Muskeltraining und Ausdauersport ist ideal, weil sich beide Trainingsformen perfekt ergänzen. Mit dem HIT trainieren Sie auf sehr effektive Weise die gesamte Skelettmuskulatur, Sie werden nicht nur muskulöser, sondern dadurch auch stärker und leistungsfähiger. Das zusätzliche Ausdauertraining sorgt für ein leistungsfähiges Herz-Kreislauf-System (→ Kapitel 1, ab Seite 12), was viele gesundheitliche Vorzüge bietet, weil die neu aufgebaute Muskulatur unter anderem gut mit Sauerstoff und Nährstoffen versorgt wird und die Regeneration beschleunigt werden kann.

Bevor Sie jedoch zusätzlich zum HIT-Fitnessprogramm mit dem Ausdauertraining beginnen, sollten Sie auch hier Ihren eigenen Fitnessgrad einschätzen können. Es macht nämlich einen gewaltigen Unterschied, ob Sie vorher eine kleine Runde auf dem Laufband oder dem Fahrrad nur zum Auf- oder Abwärmen gemacht haben oder ob Sie nun in das richtige Training einsteigen, um Ihre Kondition und somit Ihr gesamtes Herz-Kreislauf-System merklich zu verbessern.

Trainingspuls, Intensität und Dauermethode

Wie bereits erwähnt, gibt es ein paar grundlegende Dinge, die Sie beachten sollten, wenn Sie mit einem Ausdauertraining beginnen. Zum einen wäre da der **optimale Trainingspuls**. Zu gerne überschätzen sich Einsteiger und starten mit einem viel zu hohen Tempo. Da ist es dann kein Wunder, wenn einem schon nach kurzer Zeit die Puste ausgeht. Je intensiver Sie also starten, desto schneller steigt Ihr Puls und desto schneller geraten Sie außer Atem und somit in den anaeroben Trainingsbereich (→ Kapitel 1, Seite 14). Sie haben Ihre optimale Pulsfrequenz überschritten.

Um nun den eigenen Trainingspuls zu berechnen, müssen Sie zunächst Ihre maximale Herzfrequenz kennen. Sie beträgt bei Säuglingen etwa 220 Schläge pro Minute und reduziert sich mit jedem Lebensjahr um einen Schlag. Um die maximale Herzfrequenz zu berechnen, subtrahieren Männer ihr Lebensalter von der Zahl 220, Frauen von der Zahl 226. Ein 40-jähriger Mann hat also beispielsweise eine maximale Herzfrequenz von 180 Schlägen pro Minute. Bei einer 20-jährigen Frau liegt die maximale Herzfrequenz bei 206 Schlägen pro Minute.

Ein Puls von 180 bzw. 206 drückt hierbei das absolute Maximum aus. Eine solche Pulsfrequenz ist also nicht das Ziel des Trainings. Vielmehr lässt sich das Herz-Kreislauf-System effektiv trainieren durch die sogenannte **Dauermethode** bei einer konstanten Intensität. Diese Intensität entspricht 60 bis 80 Prozent, das heißt, man wählt die Belastung so, dass sich die Herzfrequenz zwischen 60 und 80 Prozent des Maximums bewegt. Ob Sie sich dabei eher am unteren Bereich orientieren, also ungefähr bei 60 Prozent, oder eher am oberen Bereich, hängt von zwei Dingen ab: zum einen von Ihrem aktuellen Trainingszustand, zum anderen von der angewandten Methode. Wer längere Zeit kein Ausdauertraining durchgeführt hat, sollte sich eher am unteren Bereich des Spektrums orientieren und dann nach und nach die Intensität steigern. Wer beispielsweise eine maximale Herzfrequenz von 190 hat und mäßig ausdauertrainiert ist, peilt am besten einen Trainingspuls von 133 an. Das entspricht einer Intensität von 70 Prozent. Erlaubt ist dabei eine maximale Abweichung von zehn

Herzschlägen nach oben bzw. unten, und so darf sich der optimale Trainingspuls zwischen 123 und 143 Schlägen pro Minute bewegen.

Hier noch einmal die Formeln zur Berechnung Ihres optimalen Trainingspulses:

Faustregel für Männer:
(220–Lebensalter) × 0,6 bis 0,8
Faustregel für Frauen:
(226–Lebensalter) × 0,6 bis 0,8

Der oben genannte Bereich lässt sich bei bestimmten Sportarten oder Trainingsmethoden leichter halten als bei anderen. Wenn Sie beispielsweise auf einem Radergometer mit Pulskontrolle fahren, ist es relativ leicht, den Puls konstant zu halten. Man spricht dann von der **Dauermethode**.

Wenn Sie jedoch Joggen als bevorzugte Ausdauersportart wählen, ergibt sich beim Laufen im freien Gelände in der Regel zwangsläufig ein Auf und Ab der Herzfrequenz, weil es manchmal leicht bergauf oder bergab geht. Es ist fast

TIPP

Joggen mit Pulsmesser

Damit Sie Ihren Puls während des Joggings kontrollieren können, sollten Sie – zumindest am Anfang – mit einem Pulsmesser laufen. So vermeiden Sie, dass Sie Ihre Joggingrunde mit zu hohem Tempo beginnen und Ihr Puls bereits nach kurzer Zeit schon über Ihr Optimum hinausgeht, Sie also in den anaeroben Trainingsbereich geraten.

unmöglich, hier den Puls konstant im Optimalbereich zu halten. Bei dieser Variante spricht man von der **Dauermethode mit Intensitätswechsel**. Solange Sie sicherstellen, dass Ihre Pulsfrequenz nicht über 80 Prozent des Maximums steigt, bewegen Sie sich noch völlig im Rahmen. Beide Varianten der Dauermethode eignen sich sehr gut als Ergänzung zu einem HIT-Fitnesstraining, weil sie im aeroben Bereich (→Kapitel 1, Seite 13) der Energiebereitstellung ablaufen, die Muskulatur also permanent mit Sauerstoff versorgt werden kann. Damit wird ein Ausdauertraining nach der Dauermethode zum idealen Ausgleich eines HIT-Programms mit seinen sehr hohen Intensitäten und seiner kurzen Dauer.

Trainingsumfang

Nach Trainingspuls und Intensität stellt sich nun die Frage, wie lange und wie oft das Ausdauertraining absolviert werden sollte. Dazu gibt es eine Faustregel, die lautet: Man braucht mindestens eine Stunde Ausdauertraining pro Woche. Was sich zunächst relativ viel anhört, insbesondere wenn das Ausdauertraining noch zusätzlich zu einem HIT-Fitnesstraining durchgeführt wird, erweist sich bei genauerem Hinsehen als ein leicht zu realisierender Umfang, denn eine Stunde pro Woche bedeutet, dass der Gesamtumfang des Trainings bei mindestens

60 Minuten pro Woche liegen sollte. Dabei ist es jedoch nicht erforderlich, diese 60 Minuten am Stück zu absolvieren, da sich die Trainingseinheiten addieren. Sie haben die Wahl, ob Sie lieber zwei halbstündige Einheiten pro Woche durchführen oder dreimal 20 Minuten. Bei einem täglichen Training reichen sogar schon zehn Minuten, um auf den erforderlichen wöchentlichen Trainingsumfang zu kommen. Selbst jeweils zwei 10-minütige Einheiten an drei Tagen pro Woche reichen aus. Lassen Sie uns einmal diese Einheiten in den Alltag übertragen: Wer zum Beispiel an drei Tagen pro Woche mit dem Rad zur Arbeit fährt und sich dabei morgens und abends jeweils für zehn Minuten im Trainingsbereich bewegt, erzielt die erforderliche Trainingswirkung. Das ist doch schon Ansporn genug, den Drahtesel öfter einmal herauszuholen.

HIT-Fitness und Ausdauertraining kombinieren

Aber wie und wann lässt sich nun ein Ausdauertraining am besten mit dem HIT-Fitnesstraining kombinieren? Wie wir ja nun wissen, ist einer der wesentlichen Vorteile des HIT seine außergewöhnliche Zeiteffizienz. Da man nur zwei Einheiten Muskeltraining pro Woche absolviert, bleibt in der Regel noch genug Zeit für ein Ausdauertraining. Eine der beliebtesten Ausdauersportarten ist das Joggen. Wer etwa im Winter nicht so gerne draußen laufen geht, kann sich auch seine Portion Ausdauer auf dem Laufband oder dem Radergometer im Fitnessstudio holen oder aber auch schwimmen gehen. Skilanglauf ist im Winter eine Möglichkeit, die Ausdauer zu trainieren. Im Sommer können Sie zusätzlich inlineskaten, Rad fahren, rudern und vieles mehr, was auch immer Ihnen Spaß macht.

Grundsätzlich gibt es zwei Möglichkeiten, wie Sie ein HIT-Fitnesstraining und ein Ausdauertraining miteinander kombinieren können: Entweder absol-vieren Sie das Ausdauertraining direkt im Anschluss an das HIT, oder Sie führen Ausdauertraining und HIT-Fitnesstraining an unterschiedlichen Tagen durch. Beide Möglichkeiten bieten Ihnen durchaus Vorteile. Es hängt ganz davon ab, wie Sie Ihre Zeit einteilen können und was Ihnen mehr Spaß macht.

Ausdauertraining nach HIT

Wenn Sie das Ausdauertraining direkt im Anschluss an das HIT machen, sparen Sie sich von vornherein Zeit, denn Sie sind ja bereits mitten im Training und haben soeben Ihr HIT-Fitness-

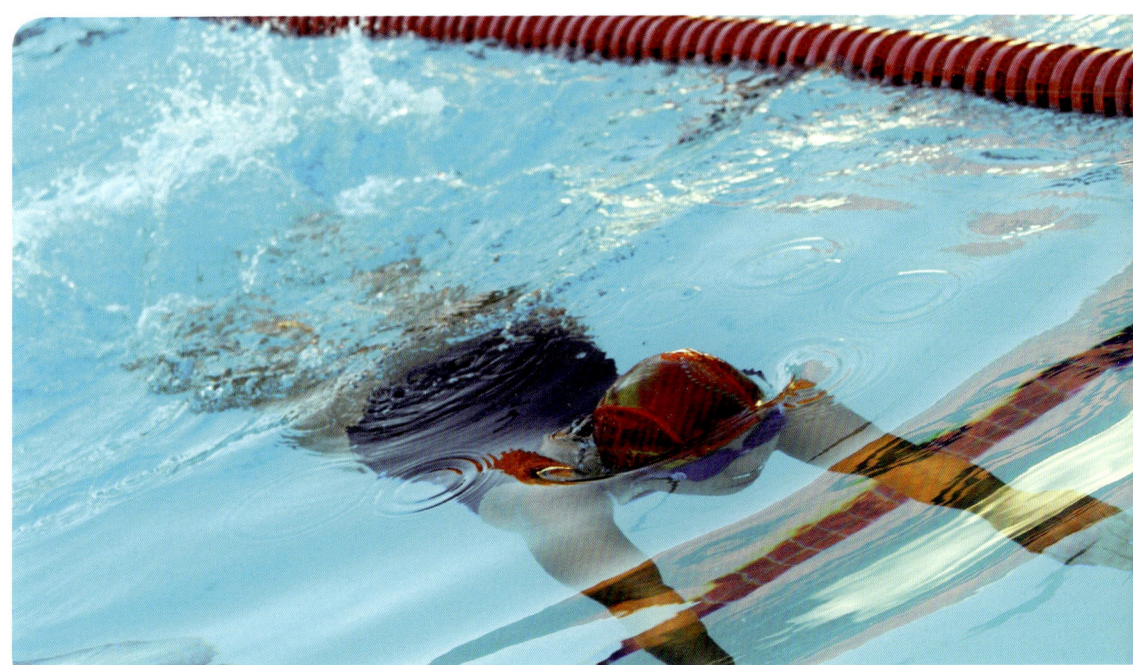

Egal, welche Form des Ausdauertrainings Sie bevorzugen: Rad fahren, Schwimmen oder laufen gehen – der Spaßfaktor sollte bei alledem auf keinen Fall zu kurz kommen, denn nur so bleiben Sie wirklich am Ball.

programm absolviert. Sie sind also bereits auf »Betriebstemperatur« und würden nun sowieso etwas Ausdauertraining betreiben, um die Trainingseinheit mit dem Abwärmen zu beenden. Wenn Sie also ohnehin bereits im Fitnessstudio sind und im Begriff, auf das Laufband oder den Ergometer zu gehen, können Sie genauso gut auch noch eine Ausdauereinheit dranhängen. Allerdings sollten Sie dabei beachten, dass die Gesamtdauer der Trainingseinheit 90 Minuten nicht übersteigt, also maximal 45 Minuten HIT und 45 Minuten Ausdauer. Der Grund ist, dass Sie durch die Begrenzung auf 90 Minuten ein Übertraining vermeiden. Als Übertraining bezeichnet man einen Zustand, bei dem sich durch zu viel Training und zu wenig Erholung kein Trainingserfolg einstellt. Das Gleiche gilt auch für das Training zu Hause. Haben Sie Ihre HIT-Einheit durchgeführt, können Sie sich im Anschluss gleich die Laufschuhe anziehen und draußen eine Runde joggen gehen.

Ein weiterer Vorteil dieser unmittelbaren Kombination aus HIT-Fitnesstraining und einer gleich im Anschluss absolvierten Ausdauereinheit ist der hohe Energieverbrauch einer solchen Trainingseinheit, bei dem zu einem relativ großen Anteil Fett als Brennstoff herangezogen wird. Dies ist darauf zurückzuführen, dass durch das vorangegangene HIT-Fitnesstraining bereits ein erheblicher Anteil der in der Muskulatur als Glykogen gespeicherten Kohlenhydratreserven (→ Kapitel 1, Seite 14) aufgebraucht worden sind, was dazu führt, dass beim anschließenden Ausdauertraining nun verstärkt auf Fett als Brennstoff zurückgegriffen wird. Bei einer Kombination von HIT-Fitnesstraining und Ausdauertraining in derselben Trainingseinheit erhöht sich zwar die Gesamtdauer der Trainingseinheit, dafür trainieren Sie aber an weniger Tagen, als wenn Sie beides an unterschiedlichen Tagen durchführen würden.

HIT und Ausdauertraining getrennt

Auch die Trennung von Ausdauer- und HIT-Einheiten ist eine sinnvolle und praktikable Vorgehensweise. Der wesentliche Vorteil besteht darin, dass Sie bei getrennter Ausführung auch eine längere Ausdauereinheit ausführen können und die Dauer der jeweiligen Trainingseinheiten trotzdem überschaubar bleibt, weil jeweils nur HIT oder Ausdauer trainiert wird. Wenn Sie zum Beispiel dienstags und freitags Ihre HIT-Einheiten absolvieren, können Sie sonntags eine längere Ausdauereinheit machen und müssen trotzdem nie an zwei aufeinanderfolgenden Tagen trainieren. Sowohl nach den beiden HIT-Einheiten als auch nach dem Ausdauertraining können Sie jeweils einen kompletten Regenerationstag einlegen. Denn wie schon erwähnt, sollten zwischen den beiden HIT-Einheiten zwei Tage liegen, wobei Sie an einem Tag komplett auf Sport verzichten. Wer bereits über eine gut trainierte Ausdauer verfügt, kann aber durchaus an zwei aufeinanderfolgenden Tagen Ausdauertraining betreiben. Bei dem oben genannten Beispiel, bei dem dienstags und freitags das HIT-Fitnessprogramm absolviert wird, könnte man also sonntags, montags und donnerstags ein Ausdauertraining machen.

Auf diese Weise kann man bis zu fünfmal pro Woche trainieren (zwei HIT- und drei Ausdauereinheiten), ohne dabei gegen das Prinzip zu verstoßen, dass nach einem HIT-Fitnesstraining möglichst ein Regenerationstag eingelegt werden sollte, an dem kein Muskeltraining durchgeführt wird.

Die folgende Tabelle zeigt Ihnen, wie Sie Ihre Trainingstage bei getrennten HIT- und Ausdauereinheiten sinnvoll verteilen:

WOCHENTAG	HIT	AUSDAUER
Montag		
Dienstag		
Mittwoch	trainingsfrei	
Donnerstag		
Freitag		
Samstag	trainingsfrei	
Sonntag		

Wer nur ein- oder zweimal pro Woche Ausdauer trainieren möchte, kann zwischen drei möglichen Trainingstagen wählen. Wenn Sie zum Beispiel am Montag keine Zeit für ein Ausdauertraining haben, können Sie die ausgefallene Einheit am Donnerstag oder Samstag nachholen.

Diese Beispiele sollen verdeutlichen, wie viele Möglichkeiten es gibt, ein Muskel- und Herz-Kreislauf-Training auch in arbeitsreichen Wochen unterzubringen.

Es gibt also eine enorme Bandbreite an Möglichkeiten, Muskeln und Herz-Kreislauf-System zu trainieren und der Gesundheit dabei viel Gutes zu tun, ohne dass dafür ein großer Zeitaufwand nötig wäre. Die Kombination aus HIT- und gesundheitsorientiertem Ausdauertraining ist die beste »Medizin«, um lange fit und gesund zu bleiben.

FRAGEN UND ANTWORTEN

Wenn ich drei Wochen lang nur jeweils einmal trainiert habe, soll ich die ausgefallenen Trainingseinheiten dann in der nächsten Woche nachholen und täglich trainieren?

Nein, das ist nicht sinnvoll, weil mehr als zwei Einheiten pro Woche beim HIT zu viel wären und die Regeneration zwischen den Trainingseinheiten nicht mehr gewährleistet ist. Erhöhen Sie auf zwei Trainingstage pro Woche, wenn Sie wieder mehr Zeit haben. In jedem Fall können Sie nebenher noch Ausdauertraining betreiben, aber die Häufigkeit der Trainingstage »am Eisen« muss begrenzt bleiben.

Das Training mit Intensivwiederholungen bedeutet ja, dass mir ein Trainingspartner hilft. Soll er schon ab der ersten Wiederholung mithelfen?

Nein. Bei Sätzen mit Intensivwiederholungen machen Sie zunächst so viele Wiederholungen, wie Sie maximal schaffen – ohne die Hilfe Ihres Trainingspartners. Wenn Sie nach sieben Wiederholungen merken, dass Sie die achte vielleicht nicht mehr ohne Hilfe schaffen, geben Sie Ihrem Trainingspartner einfach ein Zeichen, indem Sie sagen: »Jetzt.« Dann weiß Ihr Trainingspartner, dass er gleich mithelfen muss. Wenn Sie die achte Wiederholung doch allein schaffen, umso besser! Wenn Sie bei der neunten zum Punkt des momentanen Muskelversagens kommen, sagen Sie einfach: »Helfen.« Dann weiß Ihr Trainingspartner, dass er Ihnen helfen muss, die Wiederholung abzuschließen. Auf sonst übliche Höflichkeitsfloskeln und freundliche Bitten sollten Sie während eines intensiven Satzes übrigens verzichten. Sie werden all Ihre Luft für die Ausführung der Wiederholungen brauchen.

Ich habe seit einem Skiunfall vor einigen Jahren Schmerzen bei bestimmten Übungen im Knie. Beim Beinpressen schmerzt es deshalb ständig. Soll ich die Übung dennoch machen oder besser weglassen?

Lassen Sie die genaue Ursache von einem Arzt untersuchen und abklären, welche Bewegungen für Sie okay sind. Wenn es eine andere Übung für die Beinstrecker gibt, die Sie problemlos ausführen können, dann ersetzen Sie das Beinpressen einfach durch diese. Das wäre sicherlich besser, als ganz auf das Training der Beinstrecker zu verzichten. Hinzu kommt außerdem, dass eine gut trainierte Muskulatur entscheidend dazu beitragen kann, das Gelenk zu schützen, da sie Belastung von ihm wegnimmt und so die Gelenkschmerzen reduziert werden.

Ich habe mit dem Volumentraining keine Fortschritte erzielt, obwohl ich bei jeder Trainingseinheit das Gefühl hatte, meine Muskeln seien gewachsen. Wie ist das zu erklären?

Das liegt am sogenannten Pumpeffekt. Wenn Sie zahlreiche Übungen und Sätze für denselben Muskel durchführen, wird der Muskel während des Trainings sehr stark durchblutet. Diese erhöhte Blutkonzentration sorgt dafür, dass der Muskel während des Trainings und kurz danach vorübergehend »aufgepumpt« ist und an Umfang zunimmt. Bodybuilder nutzen diesen Effekt vor ihren Wettkämpfen ganz gezielt, indem sie ihre Muskeln durch viele Sätze aufpumpen, bevor sie auf die Bühne gehen. Das heißt aber nicht, dass der Muskel durch das Aufpumpen gewachsen wäre, denn dazu müssen in der Regenerationsphase nach dem Training neue Proteine im Muskel angelagert und die durch das Training hervorgerufenen winzig kleinen Verletzungen der Muskelfasern erst repariert werden. Fazit: Das Trainingsvolumen war unter Umständen zu hoch, die Regenerationsphase zu kurz, um ein Muskelwachstum auszulösen, auch wenn Sie durch den Pumpeffekt vorübergehend den Eindruck hatten, der Muskel sei gewachsen.

Joggen macht mir überhaupt keinen Spaß. Ist es in Ordnung, wenn ich mein Ausdauertraining zu Hause auf einem Radergometer absolviere?

Eine einfache Grundregel lautet: Immer dann, wenn mehr als 15 Prozent der Gesamtkörpermuskulatur über einen Zeitraum von mehreren Minuten bewegt werden – das entspricht bei muskulösen Menschen mindestens der Masse von einem Bein –, wird die allgemeine Ausdauer trainiert. Mit anderen Worten: Egal, ob man joggt, auf einem Rad fährt oder schwimmt, es wird immer das Herz-Kreislauf-System trainiert, solange man sich bei einer entsprechenden Intensität von 60 bis 80 Prozent der maximalen Herzfrequenz und einer Dauer von zehn bis 20 Minuten oder mehr bewegt. Wählen Sie die Sportart, die Ihnen am besten gefällt, weil dann die Wahrscheinlichkeit am größten ist, dass Sie Ihr Training auch tatsächlich durchführen. Es spricht auch nichts dagegen, die Sportart abzuwechseln, also im Sommer zu schwimmen oder zu joggen und im Winter auf einen Radergometer auszuweichen. Selbst ein flotter Spaziergang mit dem Hund kann zu einer Trainingseinheit werden, wenn Sie die genannten Kriterien bezüglich Intensität und Dauer beachten.

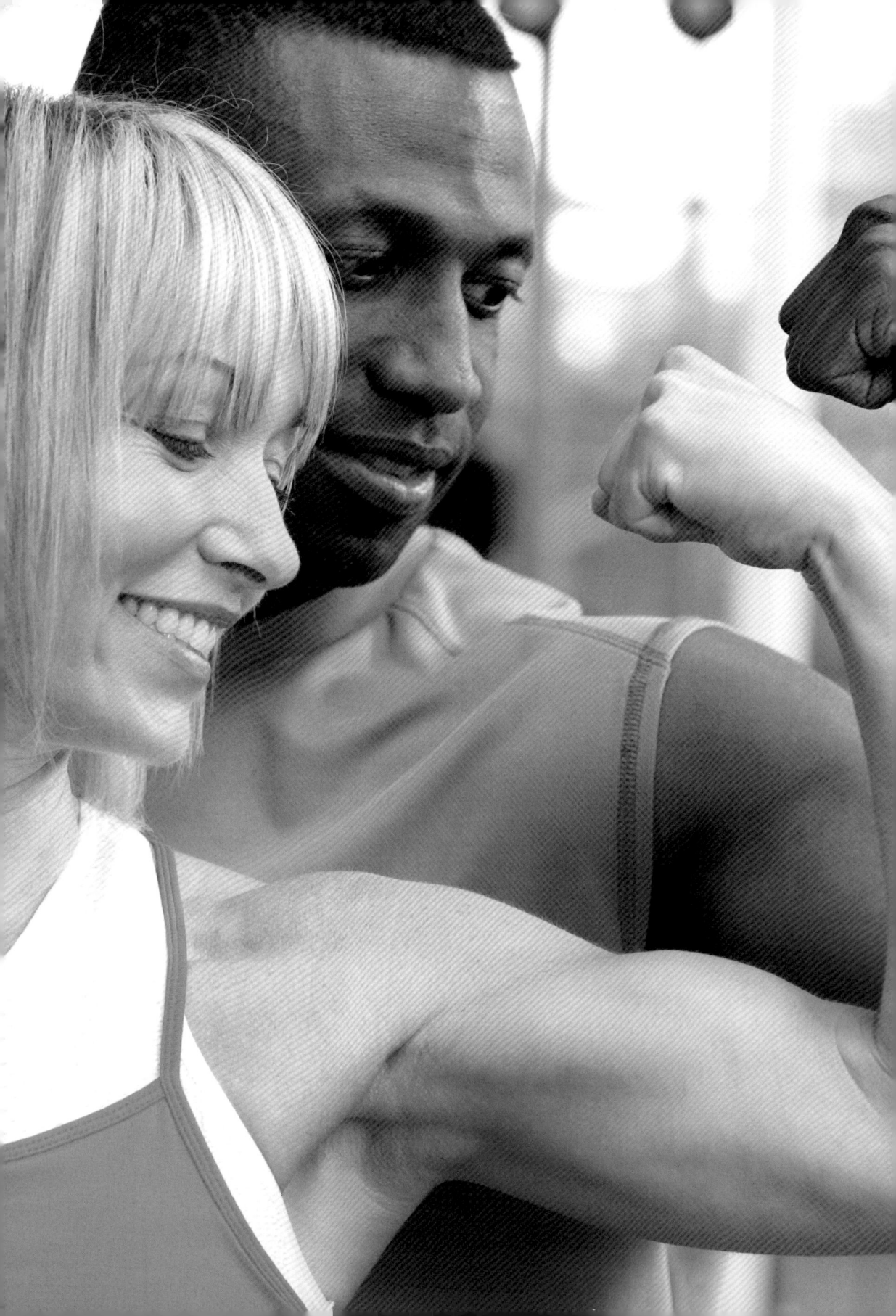

4 HINWEISE ZUR ERNÄHRUNG

Durch ein HIT-Fitnesstraining liefern Sie Ihrem Körper genau den Trainingsimpuls, den er braucht, um Muskeln aufzubauen und Körperfett zu reduzieren. Das gelingt dann besonders gut, wenn Ihr Speiseplan möglichst ausgewogen ist und neben Vitaminen, Mineralstoffen und Spurenelementen auch die für ein Muskelwachstum erforderlichen »Baustoffe« enthält.

Die Bausteine einer ausgewogenen Ernährung

Es herrschen viele verschiedene Meinungen darüber, wie eine ausgewogene Ernährung aussehen soll und was es dabei alles zu beachten gilt. Zahlreiche gut gemeinte Ratschläge vermitteln den Eindruck, sich ausgewogen zu ernähren sei eine recht komplizierte Sache, und bei der Fülle an Empfehlungen kann man schnell den Überblick verlieren. Doch das ist nicht der Fall, wenn bei der Zusammenstellung eines ausgewogenen Speiseplans zwei Bedingungen erfüllt werden:

1 Energieverbrauch und Energiezufuhr sollten sich in etwa die Waage halten, das heißt, man nimmt in etwa so viele Kilokalorien zu sich, wie im Verlauf des Tages benötigt werden. Man spricht dann von einer **ausgeglichenen Energiebilanz**.

2 Man wählt eine möglichst große Bandbreite an **nährstoffreichen Nahrungsmitteln**, um den Körper mit allen lebenswichtigen Stoffen zu versorgen.

Diese beiden Grundsätze sind wesentlich leichter zu realisieren, als man denkt. So ist es beispielsweise überhaupt nicht erforderlich, exakt zu wissen, wie viele Kilokalorien Sie pro Tag zu sich nehmen sollten. Wenn Sie sich auf Ihren normalen Appetit und Ihr Hungergefühl verlassen, signalisiert Ihnen Ihr Körper ziemlich genau, wie viel Energie er braucht. Und dieses »ziemlich genau« ist präzise genug, denn der Körper gleicht dabei geringere Schwankungen einfach aus. Wenn Sie zum Beispiel an einem Tag ein paar Kilokalorien mehr zu sich nehmen, als Sie eigentlich benötigen, nehmen Sie deshalb nicht gleich zu, und bei ein paar Kilokalorien weniger nehmen Sie nicht gleich ab. Das hängt zusammen mit der sogenannten **Homöostase**, dem Streben des Organismus nach einem Gleichgewichtszustand, womit wir schon bei der Erfüllung des ersten Grundsatzes wären.

Um den genannten Gleichgewichtszustand zu erreichen, orientiert sich unser Körper an einer Art Fixpunkt, und der entspricht unserem derzeitigen Gewicht, das er versucht beizubehalten. Kleinere und kurzfristige Unterschiede zwischen Energiezufuhr und Energiebedarf kann unser Körper leicht ausgleichen, indem er die Energieabgabe leicht erhöht bzw. reduziert. Erst wenn Sie über einen Zeitraum von einigen Tagen mehr oder weniger an Energie zuführen, als Sie benötigen, macht sich das auf der Waage bemerkbar.

Kommen wir nun zu unserem zweiten Grundsatz, nämlich der Notwendigkeit, eine möglichst große Bandbreite an nährstoffreichen Nahrungsmitteln zu uns zu nehmen. Dieser zweite Aspekt lässt sich heutzutage durch die Vielfalt an angebotenen Waren und Lebensmitteln ziemlich leicht umsetzen. Es ist einfach, unseren Körper mit möglichst vielen lebenswichtigen Nährstoffen zu versorgen.

Unsere Bausteine: Makronährstoffe und Mikronährstoffe

Zunächst einmal unterscheiden wir die sogenannten **Makronährstoffe**, Protein, Kohlenhydrate und Fette, sowie die **Mikronährstoffe**. Dazu gehören Vitamine, Mineralien wie Kalzium oder Magnesium, Spurenelemente wie Eisen oder Zink sowie sekundäre Pflanzenstoffe wie Flavonoide oder Carotinoide.

Letztgenannte können, wie der Name schon sagt, nur über Pflanzen aufgenommen werden. Carotinoid steckt beispielsweise in Karotten, Aprikosen und grünblättrigem Gemüse und soll die Entstehung von Krebszellen hemmen.

Die Aufnahme von Makro- und Mikronährstoffen ist dabei immer miteinander verbunden. Wenn Sie etwa Obst und Gemüse essen, um Ihren Bedarf an Vitaminen zu decken, nehmen Sie dabei gleichzeitig viele Kohlenhydrate auf, aber nur Spuren von Protein und Fetten. Fleisch hingegen ist reich an Protein und Eisen, weist aber nur geringe Mengen an Vitaminen auf. Pflanzliche Öle wie Leinöl, Rapsöl oder Traubenkernöl enthalten weder Protein noch Kohlenhydrate, dafür aber lebenswichtige Fettsäuren und

INFO

Die wichtigste Grundregel nach dem Training lautet: Trinken!

Hersteller von Mineralgetränken betonen oft, dass man bei einem schweißtreibenden Training Mineralien verliert, die man hinterher wieder zuführen muss. Diese Aussage ist prinzipiell auch vollkommen richtig. Spezielle Mineralgetränke sind dafür aber gar nicht erforderlich, denn nach dem Training benötigen Sie nicht nur Mineralien, sondern vor allem eines: Wasser! Priorität nach dem Training hat deshalb erst einmal der Ausgleich des Flüssigkeitsverlustes durch Wasser. Und wenn dieses Wasser dann noch zusätzlich in ausreichender Menge Mineralien enthält, ist das umso besser. Dazu genügt es aber vollkommen, wenn Sie sich eine erfrischende Fruchtsaftschorle gönnen, die zu etwa einem Drittel aus Fruchtsaft, etwa Apfelsaft, und zu zwei Dritteln aus Mineralwasser besteht.

sogenannte Antioxidantien. Das sind Stoffe, die unsere Zellen vor schädlichen Oxidationsprozessen schützen, also der Reaktion mit Luftsauerstoff. Diese antioxidative Wirkung entfaltet einen Schutzmechanismus gegen schädliche freie Radikale. Antioxidantien beugen folglich Krankheiten vor. Vitamin C gehört beispielsweise dazu, das in vielen Zitrusfrüchten enthalten ist. Aber auch in Knoblauch, Ingwer, Tee oder Kaffee findet man sie.

Viele pflanzliche Nahrungsmittel enthalten die fettlöslichen Vitamine A, D, E und K, aber nicht genügend Fett, um diese Vitamine auch verwerten zu können. Deshalb sollten Salate stets mit einem Dressing zubereitet werden, das auch etwas Pflanzenöl und damit gute Fette enthält.

Mit einer ausgewogenen Ernährung stellen wir also sicher, dass wir genügend Makro- und Mikronährstoffe aufnehmen. In diesem Kapitel betrachten wir Kohlenhydrate, Fett und Protein etwas genauer. Dabei spielt das Protein eine entscheidende Rolle, da es beim HIT-Fitnesstraining für eine gut entwickelte Muskulatur besonders wichtig ist.

Kohlenhydrate

Kohlenhydrate sind eine wichtige Energiequelle und versorgen unter anderem unser Gehirn mit Energie. Ein Mangel an Kohlenhydraten führt zur Einschränkung unserer körperlichen Leistungsfähigkeit und kann beispielsweise unsere Konzentrationsfähigkeit beeinträchtigen. Sie sind reichlich enthalten in Obst, Gemüse, Hülsenfrüchten, Getreideprodukten wie Brot und Backwaren oder Fruchtsäften. In der Nahrung werden Kohlenhydrate durch die Verdauung aufgespalten und als Glukose in den Blutstrom abgegeben. Über das Blut wird nun die Glukose in Muskel- oder Gehirnzellen transportiert, wo sie als Energiequelle verbrannt oder in Muskel- und Leberzellen gespeichert wird. Diese Speicherform der Glukose wird Glykogen genannt. Unsere Muskeln und die Leber werden daher auch als Glykogenspeicher bezeichnet. Wenn unserem Körper die notwendigen Kohlenhydrate vorenthalten werden, kann er auch Glukose aus Protein herstellen. Diesen Prozess nennt man Neoglukogenese (→ Seite 207). Es gibt Diätformen, bei denen die Zufuhr von Kohlenhydraten bewusst stark eingeschränkt (Low-Carb-Diät) oder gar fast auf null (Atkins-Diät) reduziert wird.

Kohlenhydrate stecken in vielen wichtigen Nahrungsmitteln

Ein fast völliger Verzicht auf Kohlenhydrate kann zwar sehr effektiv dazu beitragen, Körperfett zu reduzieren, weil die Herstellung von Glukose aus anderen Makronährstoffen im Körper ein energieaufwendiger Prozess ist, hat aber den entscheidenden Nachteil, dass man dabei häufig auch auf Nahrungsmittel verzichten müsste, die neben den Kohlenhydraten noch lebenswichtige Vitamine, Mineralien, Spurenelemente und sekundäre Pflanzenstoffe enthalten. Viele Obstsorten wie Äpfel, Bananen, Pflaumen oder Beeren sowie Gemüse wie Kartoffeln, Spinat oder Spargel enthalten zwar Kohlenhydrate (hauptsächlich in Form von natürlichem Fruchtzucker bzw. Stärke), aber gleichzeitig auch unzählige Vitamine und andere gesundheitsfördernde Stoffe wie Ballaststoffe oder sekundäre Pflanzenstoffe. Wer sich nun denkt, mit einer Vitamintablette täglich einen Mangel ausgleichen zu können, erliegt einem Trugschluss: Es ist zwar möglich, einzelne oder mehrere Mikronährstoffe wie Vitamine und Mineralien in Tablettenform zuzuführen. Dies gilt aber nicht für die sekundären Pflanzenstoffe, von denen es mehrere Tausend gibt und die bislang noch gar nicht alle identifiziert sind. Diese sekundären Pflanzenstoffe, die nachweislich einen positiven Einfluss auf unsere Gesundheit haben, kön-nen wir daher nur mit der Nahrung aufnehmen. Wer sich streng kohlenhydratarm ernährt und deshalb auch weitgehend auf Obst und Gemüse verzichtet, weil darin viele Kohlenhydrate enthalten sind, verzichtet damit auch auf ein ganzes Arsenal gesunder und zum Teil auch lebensnotwendiger Stoffe.

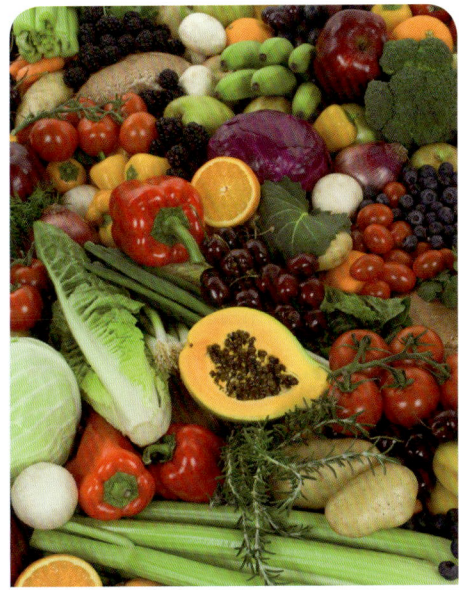

Möglichst »bunt« sollte die Mischung aus Obst und Gemüse auf Ihrem Teller sein.

Auf den richtigen Zeitpunkt kommt es an

Anders verhält es sich, wenn Sie den Verzehr von Kohlenhydraten auf bestimmte Mahlzeiten begrenzen oder die zugeführten Kohlenhydrate im Training wieder verbrennen. Und für diese Verbrennung eignet sich ein hochintensives Training ganz besonders.

Je höher die Intensität eines Trainingsprogramms ist, desto mehr Kohlenhydrate werden dabei verbrannt. Das HIT-Fitnesstraining bietet daher den Vorteil, dass es sich in besonderem Maße dazu eignet, die Glykogenreserven, also die Vorräte gespeicherter Kohlenhydrate in den Muskeln und der Leber, zu erschöpfen. Das hat zur Folge, dass Kohlenhydrate, die Sie im Anschluss an eine intensive Trainingseinheit verzehren, zum Wiederauffüllen der Glykogenspeicher in Leber und Muskeln genutzt und daher nicht in Fett umgewandelt und als Körperfett gespeichert werden. Verzichten Sie nach einer Trainingseinheit gezielt auf Kohlenhydrate und führen stattdessen fast ausschließlich Protein zu, kurbeln Sie auf besonders effektive Weise den Fettabbau an, da der Körper die zur Wiederauffüllung der Glykogenspeicher erforderlichen Kohlenhydrate nicht aus der Nahrung beziehen kann, son-

dern sie erst durch die Umwandlung von Protein in Kohlenhydrate gewinnen muss, was ein energieaufwendiger Prozess ist und so effektiv zur Verringerung des Körperfettanteils beiträgt. Auf diese Weise führt ein HIT-Fitnesstraining nicht nur dazu, dass Muskeln aufgebaut werden, sondern es wird gleichzeitig der Körperfettanteil reduziert. Verstärkt wird dieser Effekt noch, wenn Sie am Nachmittag oder Abend trainieren, anschließend nur noch Protein essen und die nächsten Kohlenhydrate dann erst wieder am nächsten Morgen während des Frühstücks zu sich nehmen. Sie können daher beim

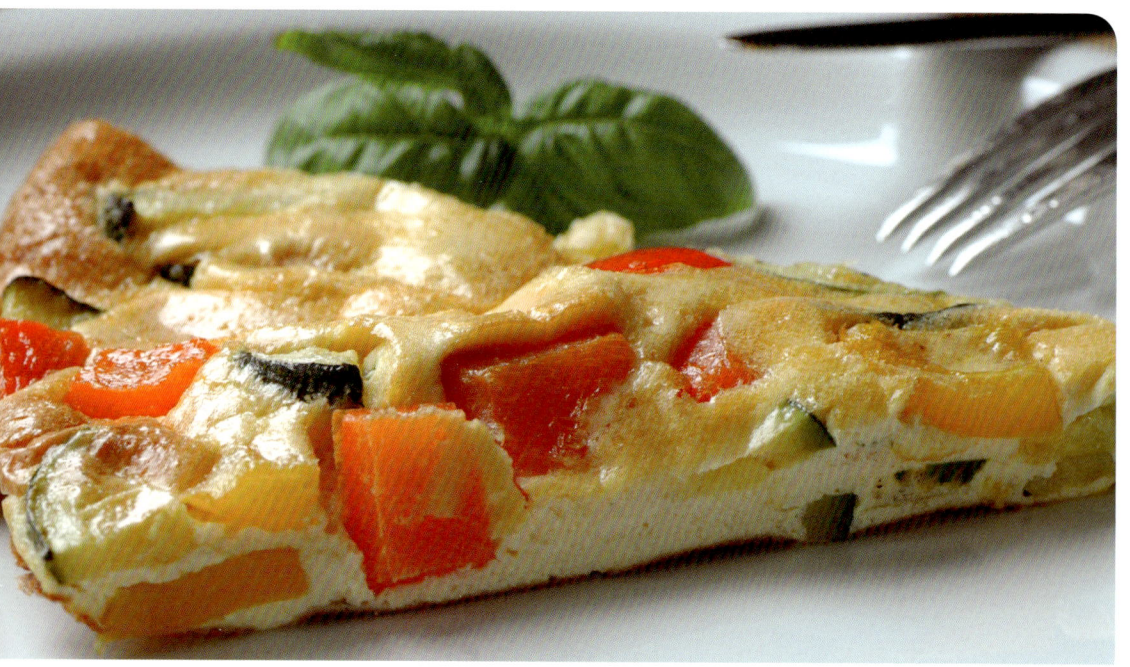

Es muss nicht immer Pizza sein! Ein Gemüse-Omelett – nach Wunsch auch mit magerem Schinken garniert – macht ebenfalls satt, schmeckt lecker und ist reich an wertvollem Protein.

Abendessen nach Herzenslust magere und proteinreiche Lebensmittel wie etwa Fisch, Geflügel, Magerquark, mageren Käse oder Eier verzehren, sich satt essen und gleichzeitig die Fettverbrennung maximieren, da Ihr Körper nun bestrebt ist, Kohlenhydrate in die Glykogenspeicher einzulagern, und zwar das meiste in unsere Muskulatur, den größten Glykogenspeicher unseres Körpers. Dadurch dass unser Organismus erst einmal vorübergehend auf Kohlenhydrate verzichtet, wird Körperfett in Glukose umgewandelt und als Glykogen eingelagert. Rechnet man nun die Nachtruhe hinzu, kommt man problemlos auf eine Zeitspanne von 14 bis 16 Stunden, in denen unser Körper Muskeln aufbauen und gleichzeitig Körperfett abbauen kann.

Gesunde Fette

Ein zu hoher Fettanteil in der Nahrung ist aus zwei Gründen ungünstig: Zum einen enthält Fett sehr viele Kilokalorien (9,3 Kilokalorien pro Gramm im Gegensatz zu Protein und Kohlenhydraten mit jeweils 4,1 Kilokalorien pro Gramm) und führt daher bei übermäßigem Verzehr eher zu einer Gewichtszunahme als Kohlenhydrate und Protein.

Zum anderen ist ein zu hoher Fettanteil in der Nahrung aus gesundheitlicher Sicht problematisch und fördert unter Umständen die Entstehung von Herz-Kreislauf-Erkrankungen, insbesondere wenn es sich dabei um gesättigte Fette, wie sie in Fleisch oder Butter vorkommen, oder um Transfette, wie etwa in Chips, handelt. Dennoch ist es keine gute Idee, völlig auf Fett zu verzichten. Eine gewisse Menge an Fett benötigt unser Organismus, um funktionieren zu können. Genauer gesagt, benötigen wir die essenziellen Fettsäuren Omega-3 und Omega-6. Während die Aufnahme von Omega-6-Fettsäuren in der Regel überhaupt kein Problem ist, weil sie in fast allen pflanzlichen Ölen enthalten sind, ist es mit der Aufnahme der besonders wichtigen Omega-3-Fettsäuren schon schwieriger, weil sie nur in wenigen pflanzlichen, etwa in Leinöl, oder tierischen Quellen wie in fetten Fischen, etwa Lachs oder Sardinen, enthalten sind.

Doch auch hier gilt: Mit einer ausgewogenen Ernährung, die hin und wieder Fisch oder Leinöl enthält, nehmen Sie in der Regel auch genügend Omega-3-Fettsäuren auf, da der tägliche Bedarf eines Erwachsenen bei nur rund 0,5 bis 2,5 Gramm liegt. Mit ein bisschen Leinöl zusätzlich im Salatdressing und zwei Fischmahlzeiten pro Woche sind Sie auf jeden Fall auf der sicheren Seite. Fisch ist außerdem auch eine sehr gute Quelle für hochwertiges Protein, was bei einem intensiven Muskeltraining besonders wichtig ist.

Der Proteinbedarf

Die Begriffe »Protein« und »Eiweiß« sind im Deutschen gleichbedeutend. Eiweiß nennt man nämlich nicht nur das Weiße im Hühnerei, sondern auch alle anderen Proteinquellen.

Der tägliche Bedarf eines körperlich weniger aktiven Menschen liegt bei etwa einem Gramm Protein pro Kilogramm Körpergewicht, also ca. 60 Gramm für eine 60 Kilogramm schwere Frau, 85 Gramm bei einem 85 Kilogramm schweren Mann usw. Übergewicht wird dabei nicht mitgerechnet. Wer also von 85 auf 95 Kilogramm zunimmt, weil sein Körperfettanteil entsprechend gestiegen ist, benötigt nun nicht plötzlich 95 Gramm Protein, sondern der Bedarf bleibt bei 85 Gramm am Tag.

In dieser Empfehlung von einem Gramm pro Kilogramm Körpergewicht am Tag ist bereits ein kleiner Sicherheitszuschlag enthalten, sodass sportlich nichtaktive Personen bei einer Zufuhr in dieser Größenordnung keine Bedenken in Bezug auf einen Proteinmangel haben müssen.

Bei sportlich aktiven Menschen sieht die Situation aber anders aus. Obwohl sich die Forschung in diesem Punkt nicht einig ist, deutet vieles darauf hin, dass Sportler einen erhöhten Proteinbedarf haben, der die angesprochene Empfehlung deutlich übersteigt. Verschiedenen Studien zufolge muss man davon ausgehen, dass bei einem Muskeltraining der Bedarf auf etwa 1,3 bis 1,5 Gramm Protein pro Kilogramm Körpergewicht am Tag steigt. Wenn am selben Tag noch ein Ausdauertraining betrieben wird, kann es sogar sein, dass der Proteinbedarf auf 1,8 Gramm pro Kilogramm Körpergewicht ansteigt. Das ist mehr als die Standardempfehlung von einem Gramm, aber deutlich weniger als die 3,5 bis vier Gramm pro Kilogramm Körpergewicht, die man früher für erforderlich hielt, um effektiv Muskelmasse aufbauen zu können und die heute noch manchmal zitiert werden.

Wenn man ein Muskeltraining mit dem Ziel betreibt, Muskeln zuzulegen, sollte sichergestellt sein, dass genügend Protein zur Verfügung steht, um daraus zusätzliches Muskelgewebe aufzubauen. Unter bestimmten Umständen mag die üblicherweise empfohlene Menge von einem Gramm pro Kilogramm Körpergewicht sogar ausreichen, in vielen Fällen reicht diese Menge jedoch *nicht* aus, um optimale Voraussetzungen für ein Muskelaufbautraining zu bieten. Das liegt daran, dass es unter anderem auch von der Energiebilanz abhängt, ob das gesamte aufgenommene Protein auch tatsächlich für seinen eigentlichen Zweck, nämlich den Aufbau von Muskeln und anderen Körperbestandteilen wie Hormonen, Blutkörperchen oder Haaren verwendet werden kann. Dies ist jedoch nicht immer der Fall. Wenn weniger Energie zugeführt als benötigt wird, was bei ernährungsbewussten Menschen hin und wieder vorkommt und bei einer Diät sogar ständig der Fall ist, wird ein Teil des aufgenommenen Proteins nicht für den Muskelaufbau verwendet, sondern schlichtweg als Energiequelle genutzt und verbrannt. Diesen Vorgang nennt man **Neoglukogenese**, also eine neue Herstellung von Glukose aus Protein.

Wenn Sie regelmäßig ein Muskeltraining betreiben, ist es also sinnvoll, den Proteinbedarf auf 1,3 bis 1,5 Gramm pro Kilogramm Körpergewicht anzuheben. Größere Proteinmengen von drei oder vier Gramm pro Kilogramm Körpergewicht, die früher zum Teil empfohlen wurden, sind jedoch nicht notwendig, da man inzwischen weiß, dass selbst bei einem Muskelaufbau von vier bis fünf Kilogramm pro Jahr – was eine weit überdurchschnittliche Verbesserung wäre – sich der Proteinbedarf nur um einige zusätzliche Gramm pro Tag erhöht, sodass eine Proteinzu-

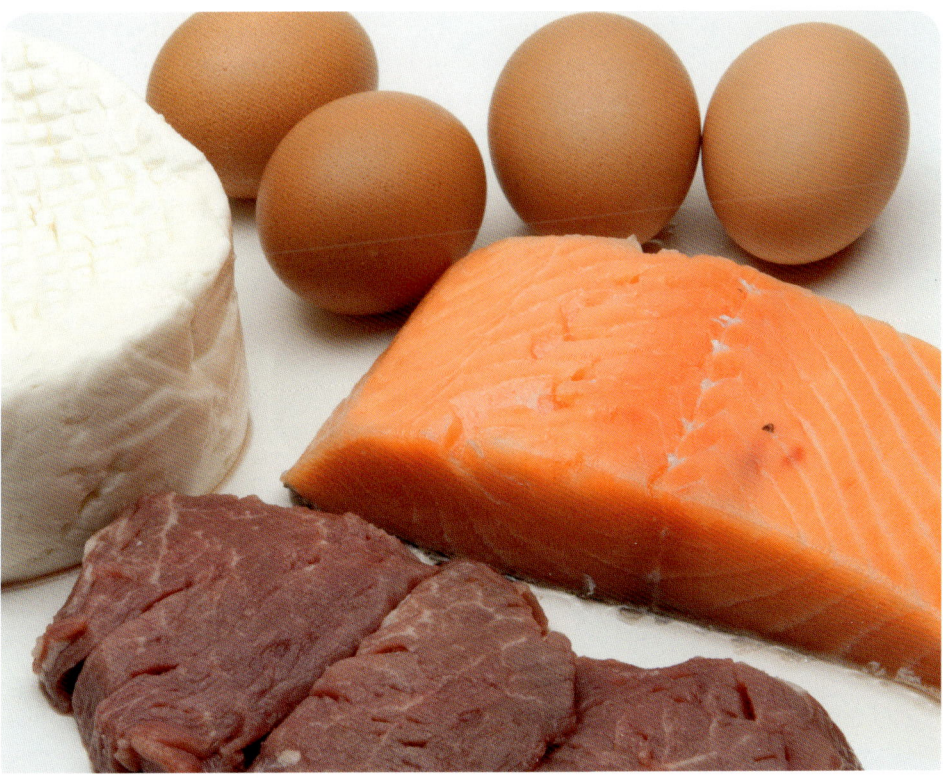

Eiweiß ist einer der wichtigsten Körperbausteine. Es baut nicht nur nach dem Training Muskelmasse auf; es ist das »Make-up von innen« und unterstützt die Zellneubildung, stärkt Haare und Fingernägel.

fuhr von 1,3 bis 1,5 Gramm pro Kilogramm Körpergewicht und Tag sicher ausreichen dürfte.

Wenn Sie einmal an einem Trainingstag nicht genügend Protein zu sich nehmen, kommt es auch nicht sofort zum Muskelabbau. Der Körper verfügt über einen kleinen Vorrat an Protein, den sogenannten Aminosäurenpool, aus dem eine kurzfristige Unterversorgung mit Protein ausgeglichen werden kann. Da der Aminosäurenpool aber kein Proteinspeicher ist, sondern nur vorübergehende Schwankungen ausgleicht, sollte am nächsten Tag wieder ausreichend Protein zugeführt werden. Studien haben gezeigt, dass ein Trainingstag ohne ausreichende Proteinzufuhr nicht zu einem Muskelabbau führte, am zweiten Tag in Folge aber bereits eine Unterversorgung mit Protein zu verzeichnen war.

Aus diesem Grund brauchen Sie sich keine unnötigen Sorgen zu machen, wenn Sie einmal nicht genügend Protein zu sich genommen haben. Spätestens am nächsten Tag sollten Sie aber wieder eine ausreichende Proteinzufuhr sicherstellen, was aber nicht bedeutet, dass Sie den Verlust ausgleichen müssen. Das heißt, Sie müssen nicht plötzlich 2,5 Gramm zu sich nehmen, nur weil es am Tag zuvor statt 1,5 nur 0,5 Gramm Protein pro Kilogramm Körpergewicht waren. Wenn Sie also am nächsten Tag wieder die angestrebten 1,3 bis 1,5 Gramm zu sich

nehmen, ist das vollkommen ausreichend.

Auch der Zeitpunkt der Proteinzufuhr kann von großer Bedeutung sein. Deshalb ist es ratsam, dass Sie vor allem dann Protein aufnehmen, wenn es gebraucht wird, nämlich unmittelbar nach dem Training. Den Zeitraum von etwa einer Stunde nach dem Training nennt man daher auch das »anabole Fenster«.

Das anabole Fenster

Das anabole Fenster ist die Zeitspanne, in der nach einem Muskeltraining zusätzlich Protein zugeführt werden sollte. Denn direkt nach der Trainingseinheit beginnt die Regenerationsphase, das heißt, unser Körper baut die im Training beanspruchte Muskulatur wieder auf. Hier spricht man vom Übergang der trainingsbedingt abbauenden Phase, auch **katabolen Phase** genannt, zur aufbauenden, also **anabolen Phase**. Verschiedenen Untersuchungen zufolge wird die Proteinsynthese, also der Aufbau von Muskelgewebe, nach einer Trainingseinheit gefördert, wenn spätestens 60 bis 90 Minuten nach Beendigung des Trainings eine ausreichende Menge an Protein im Blut zirkuliert und in die Muskelzellen eingelagert werden kann. Es wirkt also anregend auf die Neubildung von Muskelgewebe. Daher wird empfohlen, direkt nach dem Training 20 bis 40

Gramm Protein zu sich zu nehmen. Ob Sie sich eher an der unteren oder oberen Grenze orientieren, hängt in erster Linie davon ab, ob Sie während der übrigen Mahlzeiten des Tages genügend Protein konsumieren, um auf die angestrebten 1,3 bis 1,5 Gramm pro Kilogramm Körpergewicht zu kommen.

Proteinreiche Nahrungs- mittel

Sehr oft stehen bestimmt auch auf Ihrem Speiseplan Nahrungsmittel, die viel Protein enthalten. Gleichzeitig haben diese proteinreichen Lebensmittel den Vorteil, dass sie sehr fettarm sind, vorausgesetzt, Sie greifen zur richtigen Variante. Dazu gehören beispielsweise mageres Fleisch wie Geflügel oder Fisch sowie Magermilch und Lebensmittel, die aus Magermilch hergestellt werden. Hier ist vor allem Magerquark zu nennen, der neben etwa 13 Gramm Protein pro 100 Gramm nur wenige Kohlenhydrate und so gut wie kein Fett enthält.

250 Gramm Magerquark mit etwas Magermilch und Obst ergeben eine leckere Quarkspeise, die gut 30 Gramm Protein sowie jede Menge gesunder Vitamine, Mineralien, Spurenelemente und sekundäre Pflanzenstoffe enthält. Ähnliches gilt auch für magere Fischsorten wie Seelachs, Thunfisch, Forelle oder Schellfisch, die kaum Fett

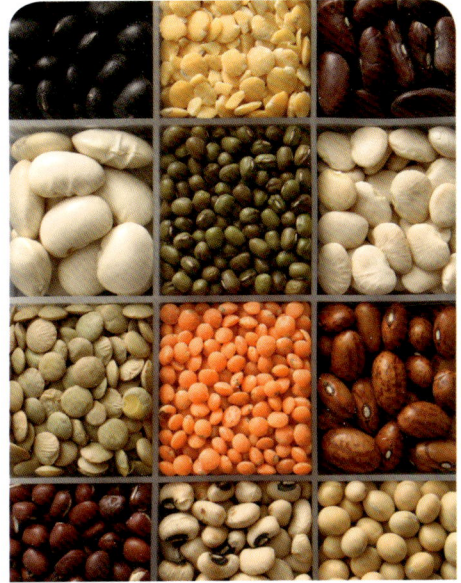

Hülsenfrüchte sind eine hochwertige pflanzliche Proteinquelle.

aufweisen, dafür aber sehr viel hochwertiges Protein sowie Jod und verschiedene Vitamine und Mineralstoffe enthalten.

Es gibt eine ganze Bandbreite proteinreicher und gleichzeitig fettarmer Lebensmittel, aus denen Sie heutzutage auswählen können, um Ihren Proteinbedarf zu decken.

Einen kleinen Überblick soll Ihnen die folgende Tabelle verschaffen, aus der nicht nur der Proteingehalt und der Fettanteil verschiedener Lebensmittel ersichtlich sind, sondern auch der Anteil an Kohlenhydraten und der Brennwert in Kilokalorien (kcal). Die Angaben beziehen sich auf jeweils 100 Gramm.

LEBENS-MITTEL (JE 100 G)	PROTEIN	FETT	KOHLEN-HYDRATE	KILO-KALORIEN (KCAL)
Harzer Käse	30,0	0,7	0,0	130
Putenbrust	24,1	1,0	0,0	108
Thunfisch	23,6	3,0	0,0	125
Heilbutt	23,2	2,0	0,0	114
Kidneybohnen	22,1	1,5	35,0	248
Kasseler	21,7	6,0	0,0	145
Rotbarsch	21,5	4,3	0,0	128
Lachs	20,0	13,6	0,0	208
weiße Bohnen	19,3	1,4	40,4	258
Flunder	19,2	3,8	0,0	114
Zander	19,1	0,8	0,0	86
Schellfisch	18,0	1,0	0,0	83
Seelachs	18,0	1,0	0,0	83
Dorsch	17,7	0,5	0,0	77
Scholle	17,0	1,0	0,0	79
Hähnchenbrust	16,0	4,0	0,0	103
Erbsen	15,1	1,0	36,2	220
Hüttenkäse	14,0	4,0	3,0	107
Haferflocken	13,5	7,0	61,2	371
Magerquark	13,0	0,2	3,5	70
Sojabohnen	11,9	5,9	10,4	146
Grünkern	11,6	2,7	63,0	331
Frischkäse 0,2 %	11,5	0,2	3,9	65
Eiklar	10,0	0,2	0,7	46
Hecht	10,0	0,6	0,0	47
Rosinenbrötchen	10,0	0,0	52,0	254
Vollkornbrötchen	8,4	1,6	41,5	219
Tofu	8,1	4,8	1,0	82
Shrimps	8,0	0,6	0,6	41
Graubrot	6,8	1,1	41,2	207
Buttermilch	3,5	0,5	4,0	35
Magermilch	3,3	0,3	4,8	36
Spinat	3,0	0,3	0,6	18
Kartoffel	2,0	0,0	15,0	70
Proteinkonzentrat (Molkenprotein)	84,0	1,5	2,9	360

Sinn und Unsinn von Protein-konzentraten

Geschmäcker sind verschieden – das gilt auch für Lebensmittel. Unterschiedliche Lebensstile können die Wahl unserer Speisen beeinflussen und im hektischen Alltag kann es oft passieren, dass man die guten Absichten, sich ausgewogen zu ernähren, manchmal über Bord werfen muss. In solchen Situationen könnte ein Proteinkonzentrat für Sie sinnvoll sein.

Ein weiterer Grund, der für den überlegten Einsatz von Proteinkonzentraten spricht, ist der genaue Zeitpunkt, wann Sie Protein zu sich nehmen. Wenn Sie beispielsweise das anabole Fenster (→ Seite 208–209) nutzen und sicherstellen wollen, dass Sie direkt nach Ihrer Trainingseinheit genügend Protein im Blutstrom haben, müssen Sie auch die Verdauung der Nahrungsmittel miteinkalkulieren. Bis die Nährstoffe der verzehrten Speisen im Blutstrom angekommen sind, vergehen je nach Zusammensetzung der Mahlzeit und Magenverweildauer der Speisen mehrere Stunden. Das Protein aus der Nahrung, das Sie während des anabolen Fensters benötigen, müsste daher eigentlich schon vor Beginn der Trainingseinheit gegessen werden. Ein Training mit vollem Magen ist aber alles andere als ideal. Hier zeigt sich einer der Vorteile von Proteinkonzentraten, die in der Regel sehr viel schneller resorbiert werden können als das übliche Nahrungsprotein. Das gilt besonders für Konzentrate aus Molkenprotein (engl. whey protein), das der Muskulatur bereits rund 30 Minuten nach dem Verzehr zur Verfügung steht. Aber nicht nur die schnellere Verfügbarkeit spricht für Proteinkonzentrate, sondern auch die Erhöhung des Proteingehalts auf unserem Speiseplan. Es ist vor allem dann von Vorteil, wenn man keine weiteren unerwünschten (Nähr-)Stoffe aufnehmen möchte, weil man sich bei bestimmten Mahlzeiten entweder besonders fettarm oder kohlenhydratarm ernähren möchte. Oft ist es auch einfach praktikabler, nach einer Trainingseinheit einen Proteinshake zu trinken, als gleich eine Mahlzeit zuzubereiten. Zudem lassen sich Proteinkonzentrate relativ gut mit einem Messlöffel dosieren. Bei der normalen Nahrung ist das schon schwieriger, weil man die Lebensmittel nicht immer abwiegen und so ihren Proteingehalt genau bestimmen kann.

Qualität geht vor

Sie haben sich für die Einnahme eines Proteinkonzentrates entschieden und möchten, dass das Protein nach dem Verzehr dem Körper möglichst rasch zur Verfügung steht? Dann sollten Sie auf ein Molkenprotein zurückgreifen. Bei der Auswahl eines geeigneten Produktes sollten Sie aber mehrere Dinge beachten: Die Produktvielfalt auf dem Markt ist zwar riesig, doch nicht immer stimmt die Qualität. Prüfen Sie deshalb genau, ob sich die Herstellerfirma dazu verpflichtet hat, bestimmte Qualitätsstandards einzuhalten. Produziert die Firma nach den Richtlinien der GMP (= Good Manufacturing Practice, »Gute Herstellungspraxis«), können Sie dieses Produkt guten Gewissens kaufen. Der GMP-Leitfaden für Human- und Tierarzneimittel in der Europäischen Union dient zur Qualitätssicherung bei Produktionsabläufen und garantiert eine sehr hohe Produktqualität, da das Produkt außerdem die verbindlichen Anforderungen der Gesundheitsbehörden für eine Vermarktung erfüllen muss.

Des Weiteren gilt für Deutschland und die EU das HACCP-Konzept (= Hazard Analysis and Critical Control Points, »Gefahrenanalyse und kritische Lenkungspunkte«), das ursprünglich in den 1950er-Jahren von einem amerikanischen Konzern entwickelt wurde, der von der NASA beauftragt war, eine hundertprozentig sichere Astronautennahrung herzustellen. Es ist ein präventives System, das Unternehmen verpflichtet, bei der Produktion von Lebensmitteln höchste Sicherheit zu gewährleisten, Gefahrenpunkte zu analysieren und fortlaufend zu kontrollieren,

alle Maßnahmen zu dokumentieren sowie eine freiwillige Überprüfung auf Verunreinigungen durch Dopingsubstanzen durchzuführen, damit Sie sicher sein können, ein hochwertiges und reines Konzentrat zu sich zu nehmen.

Eine kritische Betrachtung

Bei all diesen Vorteilen ist der Einsatz von Proteinkonzentraten jedoch auch kritisch zu betrachten. Zunächst einmal gilt: Proteinkonzentrate sind Nahrungsergänzungsmittel und genau so ist ihre Anwendung auch zu verstehen, nämlich als sinnvolle Ergänzung einer insgesamt ausgewogenen Ernährung. Es ist nicht Sinn und Zweck von Konzentraten, die normale Nahrung zu ersetzen, weil dem Körper dabei genau jene Stoffe vorenthalten würden, die er nur aus natürlichen Nahrungsmitteln bekommen kann, wie etwa die sekundären Pflanzenstoffe.

Ein Trugschluss wäre auch anzunehmen, man würde umso mehr Muskeln aufbauen, je mehr Protein man zu sich nimmt. Stellen Sie sich Ihren Proteinbedarf einmal als ein leeres Glas vor. Sie füllen das Glas nun bis zum Rand mit Protein. Wenn Sie noch mehr daraufgießen, läuft es über, ohne dass ein zusätzlicher Nutzen entsteht. Selbst nach einem Trainingstag mit HIT-Fitness- und Ausdauertraining benötigen Sie nicht mehr als 1,8 Gramm Protein pro Kilogramm Körpergewicht. Wenn

Sie diese Menge im Tagesverlauf zugeführt haben und einen Teil davon (ca. 20 bis 40 Gramm) direkt nach dem Training, dann haben Sie alles richtig gemacht. Noch mehr Protein bringt keinen zusätzlichen Nutzen.

Es ist auch völliger Unsinn anzunehmen, dass man ohne Training und nur mit der Einnahme von Proteinkonzentraten Muskeln aufbauen könnte. Nur mit einem intensiven Training wird ein Wachstumsreiz in den Muskeln ausgelöst. Damit die Muskulatur sich nach dem Training wieder regenerieren und neues Muskelgewebe aufgebaut werden kann, wird zusätzliches Protein benötigt. Proteinkonzentrate können dann auf sinnvolle Weise zur Deckung dieses Bedarfs beitragen – mehr aber auch nicht. Kein Nahrungsergänzungsmittel allein kann ein Muskelwachstum bewirken, denn dazu ist zunächst einmal eines erforderlich: ein intensives Training!

In diesem Sinne: viel Spaß und Erfolg mit dem HIT-Fitnesstraining.

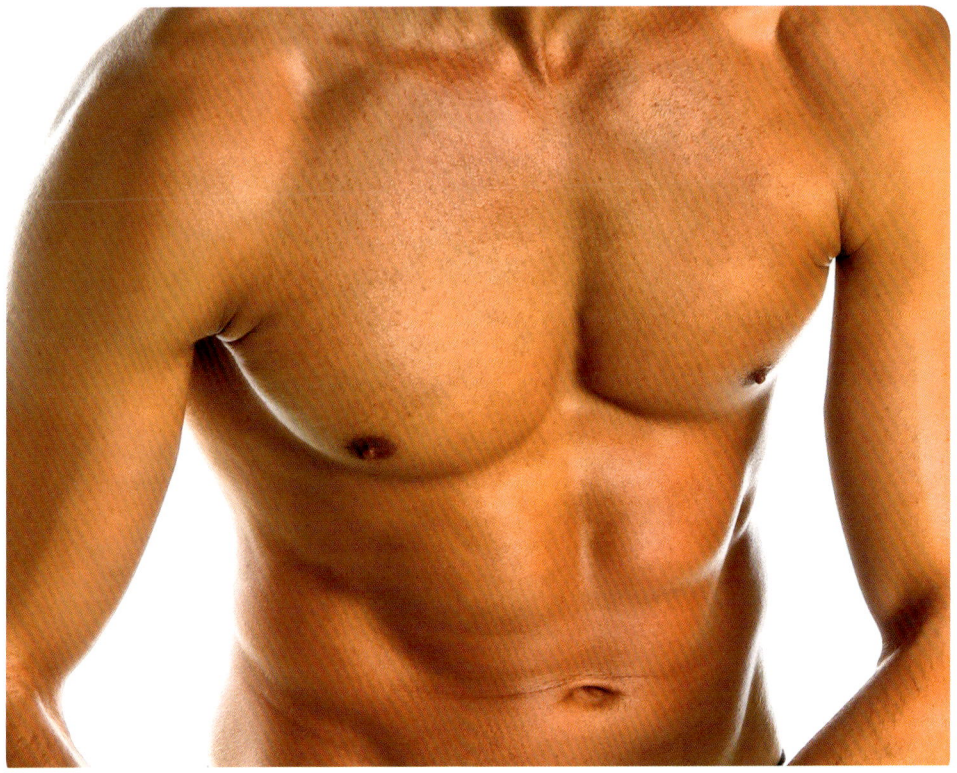

Zur richtigen Zeit in der richtigen Menge eingenommen, unterstützen Proteinshakes die Regeneration und den Aufbau von Muskeln nach dem Training. Die Produktqualität in Deutschland ist hoch, die Auswahl vielfältig.

Die Muskeln im Überblick

1. Deltamuskel *(Deltoideus)*
2. Großer Brustmuskel *(Pectoralis major)*
3. Armbeuger *(Brachialis)*
4. Zweiköpfiger Oberarmmuskel *(Biceps brachii)*
5. Vorderer Sägezahnmuskel *(Serratus anterior)*

6. Dreiköpfiger Oberarmmuskel *(Triceps brachii)*
7. Gerader Bauchmuskel *(Rectus abdominis)*
8. Äußerer schräger Bauchmuskel *(Obliquus externus abdominis)*
9. Oberarmspeichenmuskel *(Brachioradialis)*
10. Schneidermuskel *(Sartorius)*
11. Schenkelbindenspanner *(Tensor fasciae latae)*
12. Schlanker Muskel *(Gracilis)*
13. Adduktoren *(Adductor longus, A. magnus)*
14. Vierköpfiger Oberschenkelmuskel *(Quadriceps femoris)*
14a. Gerader Oberschenkelmuskel *(Rectus femoris)*
14b. Innerer, äußerer und mittlerer Oberschenkelmuskel *(Vastus medialis, V. lateralis, V. intermedius)*
15. Zweiköpfiger Wadenmuskel *(Gastrocnemius)*
16. Schollenmuskel *(Soleus)*

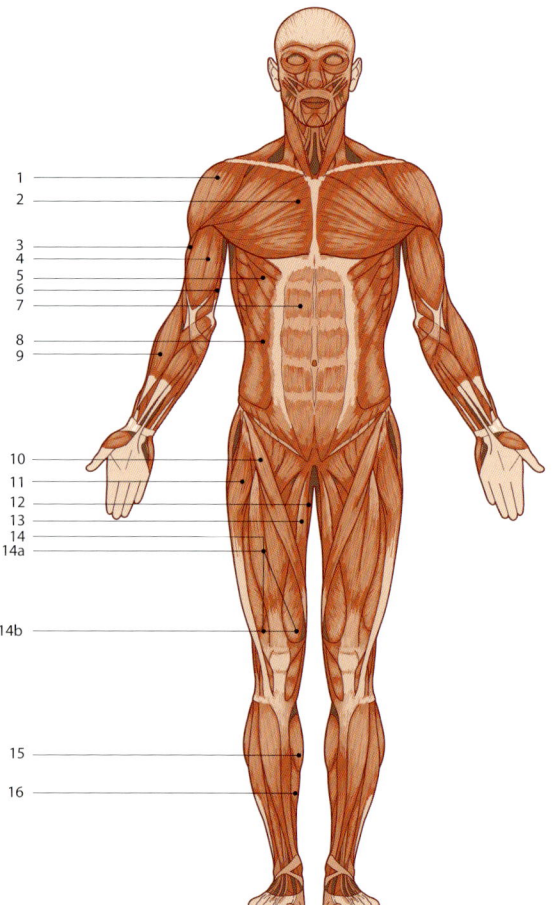

17. Kleiner Rundmuskel *(Teres minor)*
18. Kapuzenmuskel *(Trapezius)*
19. Untergrätenmuskel *(Infraspinatus)*
20. Großer Rundmuskel *(Teres major)*
21. Breiter Rückenmuskel *(Latissimus dorsi)*
22. Rückenstrecker *(Erector spinae)*

23. Mittlerer Gesäßmuskel *(Glutaeus medius)*
24. Großer Gesäßmuskel *(Glutaeus maximus)*
25. Zweiköpfiger Oberschenkelmuskel *(Biceps femoris)*
26. Halbsehnenmuskel *(Semitendinosus)*
27. Halbmembranöser Muskel *(Semimembranosus)*

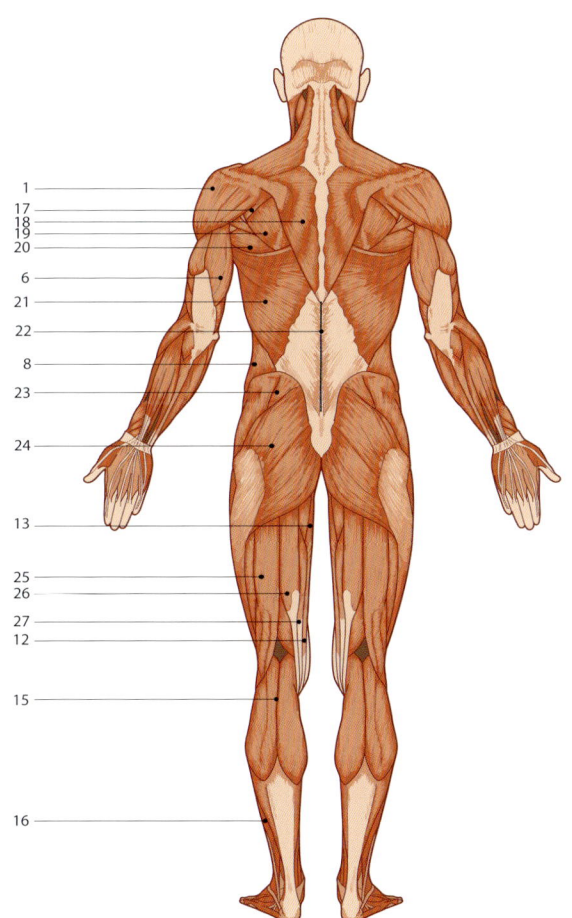

Übungsübersicht

Bildnachweis

Seite 6: iStockphoto/Drazen Vukelic, Seite 8: iStockphoto/Maciej Noskowski, Seite 10: iStockphoto/ranplett, Seite 13: iStockphoto/val_th, Seite 15: Nike, Seite 18: iStockphoto/Sean Locke, Seite 20: iStockphoto/Vicki Reid, Seite 23: iStockphoto/Les Byerley, Seite 29: iStockphoto/Sean Locke, Seite 38: iStockphoto/dundanim, Seite 43: iStockphoto/Darren Hubley, Seite 46: iStockphoto/Alex Gumerov, Seite 49: iStockphoto/Jill Chen, Seite 52: Fotolia/Kzenon, Seite 53: iStockphoto/Arthur Kwiatkowski, Seite 56: iStockphoto/webphotographeer, Seite 57: iStockphoto/Jiri Miklo, Seite 59: iStockphoto/Brian Pamphilon, Seite 63–99: Nicolas Olonetzky, Seite 102: iStockphoto/diego cervo, Seite 107: iStockphoto/Anastasia Pelikh, Seite 112–189: Nicolas Olonetzky, Seite 190: Fotolia/MOKreations, Seite 193: iStockphoto/Galina Barskaya, Seite 198: iStockphoto/ranplett, Seite 203: Fotolia/BVDC, Seite 204: Fotolia/Picturemaker, Seite 207: iStockphoto/Celso Pupo Rodrigues, Seite 209: iStockphoto/FotografiaBasica, Seite 213: Fotolia/Ray, Seite 214-15: iStockphoto/red_frog, Seite 219: Nicolas Olonetzky

Bezugsquelle

Das passende Trainingsequipment zum Buch finden Sie bei www.perform-better.de. Perform Better bietet eine breite Palette an Sportprodukten zur Verbesserung nicht nur Ihrer Kraft, sondern auch Ihrer Schnelligkeit, Ausdauer, Koordination und Beweglichkeit. Darüber hinaus werden professionelle Trainingsanleitungen sowie aktuelle Seminare und Workshops im Bereich des Fitnesstrainings angeboten. Erweitern Sie Ihre Trainingsmethoden, verbessern Sie Ihre Trainingserfolge und maximieren Sie Ihren Muskelaufbau mit den Sportgeräten von Perform Better.

Viel Erfolg wünscht

Ihr Perform-Better-Team

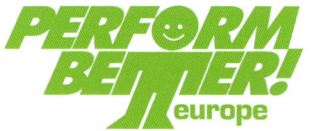

Über den Autor

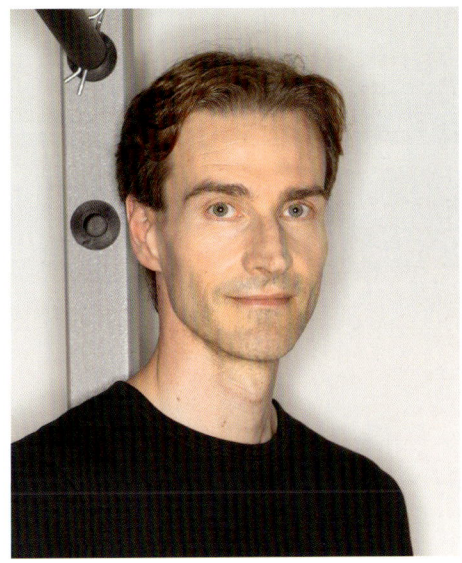

Prof. Dr. Dr. Jürgen Gießing arbeitet als Universitätsprofessor am Institut für Sportwissenschaft der Universität Koblenz-Landau und lehrt dort Trainingswissenschaft und Sportmedizin. Zu seinen Forschungsschwerpunkten gehören sportmedizinische Aspekte der Bewegung, das gesundheitsorientierte Fitnesstraining sowie die Erforschung und Optimierung des Muskeltrainings für Menschen jeden Alters.

In diesem Zusammenhang forscht der Autor seit mehreren Jahren zum Hochintensitätstraining (HIT) und konnte zeigen, dass das HIT auch außerhalb des Leistungssports genutzt werden kann. Diese Erkenntnisse bieten daher auch Freizeitsportlern die Möglichkeit, bei überschaubarem Zeitaufwand den größtmöglichen Trainingserfolg zu erzielen.

Der Autor ist Mitherausgeber einer internationalen Buchreihe zum Muskeltraining und hat bereits mehrere erfolgreiche Bücher veröffentlicht. Seine wissenschaftliche Abhandlung *Das Muskelaufbautraining beim Bodybuilding* (Tectum-Verlag) gibt einen umfassenden Überblick über verschiedenste Aspekte des Muskelaufbautrainings, und sein Buch *Muskeltraining mit Kindern und Jugendlichen* (Limpert-Verlag) bietet neben einer Einführung in das Muskeltraining für Kinder und Jugendliche zahlreiche Übungs- und Spielvorschläge für ein altersgerechtes Training in Schule und Verein.

Professor Gießing ist ein gefragter Vortragsredner und Referent. Anfragen hierzu können gerichtet werden an: info@hit-fitness.de

Das Standardwerk zum funktionellen Training!

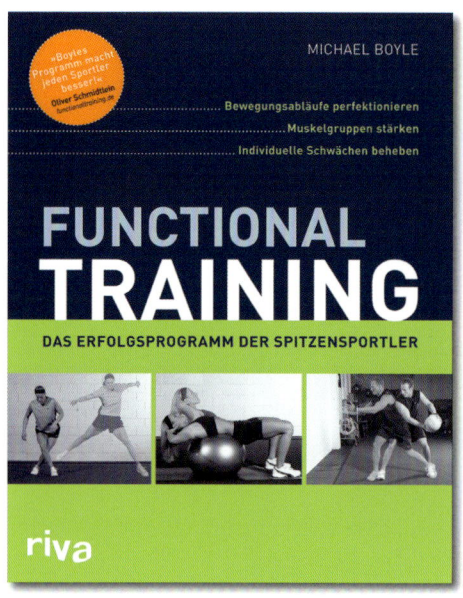

224 Seiten
Preis: 24,90 €
ISBN 978-3-86883-028-6

Michael Boyle
Functional Training
Das Erfolgsprogramm der Spitzensportler

Functional Training ist das Trainingskonzept der Zukunft. Dabei werden mit einfachen Hilfsmitteln wie freien Gewichten, Medizinbällen oder instabilen Unterlagen ganze Muskelgruppen trainiert. Jede Übung verbessert zugleich die Stabilität und Beweglichkeit des Rumpfes sowie Gleichgewicht und Koordination. Das Training lässt sich auf jede Sportart abstimmen und bereitet ideal auf die Belastungen im Wettkampf oder Spiel vor. Dieses Buch des renommierten Kraft- und Konditionstrainers Michael Boyle kombiniert einen fundierten Theorieteil mit vielen bebilderten Übungen und hilft jedem Sportler, das Maximum aus sich herauszuholen.

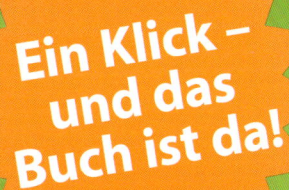
Ein Klick – und das Buch ist da!

www.e-bono.de

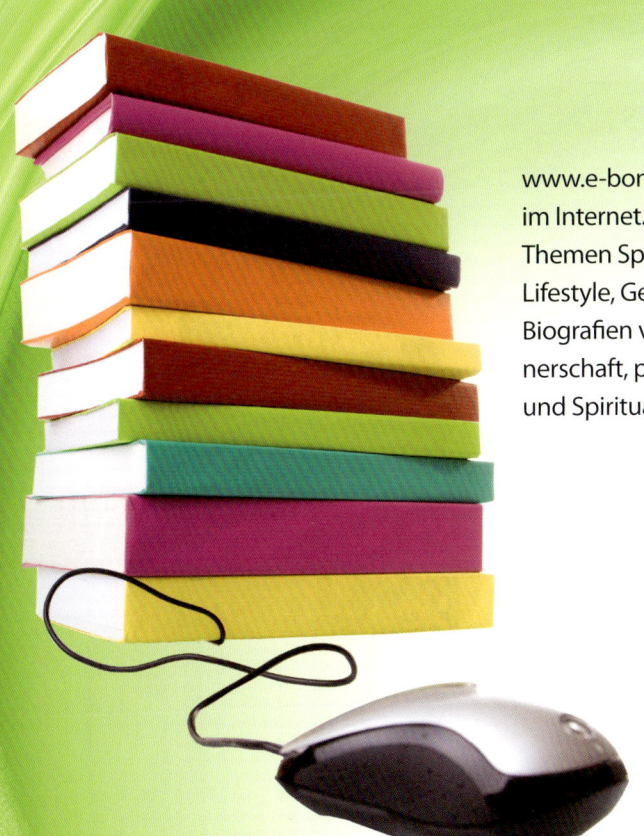

www.e-bono.de ist das E-Book-Portal im Internet. Hier finden Sie alles zu den Themen Sport und Fitness, Leben und Lifestyle, Gesundheit und Ernährung, Biografien von Stars, Liebe, Sex & Partnerschaft, persönliche Entwicklung und Spiritualität.

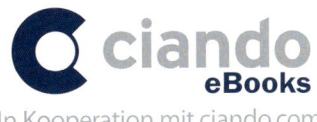

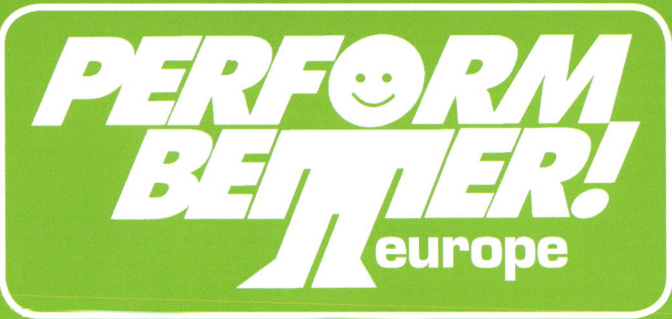

Die Experten für funktionelles Training

- Qualitätsprodukte für Profis
- Sportveranstaltungen und Seminare
- Facility Design – komplette Studioausstattung

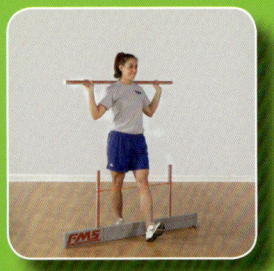 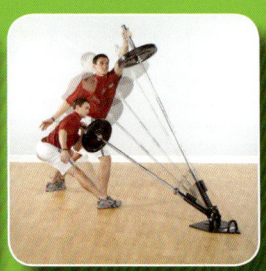 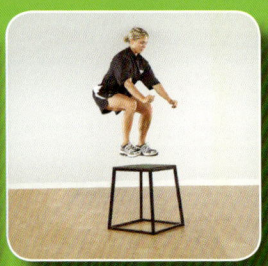 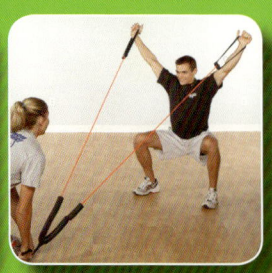

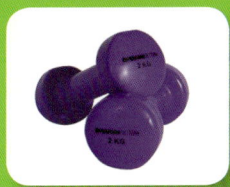
Kurzhanteln

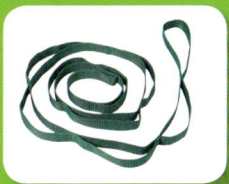
Stretch-Seil

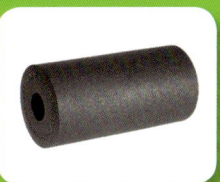
Blackroll

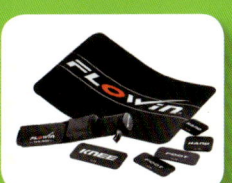
Flowin

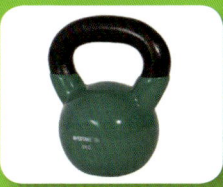
Kettlebell

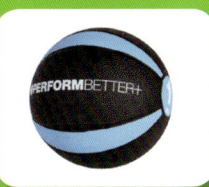
Medizinball

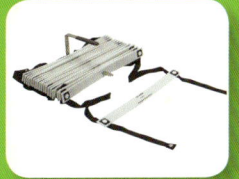
Agility Ladder

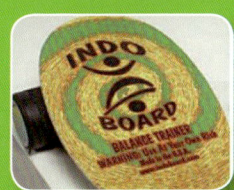
Indo Board

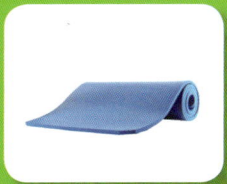
Matte

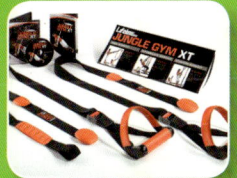
Jungle Gym XT

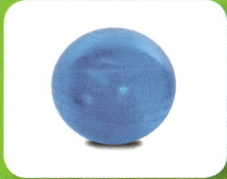
Gymnastikball

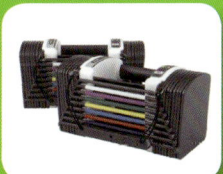
Powerblocks

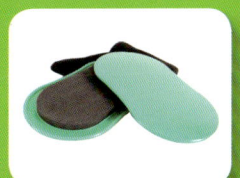
Valslide

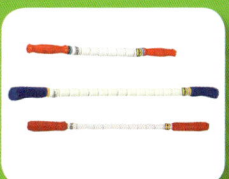
Fitness Stick

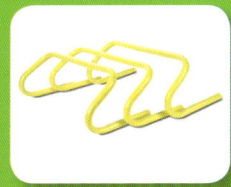
Hürden

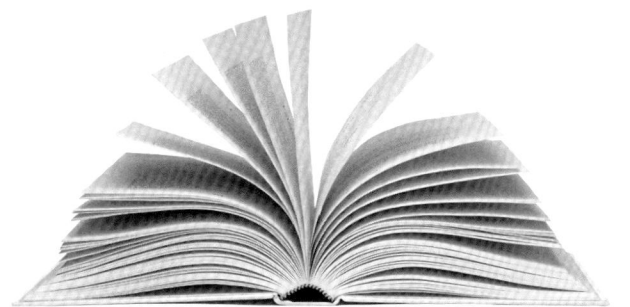